케틀벨 지침서 최종판

제롬 마일로 지음
대표 역자 백광열

대성의학사

역자 서문

이 책은 피트니스 분야에서 인기 있는 소도구 중 하나인 케틀벨의 기술 및 훈련 방법에 대해 설명한 것으로, 케틀벨 훈련의 바이블이라 할 수 있습니다. 단순한 기술 설명에 그치지 않고 프로그램 설계, 재활 및 안정화 트레이닝까지 포괄적인 내용을 다루고 있어 초보자부터 고급자에 이르기까지 모두에게 중요한 통찰을 제공합니다.

이 책이 나오기까지는 약 1년여의 시간이 걸렸으며, 교정 작업을 세심하게 진행했습니다. 특히 번역 과정에서 언어와 문화적 차이를 조정하고, 저자가 의도한 바를 명확히 이해하는 데 있어 일부 어려움이 있었으나 유능한 공동 역자분들의 적극적인 도움 덕분에 무사히 완성할 수 있었습니다.

이 번역본이 소도구 훈련에 관심이 있는 독자들, 현장의 운동 지도자들에게 유용한 자료가 되길 바라며, 더 나아가 케틀벨 훈련의 저변 확대에 기여할 수 있기를 희망합니다.

끝으로, 이 책의 번역을 가능하게 해주신 오랜 스승이자 선배인 백형진 교수님, 밤낮없이 함께 고생해준 최고의 파트너 김영웅 강사님, 그리고 이 프로젝트에 힘을 실어주신 공동 역자분들께 깊은 감사를 드립니다. 마지막으로 이 책이 출간될 수 있도록 도와주신 대성의학사 대표님과 편집장님을 비롯한 편집팀 직원분들께도 진심으로 감사의 마음을 전합니다.

대표 역자 백광열

INDEX

책의 순서를 소개하는 목차가 아닌
책의 내용을 찾아보기 쉽도록 정리한
용어 색인이다.

들어가며

최근 몇 년 동안 케틀벨은 놀라운 속도로 피트니스 및 기능성 운동 시장에 진출했다. 수많은 케틀벨 전문가들이 활동하고 있지만, 그중에서도 내가, 특히 스페인어를 사용하는 라틴 아메리카 국가들에서는, 케틀벨이라는 운동 도구와 관련해서는 주된 개척자이며, 해당 기구를 시장에 처음으로 소개하고 널리 알린 사람이라고 감히 말할 수 있겠다. 나는 2007년 말부터 라틴 아메리카 국가 내에서 케틀벨이라는 도구에 대한 인지도를 높이기 위해 노력해왔으며, 여러 스타일에 따른 기능적 운동 또는 다양한 스포츠 종목과 접목하여 케틀벨 운동을 열심히 홍보해왔다.

이 과정은 쉽지 않았지만 이러한 과정의 노력은 현재 그 결실을 맺었다. 오늘날 우리는 케틀벨이 가장 널리 알려진 기능성 운동 및 색다른 운동을 위한 기구들 중 하나라고 자신 있게 말할 수 있기 때문이다. 지금 독자들의 손에 들린 이 지침서는, 파종을 기다리는 씨앗과도 같다. 구독자들이 케틀벨의 세계에 입문하거나 케틀벨 관련 지식을 습득할 수 있기를 바라며 양질의 자료를 자세하고 명료하게 기술해두었으니 본 지침서가 케틀벨에 대해 더 공부하고자 하는 독자들에게 널리 전파되기를 바란다.

이와 더불어, 이 외에도 다른 저서 『**kettlebell furioso y no convencional**』과 비디오 자료 '**52 técnicas básicas con kettlebells**'도 확인해보기를 바라며, 아래 링크를 통해 무료 자료를 받아볼 수 있으니 꼭 방문해보기를 바란다.

www.jeronimomilo.com.ar

제롬 마일로

내 운동 경력은 중국 무술, 주짓수, 태극권, 기공, 스포츠 체조 및 기타 격투기 스포츠를 하면서 시작되었다. 공식적으로는 정골의학, 해부학, 생체역학 및 생리학을 공부했지만 거의 모든 분야를 독학으로 배웠고 직접 개발하였으며 현재까지도 꾸준히 발전시켜나가고 있다.

케틀벨을 사용한 운동을 시작한 것은 파벨Pavel의 책 몇 권을 접하고 나서부터였다. 2000년대 초반에는 파벨의 책을 구하기가 정말 힘들었으나 나는 그가 집필한 책 중 일부를 읽어볼 수 있었고 파벨의 권고에 따라 윈드밀 훈련을 하면서 이것이 내가 가야 할 길임을 바로 직감할 수 있었다. 나는 윈드밀이 그 당시 내가 앓고 있던 이상근증후군과 같은 신체 정렬 문제에 도움을 줄 수 있는 후방측면사슬을 위한 신장성 수축 운동으로 사용될 수 있는 가능성을 제시했다. 케틀벨 운동에 대한 이해도가 높아지고 훈련을 거듭할수록 그 매력에 점점 더 빠지게 되었고 근력 운동은 내 인생에서 가장 중요하고 결정적인 요소가 되었다. 무술을 하기에도 적합한 힘의 전달 방법을 찾게 되면서 이러한 긴 여정의 끝이 보이기 시작했다.

처음에는 아르헨티나에 케틀벨이라는 기구 자체가 존재하지 않았기 때문에(일부 체육관에 유물처럼 남겨진 것들을 제외하고는) 외국에서 온 교사들이 최초의 수련자를 양성하기 위해 아르헨티나로 오도록 설득하기 위해서는 케틀벨을 제작해야만 했다. 또한 혼자서 이러한 개인 훈련을 시작하기 위해서도 케틀벨 제작이 필요했다. 수개월 간의 기획과 자본 투자 그리고 독창적인 산업 문화에 스며들기 위한 기지와 기술을 터득하고 나서야 이 나라에서 최초의 케틀벨을 제작할 수 있었다.

훈련 도구를 만들 수 있게 되면서 제대로 된 개인 훈련을 시작할 수 있었고 전 세계 각국의 운동지도자를 대상으로 워크숍을 개최할 수 있게 되었다. 워크숍을 통해서 조금씩 현지 케틀벨 전문가들과 커뮤니티를 형성하기 시작했다. 처음으로 관심을 가져준 것은 미국인들이었다. 하지만 수년간 해외를 방문하고 여행하며(미국, 독일, 남아프리카) 느낀 그들의 견해 차이 때문에 나는 케틀벨의 발상지인 러시아, 더 자세하게는 케틀벨 하면 떠오르는 상징적인 도시인 러시아의 상트페테르부르크로 떠났다.

상트페테르부르크에서 나는 HMSHonored Master of Sport 아르세니 제르나코브, 안톤 아나생카, 세르게이 리첸스키 등 역사상 최고의 케틀벨 선수들과 데니스 실리예프, 코스토브, 베니체 등의 스포츠의 거장들과 함께 훈련했다. 훈련을 마치고 돌아온 나는 KBLAKettlebell Latin America라는 단체를 설립했는데, 단체 이름에서 알 수 있듯이 KBLA는 라틴 아메리카를 구성하는 국가들을 대상으로 케틀벨 운동을 쉽게, 혹은 무료의 형태로 스페인어로 보급하여 공동의 이익을 증진하는 것을 목표로 했다.

2008년부터 나는 KBLA를 대표하여 10회 이상의 국제 강사 과정, 인증 및 연수 프로그램을 KBLA의 이름으로 주최했으며, 칠레, 우르과이, 파라과이, 브라질, 페루, 에콰도르, 콜롬비아, 코스타리카 및 아르헨티나의 부에노스아이레스, 산타 크루즈, 리오네그로, 산타페, 후후이, 엔트레리오스, 차오코, 미니오네스, 멘도사, 코렌테스, 코르도바 등을 방문했다. 2010년부터는 라틴 아메리카 최초의 스포츠 케틀벨 토너먼트를 개최했으며, 개최된 토너먼트의 대부분은 IUKLInternational Union of Kettlebell Listers의 공식 규칙을 적용했다.

최근 수년간 나는 소셜미디어 콘텐츠, 운동지침서와 같은 원본 자료, 특히 이 매뉴얼의 기초이자 '공인 케틀벨 전문가' 및 '기능해부학 및 움직임 패턴의 기초' 등의 두 가지 과정의 교육용 영상의 제작 및 집필, 그리고 온라인 강좌를 개설하는 데 전념해왔다.

G-SE 플랫폼을 통해 진행한 교육 프로그램은 향후 집필한 운동 지침서들의 기초가 되기도 했다.

1. 이론

케틀벨의 기능

운동을 시작하기 전에, 케틀벨의 기능이 먼저 정의돼야 한다. 이 과정을 통해서 '왜' 그리고 '무엇을 위해' 케틀벨 운동에 시간과 노력을 투자해야 하는지 더 잘 이해할 수 있으며 이는 곧 우리가 설정한 목표에 도달할 수 있게 해줄 것이다.

케틀벨은 다양한 목적으로 사용될 수 있으며, 그 중 일부는 납득하기 쉬운 반면(특히 케틀벨 사용 및 개발 목적에 부합하는 운동 기능)에 달성하기 힘든 목적이나 다른 기구나 도구를 사용했을 때가 더 효과적인 경우에는 납득하기 어려울 수도 있다.

케틀벨은 쇠로 만든 공에 손잡이가 달린 형태로, 중량의 대부분이 손잡이 아래 또는 근처에 집중되어 있는 운동 소도구이다. 이러한 독특한 모양과 특성과 구조 덕분에 우리는 다음의 두 가지 요소의 훈련을 효과적으로 할 수 있다.

1. 탄도성Ballistic

'폭발적인(탄도성)'이란 용어는 최초 충격initial impulse에 의해 움직임이 지속되는 물체에 적용된다. 인체의 움직임의 경우, 특정 제동 또는 가속을 주는 것이 아닌 동작에 의해서 신체 일부 또는 근육군의 일부를 사용해서 잡고 있는 물체의 움직임이 지속되는 것을 의미한다. 케틀벨의 모양(중량 대부분이 손잡이에 달려 있는 형태)은 우리가 케틀벨을 들어 올려 진자운동 형태의 움직임을 수행하기에 유용한 형태이다. 또한 대부분의 중량이 작은 공간(구체)에 집중되어 있기 때문에 움직임을 주기에도 훨씬 쉽다.

이렇게 물체가 이미 움직이고 있기 때문에, 물체에 가속도를 붙이기가 훨씬 수월하다. 이런 특성 덕분에 빠른 동작 수행이 가능하고 특정 움직임을 반복해서 근력을 향상할 수 있다. 또한 진자 운동 또는 반동 덕분에 적은 힘을 소비하면서 중량을 유지할 수 있다.

케틀벨을 사용하는 거의 모든 운동은 진자 운동 또는 반동을 이용하며, 이 덕분에 다른 운동보다 더 오래, 더 적은 힘을 들여서 운동을 수행할 수 있다. 대표적인 케틀벨 운동들, 예를 들어 케틀벨 스내치나 저크와 같은 경우 이러한 가속도를 일으키며 운동이 수행되어야 한다. 이러한 폭발적인 동작을 통해서 케틀벨을 사용한 근력 강화 운동이 가능하다. 즉, 케틀벨로 할 수 있는 여러 운동들을 통해서 다양한 결과를 얻을 수 있다.

2. 안정성Stability

우리가 구체와 손잡이 사이의 공간으로 손을 넣어 케틀벨을 쥐었을 때, 케틀벨을 쥔 손의 전완이 케틀벨의 하중을 지탱할 때(처음에는 불편할 수 있다), 그 무게가 전완 부위의 전반에 걸쳐 분배되지 않음을 알 수 있다(처음에는 위험하게 느껴질 수 있다).

대부분의 하중이 실행 축execution axis과 가깝기 때문에 동작 전반에 걸쳐 불안정한 상태일 것이다. 케틀벨의 하중은 전완이나 다른 신체 구조와 절대 균형을 이루지 않는다. 집중된 하중은 분포된 하중을 안정화시키는 것보다 더 어려우며 이러한 특성으로 케틀벨은 안정화시키는 것이 더욱 어렵다(긴 막대기 하나에 의지하여 외줄타기 하는 것을 생각해보라).

20kg 케틀벨 두 개로 프레스를 해본 사람이라면 20kg 케틀벨을 사용한 프레스 운동이 40kg 바벨을 사용한 프레스 운동보다 훨씬 더 어렵다는 것을 알 것이다. 케틀벨이 훨씬 더 불안정하게 느껴지며(실제로 더 불안정하기 때문에) 한쪽씩 수행하는 운동은 몸통의 특정한 근육군이 사용되어야 하기 때문에 추가적인 안정성이 요구된다. 이러한 특성들 때문에, 전통적인 케틀벨 운동은 지속적인 안정화뿐만 아니라 고도의 고유수용성감각, 즉 신체 부위 또는 관절의 위치를 인지하는 능력 또한 요구된다는 것을 알 수

있다.

케틀벨을 들어 올릴 때 우리는 위상성(안정화) 근육을 사용해서 움직임을 만들고 하중을 옮기게 된다. 하지만 이때 안정화 및 지탱하는 역할을 하는 긴장성 자세유지근 또한 같이 사용된다. 따라서 케틀벨은 넓고 폭발적인 움직임을 만들어내는 근육과 안정성에 도움을 주는 근육 간의 적절한 균형을 만들어내는 도구인 것이다.

이는 우리의 힘을 보여주기 위해서는 안정성이 요구된다는 뜻이기도 하다. 이러한 특성 때문에 케틀벨은 안정성, 가동성 그리고 하중과 신체 부위의 위치를 인지하는 인지능력 등을 강화하고 시험하면서 근력까지 향상시킬 수 있는 근력 운동 도구라고 할 수 있을 것이다. 이러한 자극을 통해서 근력과 균형을 담당하는 전신의 모든 근육의 기능을 올바르게 향상시킬 수 있다.

하지만 탄도성 때문에 모든 것이 제한되기만 하는 것은 아니다. 동작을 수행할 때 빠른 속도가 요구되며, 동작 전후 이완이 완벽하게 조절되어야만 한다. 이는 케틀벨을 사용한 근력 운동이 가지고 있는 독특한 특성이다. 고강도의 케틀벨 운동에서는 어설프거나 쓸모없는 움직임이란 있을 수 없다. 왜냐하면 어설프게 하거나 쓸모없는 동작에서는 움직임의 속도나 운동의 질을 떨어뜨리기 때문이다.

이러한 움직임이 가지는 고효율성과 적은 근긴장 시간 때문에 최대 10분 동안 연속으로 동작을 수행할 수 있어 스포츠 케틀벨(시합 형태)에서 가장 선호하는 동작이기도 하다. 이러한 운동은 적은 시간 내에 폭발적인 동작을 반복적으로 수행할 수 있으며 고강도-간헐적 운동을 할 때에도 매우 효율적이다.

한편, 기본적인 안정화 동작은 안정성, 가동성(케틀벨 운동의 자세를 수행하기 위해 항상 요구되는 사항), 편측 운동 수행 능력 그리고 코어 제어 능력을 향상하기에 가장 적합한 운동이기도 하다. 이러한 능력들이 향상되면 몸의 중심축에 대한 보상작용 없이 프리 웨이트 운동을 수행할 수 있다.

이러한 운동은 '하드 스타일' 또는 기능성 케틀벨 운동이라고 하는 전형적인 근력 및 구조 발달 운동이다. 여기에 탄도성 리프팅 운동이 더해져 케틀벨 운동의 기본적인 움직임에서 우리가 충족하고자 하는 기능성과 안정성까지 갖춘 완벽한 운동이 되는 것이다.

두 가지 요소의 훈련에 대해 설명하였으며, 다음으로는 스트렝스나 또는 파워를 위한 케틀벨 훈련의 발전에 대해 자세히 설명하고자 한다.

케틀벨

탄도성

안정성

케틀벨을 이용한 근력 운동

중량 기구로써 케틀벨은 기본적으로 근력 운동에 사용될 수 있다. 단, 다른 중량 기구들과 다른 점은 기구의 하중 대부분이 수행축에 가깝게 위치하기 때문에 항상 자세가 불안정해질 수 있다는 것이다. 따라서 주 가동근(긴 지렛대 근육)을 사용하는 것 외에도 안정화 근육(짧은 근육)을 사용해서 하중의 균형을 유지하고 통제해야 한다.

케틀벨만의 독특한 모양은 사용자로 하여금 여러 평면에서 다양한 자세를 취할 수 있도록 해주는데, 관절을 다각도로 구부려야 하는 이러한 자세들은 생체역학적으로 최적의 상태에 있고 건강한 신체를 가졌다고 하더라도 높은 수준의 가동성과 유연성을 요구한다. 이렇게 요구되는 가동성, 통제력, 안정성 그리고 균형감각이 바로 케틀벨 운동을 '자기-제한적인', 즉 운동을 수행하는 주체가 해당 능력을 보유하고 있어야 수행이 가능한 운동으로 만드는 요소이다. 상기 요소들은 케틀벨 운동을 수행하기 위한 필수 조건이기 때문에, 이러한 요소들이 발휘되지 않으면 절대 동작을 수행할 수가 없다. 우리 모두 꼭 명심해야 할 점은, 균형감각 없이는 힘을 충분히 발휘할 수 없고, 케틀벨을 이용한 운동은 고도의 균형감각을 요구한다는 것이다.

케틀벨을 이용한 체력 강화

케틀벨이 가지는 하중의 형태가 생성하는 모멘텀(움직이고 있는 물체에 가해지는 추진력) 때문에 물체가 계속 움직이고 있기 때문에 우리는 훨씬 수월하게 케틀벨의 속도를 더 높일 수 있다. 멈춰 있는 그네보다 이미 흔들리고 있는 그네를 더 높이 밀어주는 것이 훨씬 더 쉬운 것처럼 말이다.

따라서 케틀벨의 독특한 모양은 사용자로 하여금 힘을 가하기 전에 물체를 움직이는 상태로 만들 수 있게 하며, 이러한 특성 덕분에 하중을 최대로 가속할 수 있다.

전통적인 케틀벨을 활용한 파워 운동(저크, 스내치, 클린 앤 저크)은 케틀벨 스포츠에서 많이 볼 수 있지만, 케틀벨 스포츠 외의 케틀벨을 활용한 운동에서도 근력이나 전방사슬을 강화시키기 위해서 스내치 운동, 상하지의 밀기 운동 능력을 향상(저크 운동 등)시키는 것을 목적으로 사용할 수도 있다.

또한 클린clean, 푸시 프레스push press 그리고 하이풀high pull과 같은 고중량 케틀벨 운동의 경우 장시간 수행할 수 있다는 장점이 있다. 게다가 케틀벨 특유의 모양과 하중의 분배 형태가 주는 반동으로 인해 다른 기구를 사용했을 때보다 더 많은 중량을 들거나 더 빠르게 수행할 수 있다는 것도 케틀벨만의 가장 큰 장점 중 하나이다.

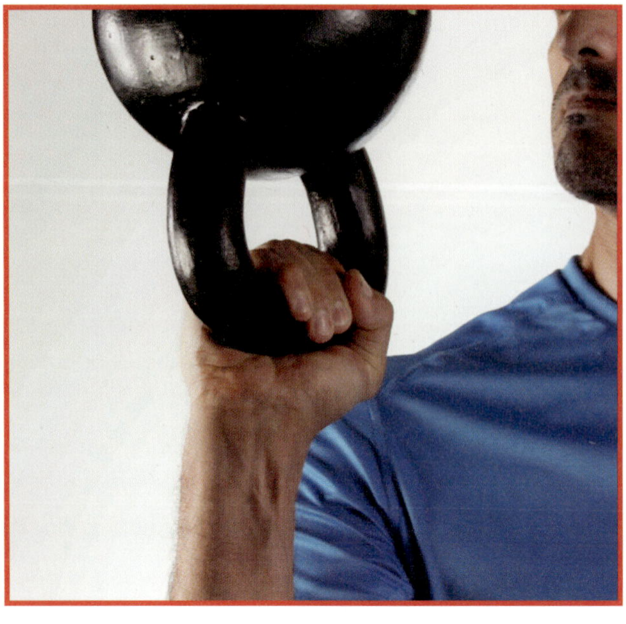

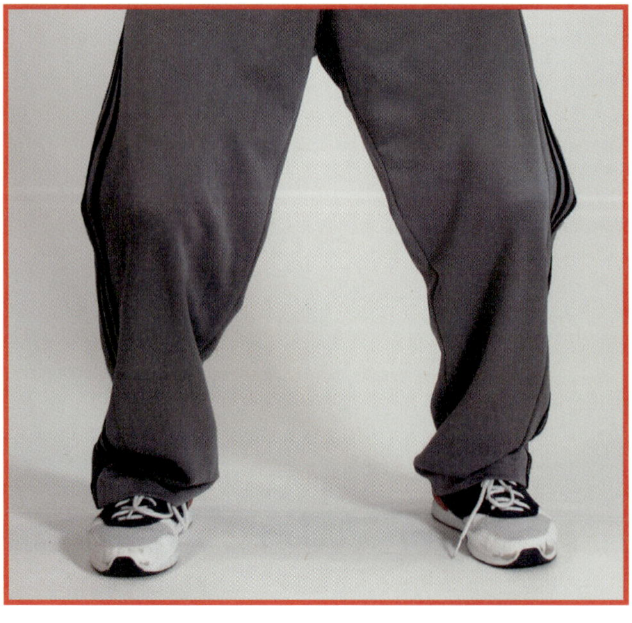

어원

- 케틀벨은 케틀(주전자)과 벨(종)이라는 두 개의 영단어 조합으로, 도구의 모양에서 유래됐음을 알 수 있다. 물론 케틀벨을 다르게 부르는 국가들이 있지만, 전 세계적인 합의를 통해서 이러한 특정 모양을 한 프리웨이트 도구를 고유명사처럼 '케틀벨'이라고 칭하고 있다.
- 러시아에서는 케틀벨을 '기르야'라고 부르는데, 이는 러시아어로 '웨이트' 또는 '덤벨'이라는 뜻이다.
- 라틴 아메리카의 경우 케틀벨의 지리적 근원지를 고려해, 나는 케틀벨을 '뻬사 루사' 라고 소개했는데 이는 스페인어로 '러시안 웨이트'라는 뜻이다.
- 검은 페인트칠을 한 전통적인 케틀벨은 '케틀벨'이라는 이름과 함께 '하드 스타일'의 케틀벨 선수들이 사용했었다. 이와 반대로 러시아 선수들은 케틀벨을 자국의 언어인 기르야라고 부르는 것을 선호했다.

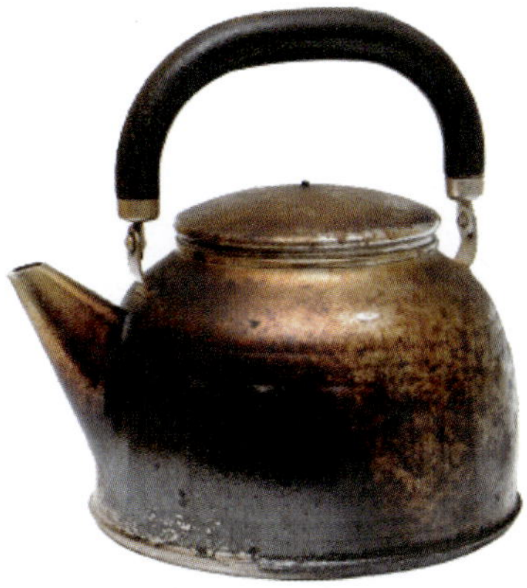

KETTLE = 주전자

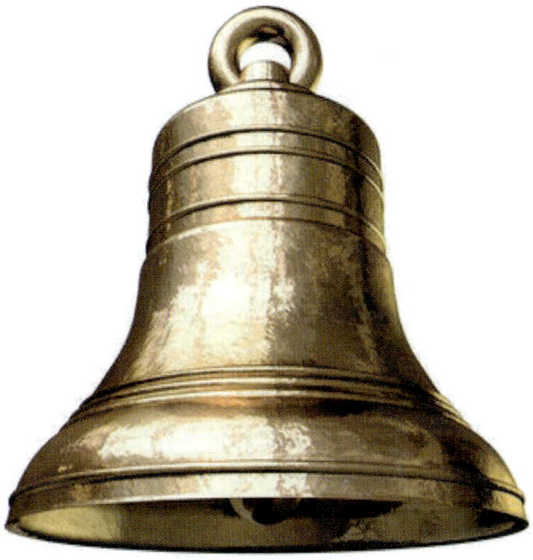

BELL = 종

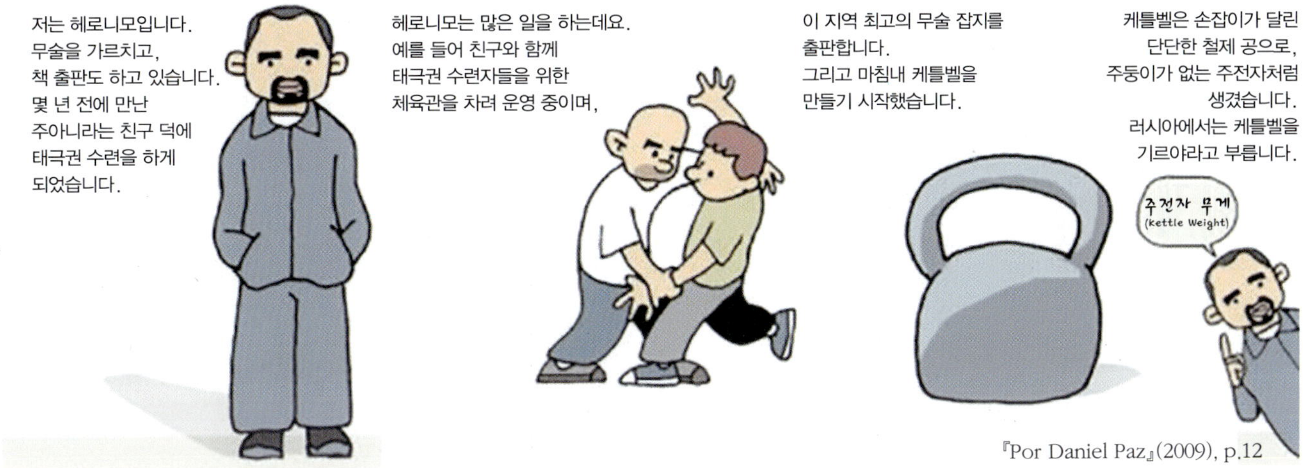

『Por Daniel Paz』(2009), p.12

케틀벨의 모양과 기능

케틀벨은 무수히 많은 종류가 있지만, 본 지침서에서는 그중 두 가지의 케틀벨 운동을 정의하고자 한다.

- 하드 스타일 케틀벨: 두꺼운 손잡이가 달린 전통적인 검은색 무쇠 케틀벨
- 기르보이(스포츠) 케틀벨: 주철 케틀벨보다 얇은 손잡이가 달리고 손잡이와 몸체 간 간격이 넓은 케틀벨

무쇠 케틀벨, 또는 전통 케틀벨은 전체가 쇠로 된 케틀벨을 말한다. 주철 케틀벨의 주요한 특성은 중량이 늘어날수록 크기가 커진다는 점이다. 무쇠 케틀벨의 외형은 주로 거칠고 검은색을 띠고 있다. 손잡이는 두꺼운 편에 속하는데, 이는 근력 운동을 할 때 손바닥에 닿는 손잡이 면적이 넓어 손잡이를 더욱 안정적으로 잡을 수 있어 근력 운동을 하기에 적합하기 때문이다. 주철 케틀벨은 무게가 높아질수록 크기가 커져 중량을 높일 때마다 그에 맞게 균형을 잡아야 하기 때문에 하드 스타일의 운동처럼 근력 및 균형감각을 향상시키기에 좋다. 하지만 그립이 풀리지 않도록 무게를 설계하거나 더 안정적으로 설계해야 하기 때문에 효율성과 저항이 요구되는 상황에서는 불편함을 느낄 수 있다.

기르보이(스포츠용) 케틀벨은 무게의 변화와 상관없이 크기와 형태가 일정하도록 설계되어 있어(낮은 무게일수록 속을 비우는 방식) 무게에 상관없이 같은 기술을 계속 적용시킬 수 있다. 즉, 당신이 케틀벨 스포츠에 입문하여 처음 8kg을 들어 올리는 것을 시작으로 32kg을 들어 올릴 때까지 움직임의 형태적인 측면에서 동일한 기술을 적용할 수 있다.

스포츠용 케틀벨의 손잡이는 하드 스타일 케틀벨보다 얇아서 손가락으로 손잡이를 단단하게 잡을 수 있기 때문에 저항성이 높은 심부 근육을 사용하게 되어 전완 부위의 피로도가 낮아진다. 손잡이와 몸체 간 간격 또한 넓어 케틀벨을 들어 올린 팔과 나머지 신체 부위에 하중이 더 잘 전달된다.

마지막으로, 스포츠용 케틀벨은 전통적인 주철 케틀벨보다 크기 때문에 케틀벨의 하중이 몸 전체에 분배가 잘 된다.

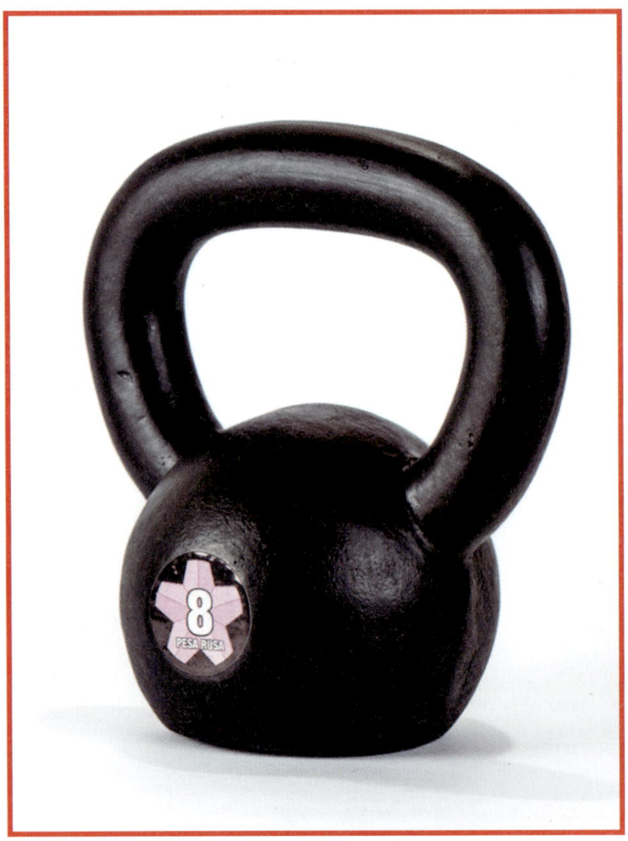

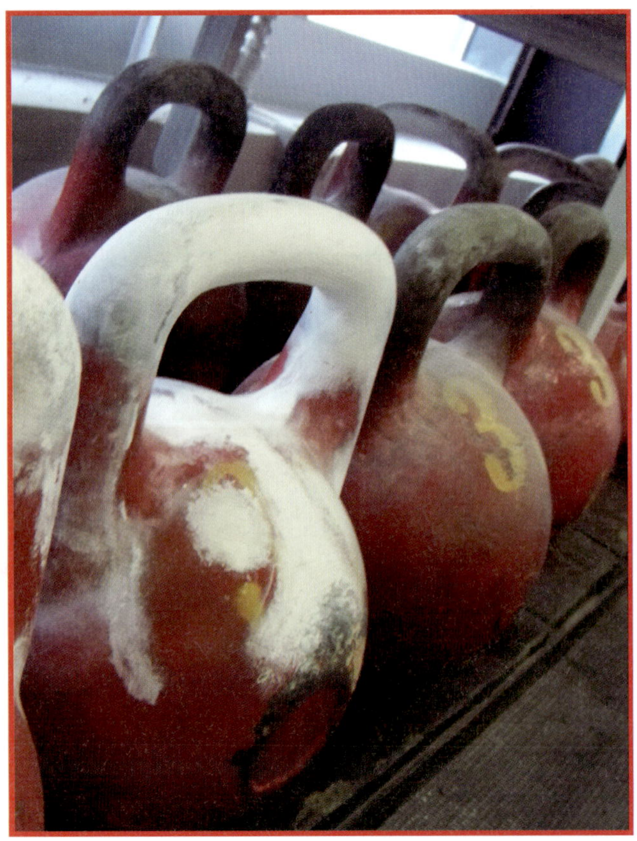

케틀벨의 종류와 색상

케틀벨의 종류는 무수히 많지만(플라스틱으로 만든, 모래를 채운 케틀벨 등) 일반적으로는 위에 언급한 두 개의 케틀벨 중 하나를 주로 사용하고 있다.

전통 웨이트 도구는 'pud'라고 불리는 러시아 전통 농지 측량 단위를 사용한다. 1pud는 16kg(16.3807kg)이고 이를 기준으로 16kg, 36kg 등의 공식 중량과 8kg의 파생 중량인 8kg, 16kg, 24kg, 32kg 및 4kg 배수 중량인 4kg, 8kg, 12kg, 16kg, 20kg. 24kg, 28kg, 32kg이 있다.

스포츠용 케틀벨의 독특한 점은 색깔로 중량을 구분한다는 것이다. 이러한 중량 구분을 위해서 사용되고 있는 색상은 국제적인 경기 규정으로도 정해져 있으며 이는 다음과 같다.

8kg : 분홍색
12kg : 파랑색
16kg : 노랑색
20kg : 보라색(자주)
24kg : 초록색
28kg : 주황색
32kg : 빨강색

상기 나열된 중량 외에도 26kg은 갈색으로, 40kg은 흰색이나 회색으로 표시하기도 한다. 서커스 공연 등에서 사용되는 최대 80kg의 고중량 케틀벨 또한 찾아볼 수 있는데 이들은 주로 검정색, 은색 또는 금색으로 만들어지고 있다.

일반적으로 중량 차이가 1kg, 2kg 정도라면 같은 색상을 사용하기도 한다. 예를 들어 17kg, 18kg, 19kg은 노랑색으로, 21kg, 22kg, 23kg은 보라색으로 표시하는 형태이다.

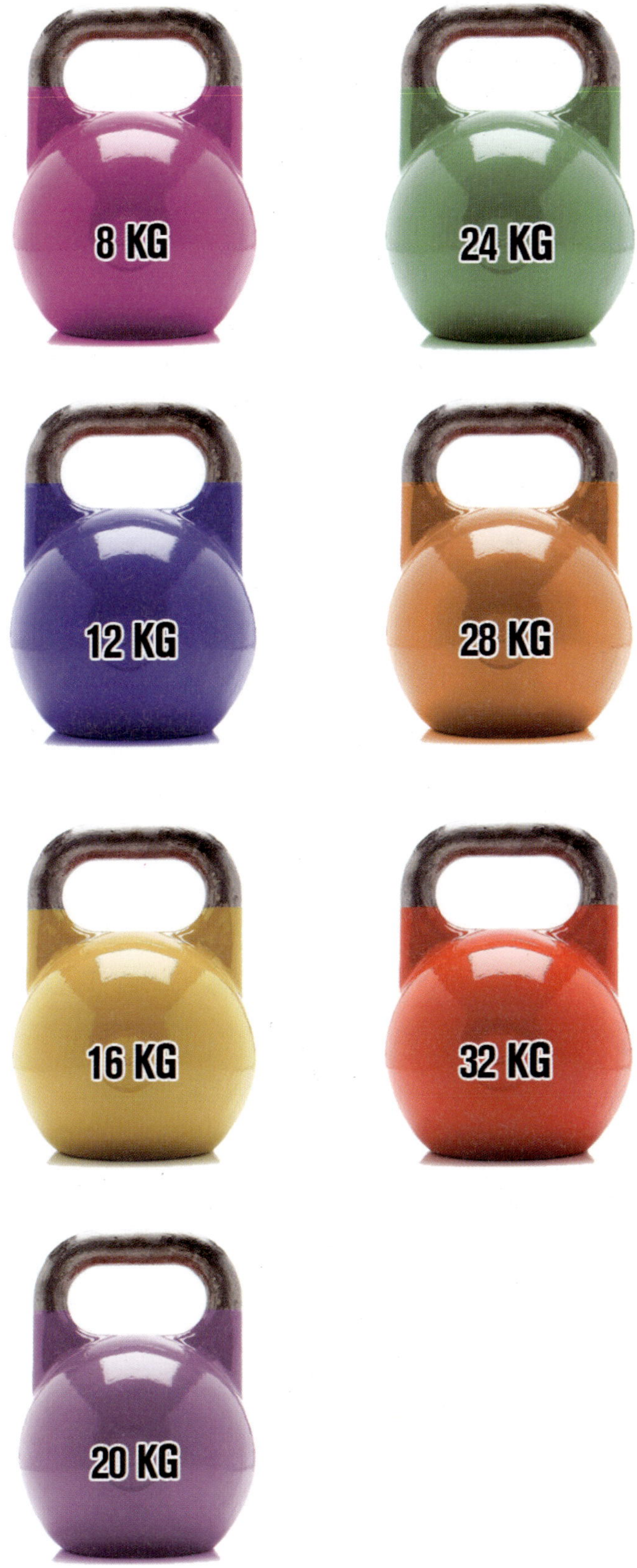

중량 선택하기

케틀벨 적정 중량을 고르는 방법을 물어본다면 우리의 대답은 '모든 사람에게 적용할 수 있는 마법의 공식 같은 것은 없다'가 그 답이 될 것이다. 근력의 차이, 운동 경력, 신체 사이즈 그리고 운동 목표 등, 다양한 사항들이 고려되어야 하기 때문에 이 중 하나만 가지고 중량을 추천해줄 수는 없다.

트레이닝 방식에 따른 추천

- 기초 피트니스 수강생의 경우 플라스틱 덤벨 또는 쇼핑몰에서 맞춤 케틀벨을 구매한 경우 전통 케틀벨보다 가벼워 입문용으로는 적당할 수 있다. 하지만 근력 운동을 포함하는 심화 프로그램에는 적합하지 않으며 클린 또는 스내치와 같은 상위 기술을 수행하기에는 절대 적합한 도구가 아니다.
- 주철 케틀벨은 케틀벨 운동 중에서도 가장 열심히 일하는 '황소'와 같다. 무게가 늘어날수록 크기가 커지는 주철 케틀벨의 특성 때문에 케틀벨을 변경할 때마다 변경된 케틀벨의 무게와 모양에 맞춰 신체를 정렬하고 균형을 잡아야 한다. 주철 케틀벨을 사용해서 운동할 때에는 손을 다치지 않기 위해 손잡이를 항상 매끈하게 유지해야 한다.
- 케틀벨 스포츠용 또는 프로 수준의 중량은 거의 모든 기능에 적합하지만 바텀 업Bottom Up과 같은 일부 동작을 수행하기에는 어려움이 있을 수 있다. 스포츠용 케틀벨은 중남미에서는 구하기 어렵긴 하지만, 케틀벨 운동에 진심인 사람이라면 아주 좋은 투자가 될 수 있다.
- 대상자의 신체적 조건, 건강 상태 또는 그 사람의 운동 경력을 모르는 상태에서 중량을 추천하는 것은 절대 불가능하다. 나는 일반적으로 다양한 종류의 중량을 가지고 다음의 특정한 운동 동작들을 시도해보는 것을 추천한다. 이러한 방법을 통해서 대상자가 수행할 수 있는 적절한 훈련 중량을 찾아갈 수 있다.

1. 고중량: 스윙 5회 이하 수행
2. 중간 중량: 느린 TGU(터키쉬 겟업) 반복 수행
3. 저중량: 프레스 10번 연속 수행

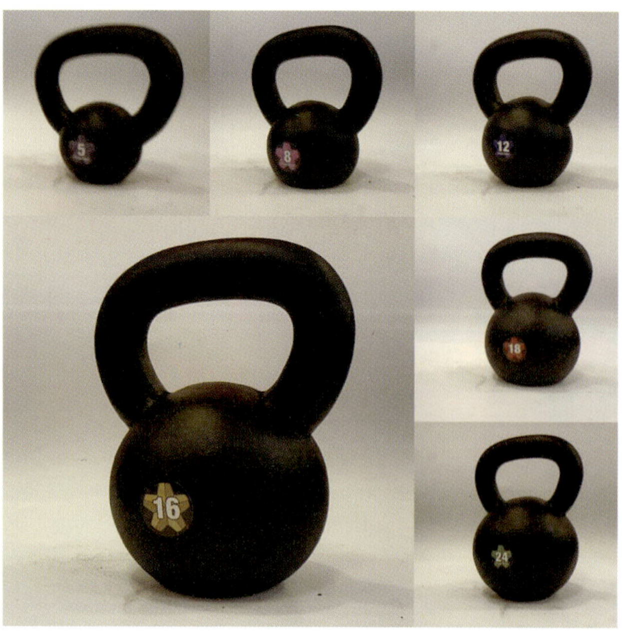

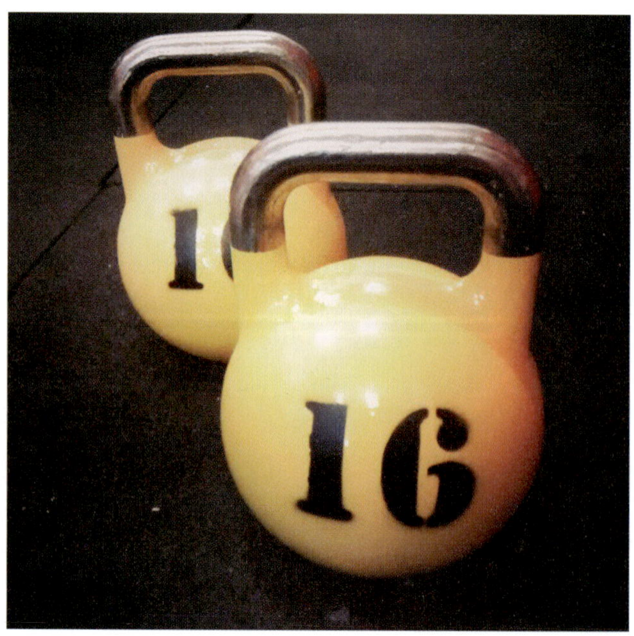

케틀벨의 장점

신체적 장점

다음은 케틀벨 운동의 일반적인 장점 중 일부이다.

- 케틀벨이 주는 반동(진자 운동) 덕분에 빠른 움직임으로 스포츠 동작 수행 가능
- 근육 사슬을 이용한 몸 전체의 움직임 수행
- 견갑대의 가동성 및 안정성에 도움이 되는 고강도 운동
- 지속적인 코어의 활성화
- 케틀벨의 형태에서 오는 특성에 따른 안정화 관련 근육의 활성화
- 동작을 잘못 수행하면 바로 알 수 있음
- 같은 운동을 반복하며 오류를 분석, 수정하여 기술 수행 능력을 향상시킬 수 있음
- 다양한 수업에 응용, 서킷 트레이닝 및 프로그램 등 다양하게 상황에 맞게 적용 가능

도구로써의 장점

- 비용 대비 수익성이 좋음(가성비가 좋음)
- 옮기기 쉬움
- 색상으로 중량 구별 가능
- 창고에 저장 및 분류 가능
- 거의 영구적으로 사용 가능
- 귀엽고 화려한 디자인으로 마케팅에 유용

케틀벨의 역사

케틀벨을 운동 기구로써 사용한 정확한 시기와 역사적 사건의 관계를 알아내는 것은 거의 불가능하다고 할 수 있다. 여러 주장이 존재하는 가운데 이 도구의 역사적 기원을 특정하기란 굉장히 어렵다. 다수는 고대 그리스에서 케틀벨의 존재를 찾아볼 수 있다고 하고, 혹은 오스만 제국 시절에 전사를 훈련시키기 위해서 케틀벨을 사용했다는 주장이 있기도 하다. 이외에도 더 믿기 힘든 다양한 주장들이 있는데, 예를 들면 케틀벨이 해적들이 포탄을 옮기기 쉽게 하기 위해서 손잡이를 단 것에서 유래했다는 것이다.

역사적 기록에서 케틀벨과 유사한 모양을 한 도구들을(예: 구멍이 뚫린 돌덩이) 찾아볼 수 있지만 이 중 어느 것에서도 현재의 케틀벨과 연관 지을 만한 직접적인 관계를 찾을 수 없었다. 아마도 근력을 키우고자 하는 사람이라면 누구든지 탄도성 움직임이나 불안정성 같은 요소를 근성장에 적극 활용할 수 있도록 하중이 손잡이 하부에 집중된 형태의 운동 도구의 필요성을 깨달았기 때문일 것이다. 이러한 점 때문에 우리는 그리스 시대에도 이러한 형태의 돌을 찾아볼 수 있고, 가라테 선수들도 비슷한 근력 운동 기구를 사용하였고, 그 유명한 손잡이 달리 중국의 돌도 새로운 저글링 기술을 개발하기 위해 만들어졌을 것이다.

이들보다 더욱 무거운 기구들도 찾아볼 수 있는데, 그중 하나가 첸Chen 가문의 훈련장에서 발견된 자물쇠 모양의 돌덩이Shisuo, Stone lock이다. 케틀벨은 원래 농업에 사용되던 기구로도 알려져 있다. 곡물과 다른 농작물들의 무게를 재기 위한 평형추로 이용되었다는 것이다. 이러한 이유로 농장에서는 몇 그램 단위부터 100kg에 달하는 케틀벨을, 1kg 단위로 혹은 심지어 짝수 그램을 단위로 하는 케틀벨까지 다양하게 찾아볼 수 있다.

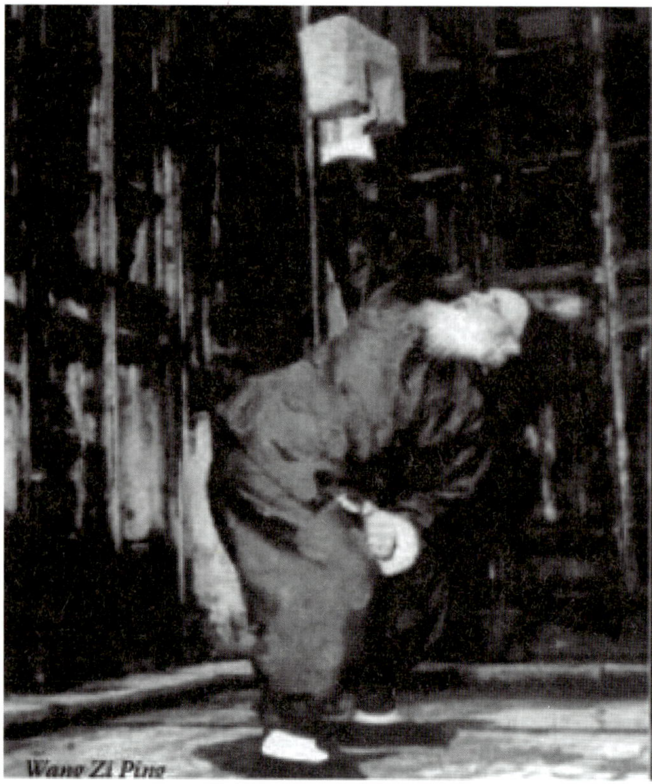

Wang Zi Ping

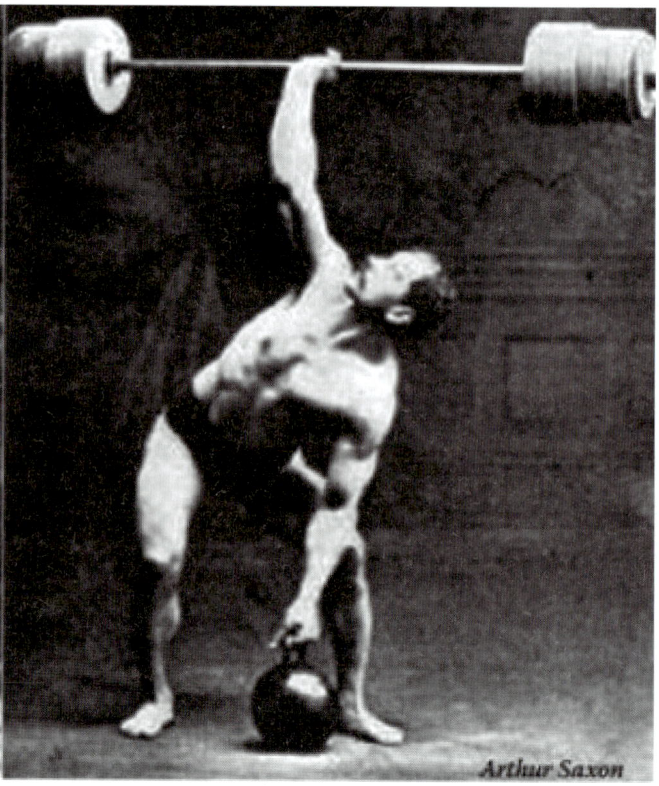

Arthur Saxon

무게를 측정하기 위한 평행추로 사용되던 이러한 도구들을 언제 누가 휘두르기 시작했고 신체 단련 기구로써 사용하기 시작했는지는 알 수 없지만, 1797년에 파벨이 도구들은 둥근 모양을 띠어야 한다는 칙령을 내렸다는 기록이 있다. 다른 자료에서는 독일에서 처음으로 케틀벨을 훈련 기구로 사용했다고 주장하고 있다(이에 대한 자세한 내용은 필자의 다른 책『Top Secret Kettlebell』에서 확인할 수 있다).

서유럽권에서는 초기 차력사 또는 서커스(1800년대 중후반)에서 근육 증대 또는 훈련을 목적으로 케틀벨을 들어 올렸다는 기록과 사진을 찾아볼 수 있으며, 그가 편찬한 다수의 도서에서 케틀벨 사용에 대한 내용을 찾아볼 수 있다. 이러한 차력사는 벤트 프레스, 스윙, 투핸드 애니하우 등 현대에서 사용하고 있는 다양한 훈련법들을 이미 100여 년도 더 전에 활용하고 있기도 했다.

잘 알려지지 않은, 1920년대에 집필된 책들에서도(폴란드의 라디슬라우스 프타스신스키가 집필한 도서와 같이) 현대의 강의와 자격증 시험에서 가르치는 케틀벨 운동의 대부분을 찾아볼 수 있었다. 이를 통해서 우리는 케틀벨 훈련과 거의 모든 케틀벨 운동이 전혀 새로운 개념이 아니라는 것을 알 수 있다. 거의 알려지지 않은 많은 자료들은 필자의 다른 책『Kettlebell Secret Files』에서 자세히 설명하고 있다.

케틀벨을 훈련 도구로 사용한 기록은 유럽, 북미 그리고 러시아에서 많이 찾아볼 수 있지만 세계 2차 대전 이후의 기록에서는 케틀벨에 대한 내용을 거의 찾아볼 수 없다. 이는 아마 보디빌딩과 다른 피트니스의 유행으로 인해서 다른 도구와 기구를 사용해서 근육을 키우는 훈련을 했기 때문일 것이다.

- 근력과 관련한 본인의 지식과 소련의 황금기 때의 훈련 방법
- 아서 색슨, 라디슬라우스 프타스신스키, 헤르만 괴르너, 지그문드 클라인, 찰스 맥마흔 등에 의해 1800년대 말에 집필된, 케틀벨 훈련법을 기술하고 있는 저서 및 다른 여러 현대 저서
- 1990년대 말과 2000년대 초에 유행한 기능 운동, 크로스핏 그리고 새로운 운동 방법들

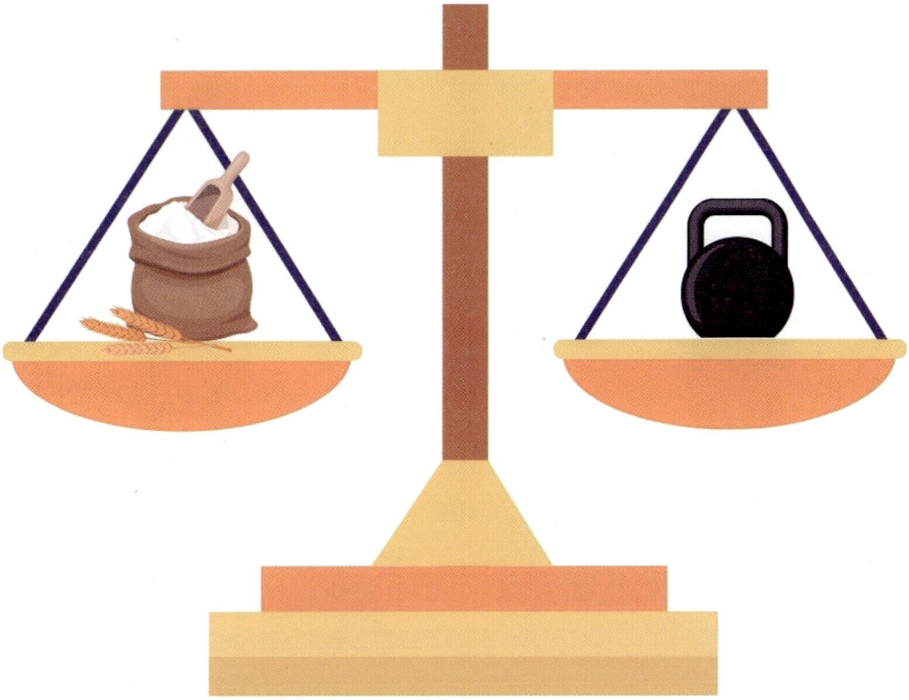

반면, 휴지기가 있었던 서구와는 달리 러시아에서 케틀벨 운동은 지속적으로 수행되어왔을 뿐만 아니라 더 많은 사람에게 알려지고 계속 발전하여 오늘날의 케틀벨 스포츠(기르보이 스포츠)를 탄생시켰다. 1950년대에 들어서서는 케틀벨을 대상으로 하는 토너먼트 경기에 대한 수요가 커지자 러시아 정부는 케틀벨 스포츠를 소비에트 연방의 올림픽 리프팅 위원회의 자치 부서로 인정한다. 케틀벨 스포츠가 정부에 의해 공식적으로 인정되면서 주요 케틀벨 리프팅 기술 또한 저크, 스내치, 그리고 프레스로 제한되었다.

시간이 지남에 따라 리프팅 기술 또한 계속 변형되어왔고, 1970년대에 들어서는 프레스가 경기 종목에서 제외되었다(올림픽 리프팅이 사라진 것처럼). 또한 경기 시간과 카테고리에도 변화가 있었는데, 경기 시간이 10분으로 바뀌게 되었고, 1980년대에는 리프팅의 꽃이라 불리며, 롱사이클로도 알려진 클린 앤 저크가 도입되었다.

세월이 흐름에 따라 케틀벨 저글링 등 이전에는 케틀벨 훈련에서 찾아볼 수 없었던 다른 기술들 또한 개발되었다. 케틀벨은 민속 박물관에도 전시되어 있는데(소비에트 연방 국가들에서 흔히 볼 수 있다), 시연의 형태로 다양한 케틀벨 기술을 소개하고 있으며, 기능 케틀벨, 크로스핏에서의 케틀벨, 원시 운동에서의 케틀벨 등 오늘날의 케틀벨 사용법 등을 소개하고 있다. 케틀벨은 오늘날 여러 스포츠의 훈련 도구로써 사용되고 있을 뿐만 아니라 물리치료와 재활 훈련에도 널리 활용되고 있다.

본 지침서에서 케틀벨의 역사를 모두 다루기에는 목적을 벗어가는 것 같기에, 자세한 역사를 알고 싶은 독자들은 필자의 다른 책 『Kettlebell Secret Files』에서 300년에 달하는 케틀벨의 탄생, 발전 및 케틀벨 운동의 역사를 깊이 있게 다루고 있으니 함께 읽어보기를 권장하는 바이다. 이 책에서는 역사 외에도 기능적 근력 운동, 인내력, 심미적 근 성장을 위한 케틀벨 운동, 그리고 심지어(지역과 역사적 맥락에 따라서) 사회적 도구로써의 케틀벨 또한 함께 소개하고 있다.

오늘날 케틀벨은 독특한 모양 덕분에 많이 알려져 운동 기구로써 널리 사용되고 있다. 하지만 케틀벨의 진짜 기능과 잠재력이 어디까지인지는 앞으로도 영원히 알 수 없을 것이다. 케틀벨의 사용 역사와 도구에 대한 이해는(생체역학, 해부학, 그리고 최신 운동 방법) 우리가 설정한 목표를 달성하는 데 많은 도움을 줄 것이다.

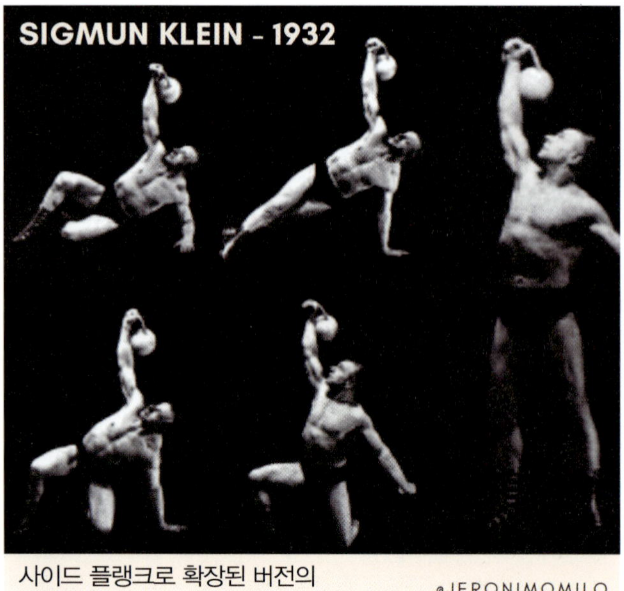

사이드 플랭크로 확장된 버전의 케틀벨 겟업

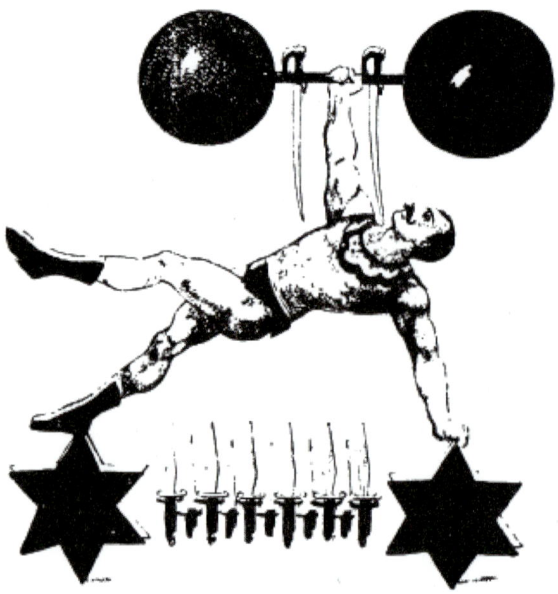

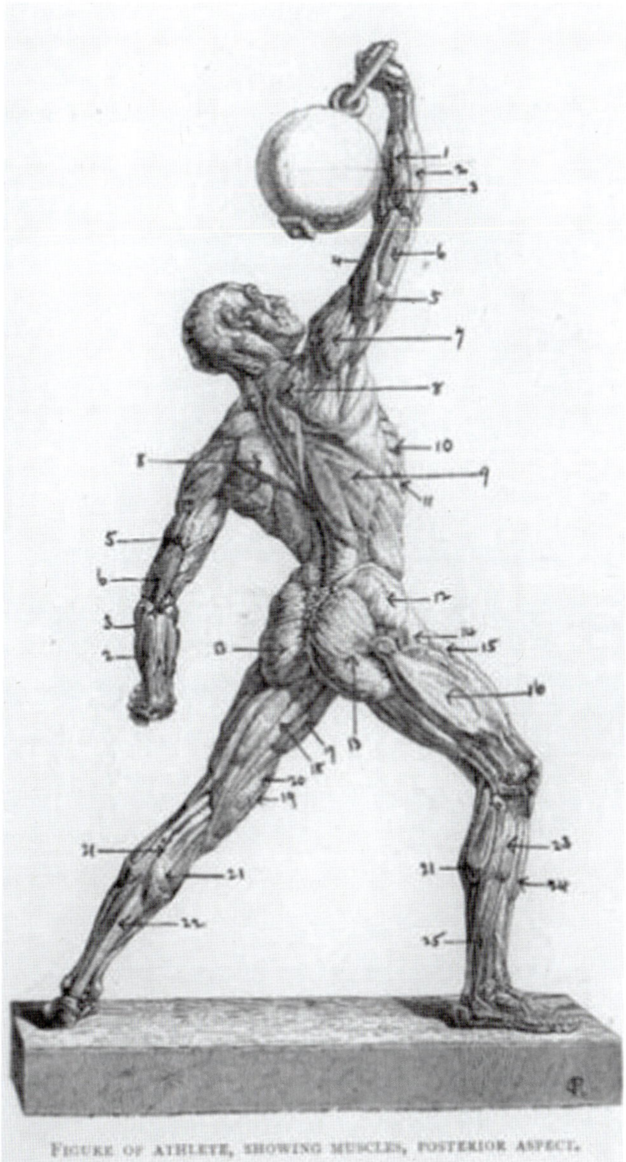

샌도우Sandow의 저서에 나와 있는 케틀벨 설명.

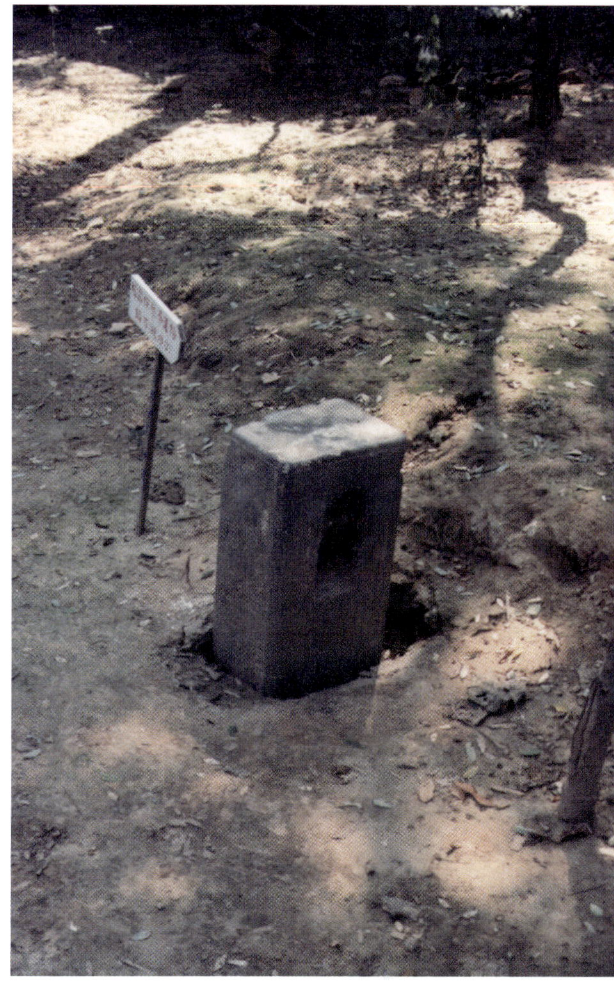

2000년에 첸 가문의 저택 앞마당에서 찍은 태극권 훈련에 쓰인 돌.
추정 무게: 60~80kg.

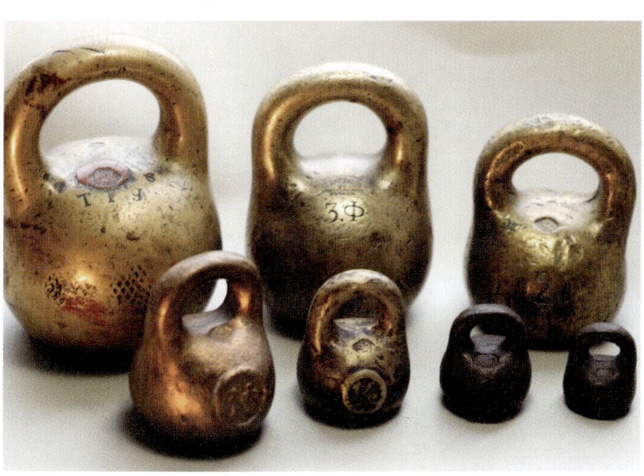

쥬얼리 박스 러시아 케틀벨 세트 [『Kettlebell Secret Files』(2021)].

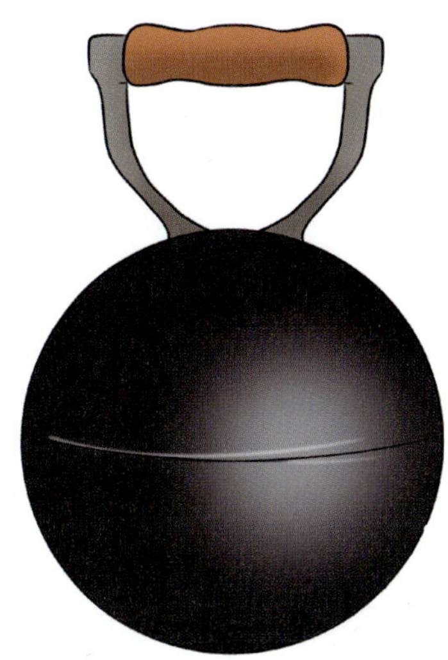

'마일로Milo' 회사가 만든 무게 조절 가능 중량 케틀벨. 나사를 풀어 안에 모래, 진흙, 탄약, 철판 등으로 채워 넣을 수 있음.

두 개의 케틀벨 스타일

케틀벨을 사용한 무수한 운동법 중에서도(피트니스, 시합, 근력 운동, 저글링, 패션이나 마케팅 등 다양한 분야) 가장 강력한 두 개의 주요 스타일을 소개하고자 한다.

하드 스타일

근력과 신체적 발달을 목적으로 하는 운동으로 케틀벨을 사용하는 것을 하드 스타일 케틀벨이라고 칭한다. 하드 스타일이라는 명칭은 저항성 또는 스포츠 케틀벨과 구분하기 위해 사용하기 시작했다. 하드 스타일 케틀벨은 기능성 케틀벨이라고도 정의할 수 있으며(우리가 제안하는 특정 기능을 수행하기 위해 사용되므로) 필요에 따라 예방적 치료적 운동 그리고 재활 및 교정 운동으로도 활용할 수 있다.

하드 스타일 케틀벨은 파벨 차졸린에 의해 개발된 운동 방법으로, 움직임 수행 능력에 따라 수행할 수 있는 힘이 제한되는 특성을 가져 근력, 균형감각 및 운동 수행 능력 향상의 기초가 되는 운동이다.

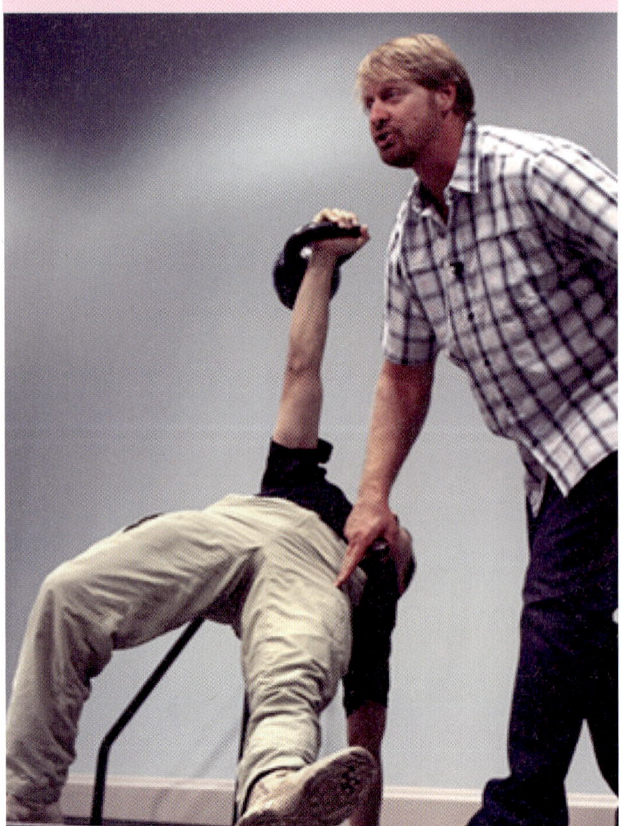

기르보이 스포츠

러시아의 전통 스포츠로, 1950년대에 개발되기 시작하여 1980년대에 오늘날의 모습을 갖췄다. 10분간 진행되는 경기는 두 개의 주요 시합으로 이루어진다.

- **바이애슬론:** 스내치와 저크 두 개의 종목으로 이루어져 있다. 프로급 시합의 경우 남성은 32kg 케틀벨을 사용하여, 그리고 여성은 24kg 케틀벨을 사용하여 경기를 진행한다.
- **롱 사이클:** 롱 사이클의 다른 이름은 '클린&저크'이다. 본래는 남자 선수가 두 개의 케틀벨을 사용해서, 여자 선수는 한 개의 케틀벨을 사용해서 경기에 임했다. 현재는 남성과 여성에 차별점을 두지 않는 방향으로 경기 방식이 수정되었다.

모든 스포츠가 우승을 목적으로 하지만, 케틀벨 스포츠의 경우 기능적 움직임을 포함한다. 저크의 경우 스러스트, 무릎 지배적 움직임, 그리고 축 평면적 동작을 포함한다. 스내치는 풀, 고관절 지배적 움직임 그리고 시상면적 동작을 포함한다. 그리고 롱 사이클은 이 모든 것을 다 포함한다(푸시, 풀, 고관절 지배적 움직임, 무릎 지배적 움직임, 축평면 그리고 시상면적 동작까지).

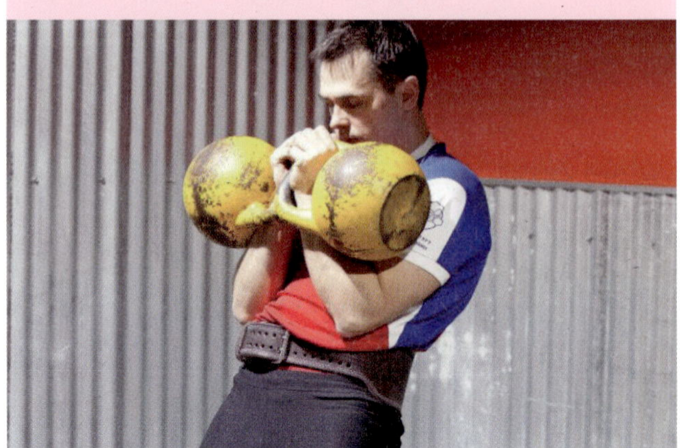

기타 케틀벨 스타일

앞서 설명한 두 개의 주요 케틀벨 스타일 외의 다른 케틀벨 사용법은 다음과 같다.

- **기능적 케틀벨:** 특정 기능을 수행하기 위해 또는 다른 분야에서 사용하기 위한 케틀벨 훈련을 의미한다. 예를 들어 다른 스포츠 종목이나 무술 훈련에 사용되거나 예방적 치료적 운동 또는 재활 및 교정 운동에도 활용할 수 있다.

- **케틀벨 저글링:** 주로 외력에 대한 속도, 반응 능력 및 제동 능력을 훈련하기 위해 사용된다. 수행 능력의 향상을 위해 해당 훈련을 하거나 공연을 위해 케틀벨 저글링을 통해 훈련할 수 있다.

- **케틀벨 공연:** 케틀벨 들어 올리기 기술을 사용한 문화적, 예술적 공연을 말한다. 예를 들어 서커스의 차력 쇼에서 사용되거나, 소셜네트워크에서 홍보용 도구로써 사용될 수 있다.

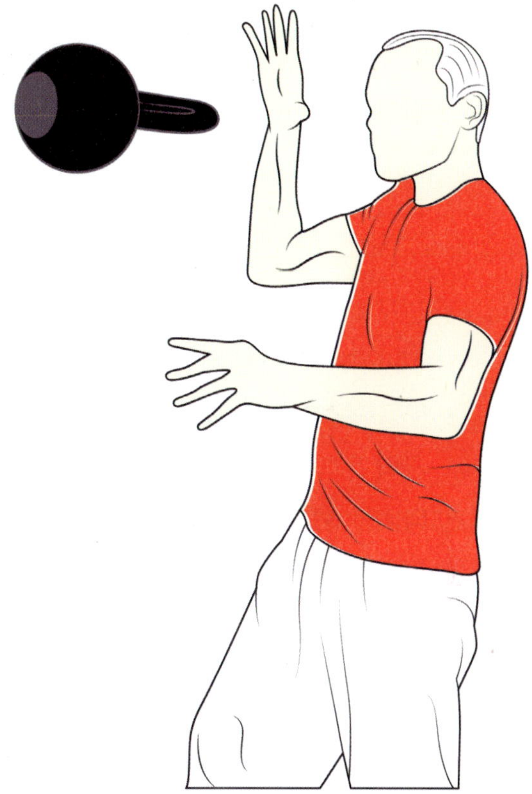

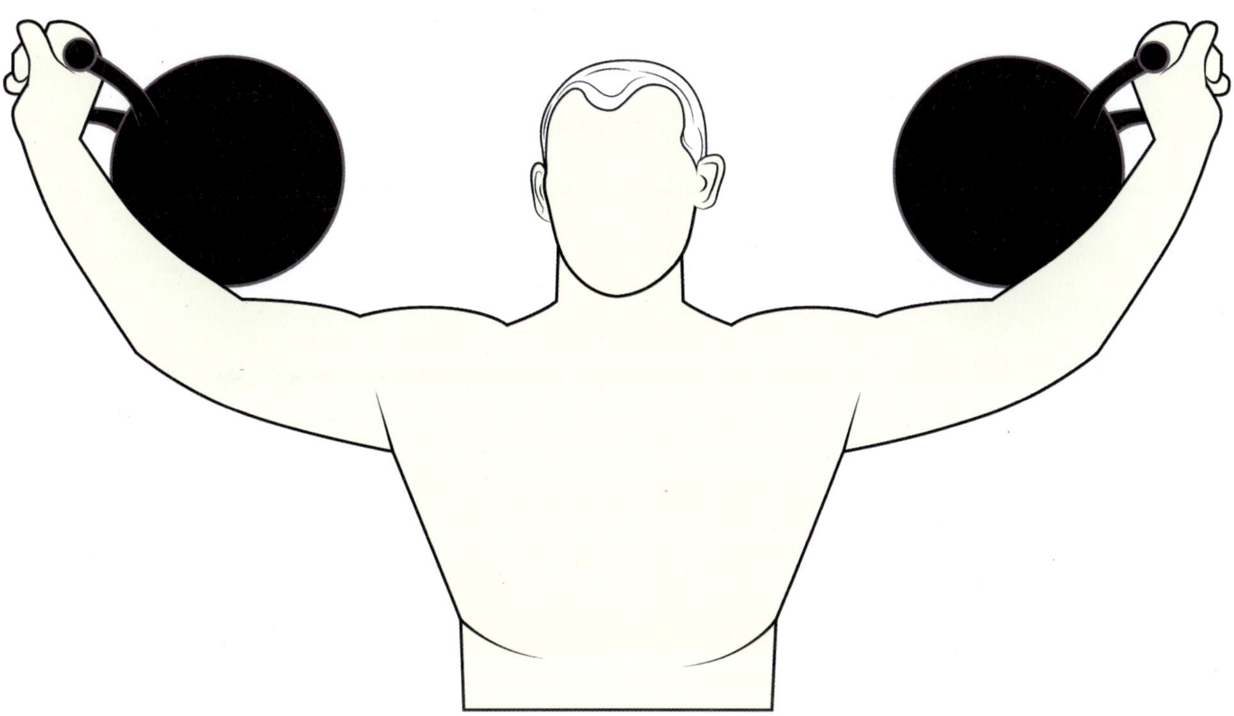

스타일 결정하기

	하드 스타일	스포츠 케틀벨
장점	• 신규 회원에게 적합 • 전반적인 신체 운동 가능 • 운동 목적: 자세 교정 • 근력 훈력이 주 목적 • 다양한 운동 가능 • 부족한 부분이 바로 드러남 • 자기-제한적 운동 • 교정 운동 • 서킷 및 복합 운동 도구 • 보조 도구 • 무수히 많은 운동 방법 • 꾸준한 업데이트	• 특정된 운동 • 하이 퍼포먼스(효율적인 힘 조절) • 국내 및 국제적 경기 개최 • 근력과 인내력을 최대치로 시험함 • 정신적 회복력 향상 • 재미있음 • 팀워크를 느낄 수 있음
단점	• 무수히 많은 운동 방법 • 근력 중점 운동인 내력 훈련에 부적합 • 특정되지 않음 • 경쟁이 불가능	• 스케줄을 짜고 관리하기 어려움 • 너무 특정된 운동 • 느린섬유 및 산화성 경로 지배적 • 자세의 보상작용 • 고강도 운동으로 갈수록 스테로이드에 노출될 확률이 높음 • 중량 카테고리가 있음(단계가 낮아질수록 중량이 급격하게 줄어듦) • 세 개의 주요 기술만 사용

유명 교육자 및 선수들(기르빅Gireviks)

하드 스타일 또는 기능적 케틀벨 전문가들 중 가장 기초가 되는 교육자와 전문가를 나열하자면 다음과 같다. 파벨은 의심의 여지없이 가장 중요한 이름이다. 서구에 케틀벨을 알린 사람이기 때문이다. 그의 여러 저서를 통해 유명해진 파벨은 다수의 강사, 교육자, 작가 그리고 운동 치료 연구자들에게도 큰 영향을 미쳤는데, 파벨의 영향을 받은 사람들에는 대표적으로 그레이 쿡, 브랫 존스, 스튜어트 맥길 그리고 마크 청 등이 있다.

파벨과 공동 저자로 두 권의 책을 집필한 댄 존Dan John은 가블릿 스쿼트, 벽을 이용한 스모 동작, 파머스 워크Farmer's Walk의 개념 개발 등에 일조를 한 사람으로, 그의 노력 덕분에 케틀벨 운동이 피트니스 관계자들과 신체역학 전문가들에게 전파되어 새로운 운동을 만들어내고 이전의 운동법을 개선할 수 있었다. 파벨의 첫 책과 오늘날의 케틀벨 기술 그리고 개발된 운동법 등을 비교하면, 현재 알려진 기술의 개수가 이전에 비해 열 배 더 늘어났음을 알 수 있다.

케틀벨에 있어 꼭 언급되는 다른 인물은 아서 색슨이다. 19세기의 유명한 역도선수이자 차력사였던 아서 색슨의 모습은 사진으로도 많이 남아있어 그의 괴력과 운동 방법을 확인할 수 있다. 하드 스타일 케틀벨의 대표적인 교육자로는 스티브 맥스웰, 마이크 말러, 에릭 레이하 등이 있다.

HMSHonorary Master of Sport(명예 스포츠 마스터) 타이틀을 받은 유명한 기르빅들은(주로 러시아인들) 다음과 같다.

- 아이반 데니소브: 최고 기록 보유자로, 역대 최고의 선수로 불린다.
- 아르세니 제르나코브: 운동과학과 신체역학 전문가로, 아르헨티나에 자주 방문한다.
- 라친스키: 기네스북 기록을 가진 선수로, 상트 페테르부르크에 챔피언들이 훈련하는 곳으로도 유명한 헬스장 체인을 여럿 가지고 있다.
- 세르게이 미신: 전설적인 스포츠 케틀벨 선수이다.
- 발레리 페도렌코: 미국에서 공부한 유명 역도선수이다.
- 크세냐 데듀키나: 수많은 기록을 보유한 최고 선수 중 한 명이다.
- 안톤 아나생코: 필자가 러시아에서 함께 훈련한 가장 뛰어난 선수 중 하나다.

이 외에도 나열할 수 있는 선수들이 정말 많지만, 이는 본 지침서의 목적에서 벗어나는 주제이므로 여기서는 더 이상 다루지 않겠다.

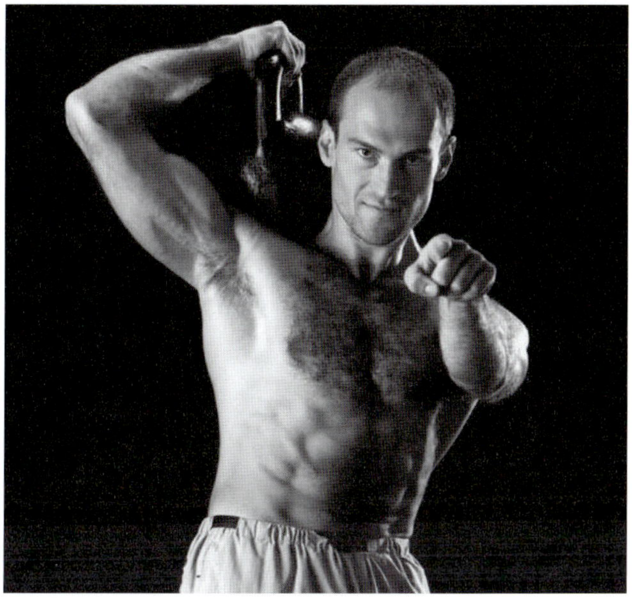

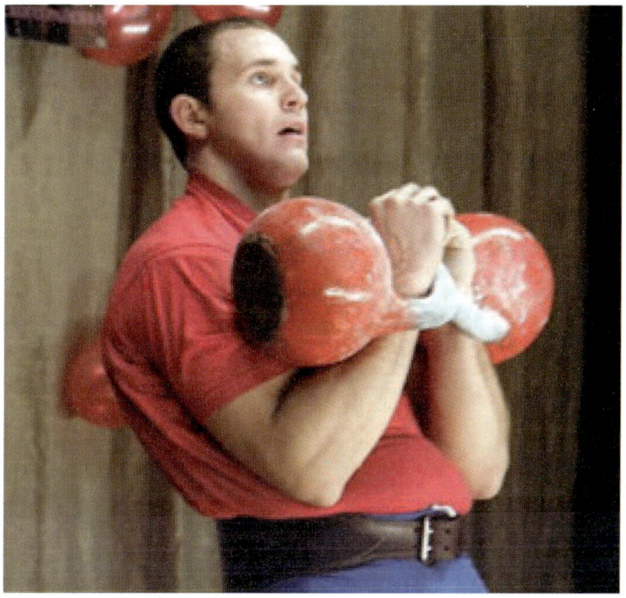

2. 준비

기본 요건

여느 기술이 그러하듯이 케틀벨도 시작하기 전에 갖추어야 할 것들이 몇 가지 있다. 기구나 도르레 혹은 지렛대의 도움 없이 이 독특한 형태의 프리 웨이트를 다루려고 하다 보면 약간의 어려움에 직면하게 될 수 있다. 여기서 우리가 즐겨 쓰는 말은, "여러분의 몸이 바로 기구입니다"의 가치가 드러난다는 것이다. 따라서 우리 몸을 기구로써 활용하기 위해서는, 신체가 튼튼한 도르레 역할을 해야 하고, 단단한 지지대 역할도 할 수 있어야 하며, 무엇보다 몸의 정렬이 무너지지 않고 신체의 곳곳으로 힘을 전달하여 동작을 수행할 수 있게 도와주는 견고한 코어가 있어야만 한다.

본 지침서는 케틀벨의 기초와 유명 운동법을 소개하는 것을 목적으로 하지만, 이에 더해 이 책을 읽는 독자들과 수강생들 그리고 케틀벨 전문가들이 좋은 '기구'가 될 수 있었으면 좋겠다. 따라서 본 장에서는 필자가 생각하기에 전통적인 케틀벨 리프팅으로 들어가기 전에 익혀두면 도움이 되는 몇 가지 운동을 소개하고자 한다.

앞으로 소개할 모든 운동들은 기본적으로 최소한의 코어 능력, 균형감각, 관절 움직임 그리고 중량이 있는 물체를 움직일 때 몸의 정렬을 유지할 수 있는 능력과 움직임 패턴에 대한 개념적 이해(다른 평면에서 팔을 밀거나 당길 때의 다른 점을 알 수 있어야 함)가 요구되며, 무릎관절의 동작과 고관절 움직임 동작을 할 수 있어야만 한다.

파워 리프팅에 있어 가장 중요한, 그리고 많은 운동의 기본이 되는 두 개의 동작인 저크 그리고 스내치에 관해서 다음과 같이 조언하고자 한다.

- **저크:** 저크에서 파생되거나 회귀되어 만들어진 운동으로는 프레스와 푸시 프레스 등이 있다. 중량 없이 스쿼트 동작을 할 수도 있고, 신체의 정중선을 기준으로 머리 위로 팔을 곧게 뻗을 수 있으며, 몸의 정렬을 무너뜨리지 않고도 뻗은 팔의 이두 부분을 귀 옆으로 가까이 가져올 수도 있다. 이때에는 골반의 전반경사 또는 후방경사를 조절할 수 있는 최소한의 조정 능력을 갖추어야(예: 캣-카멜 자세) 하고 고관절 굴곡과 신전의 차이를 구별할 수 있다면 더 큰 도움이 될 것이다.
- **스내치:** 스내치에서 파생되거나 회귀되어 만들어진 운동으로는 클린과 스윙 등이 있다. 이러한 운동을 수행하기 위해서는 신체역학적인 요추의 곡선을 변경하지 않는 선에서 고관절을 구부리고 펼 수 있어야 하며, 오버헤드 저크 동작을 수행하기 위해 필요한 조건들이 갖춰져 있어야만 한다. 무엇보다 고관절과 무릎의 움직임이 구분되어야 한다. 또한 플링 동작을 수행할 때 최소한의 안정성이 요구되며, 탄성 밴드를 사용한 풀업 등을 수행할 때 견갑골을 원위치시킬 수 있거나 기본적인 풀업strict pull-up 또는 서스펜션(TRX) 운동을 수행할 수 있어야만 한다.

다음으로는 수강생의 안정성과 가동성을 평가할 수 있는 쉬운 방법에 대한 개념 제시와, 수강생들이 본격적으로 케틀벨 운동을 시작할 수 있도록 도와주는 난이도별 운동의 종류를 소개하고자 한다.

가동성과 안정성(평가)

본 지침서의 주제는 일반적인 진단 및 치료에 대한 지침을 훨씬 뛰어넘지만, 준비운동으로 넘어가기 전에 가장 기본적인 주의사항부터 짚고 넘어가려고 한다.

다음의 운동을 수행하기 위해서는 최소한의 발목관절 가동성(굽힘과 신전) 그리고 뛰어난 고관절, 흉부/등 그리고 어깨 가동성이 요구된다. 또한 가능하다면(상대적으로 덜 중요하지만) 무릎관절, 요추, 견갑골, 팔꿈치 그리고 발바닥 아치의 안정성이 갖추어지면 더욱 좋다. 이러한 조건들이 갖춰져야 리프팅 운동을 할 때 고정하는 영역과 움직임이 일어나는 영역을 구분하여 수행할 수 있다.

우리가 운동 중에 부상을 당하는 경우는 주로 움직여야 할 것이 움직이지 않거나 고정되어야 하는 것이 움직였을 때라는 것을 명심하자.

신체가 안정성의 부족을 인지하였으나 일반적인 방법으로 교정이 되지 않는다면, 우리의 신체는 해당 영역을 경직시키거나, 부족한 가동성을 채워줄 수 있는 다른 구조의 힘을 빌려서 이를 해결하려고 한다. 하지만 이런 해결 방법은 본래의 기능이 아니거나 제한적인 방법이기 때문에 보상작용이 일어나 문제가 될 위험이 있다. 이러한 이론은 가동성 관절과 안정화(반가동) 관절이 있다는 것을 전제로 하며, 다음에 설명할 가동성/안전성의 연속성은 이를 토대로 설명하고자 한다.

이러한 형식의 분석 방법은 매우 일반화된 평가 방식으로, 구체적이지 않기 때문에 문자 그대로 해석하는 것은 추천하지 않는다. 예를 들어 무릎의 안정성이 요구된다고 해도, 우리는 모두 무릎이 굽힘과 신전에 의해서만 움직인다는 것을 알고 있으며, 어깨의 가동성이 요구된다고 할 때에도 하중을 받아야 하는 경우에는 어깨가 안정화되는 순간이 있다는 것도 잘 알고 있다.

모든 관절의 움직임은 가동성과 안정성 사이의 균형을 통해 발생한다.

가동관절
다양한 평면에서 움직임 수행 가능

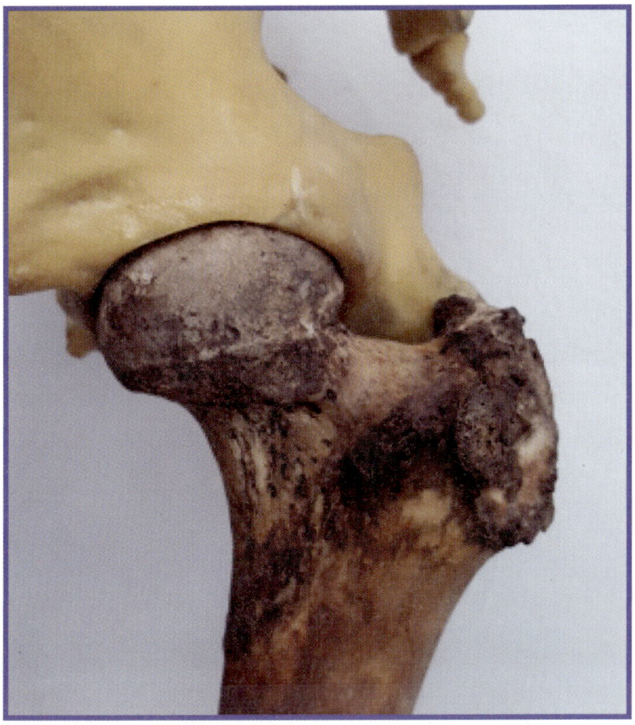

반가동관절
움직임 범위가 제한됨

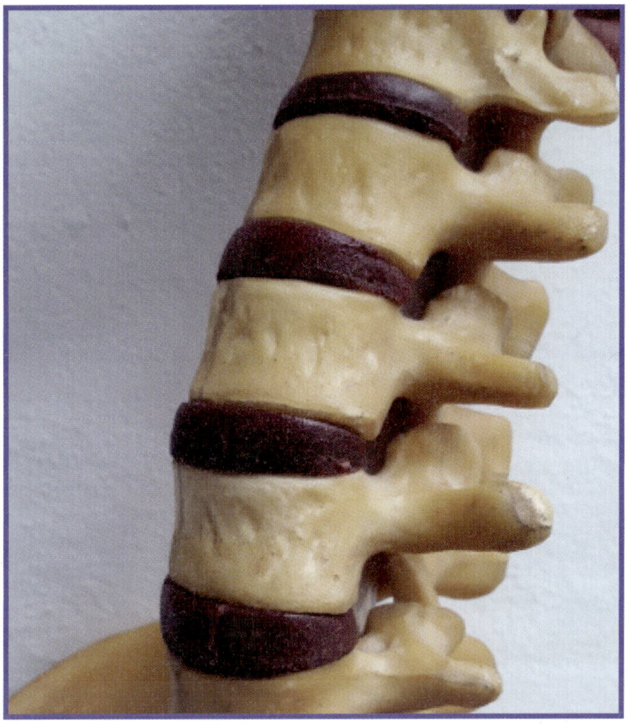

연속 가동성 및 안정성
(얀다-마이클 보일)

얀다 박사가 제시하고 마이클 보일과 그레이 쿡이 확장한 개념을 토대로 우리는 신체가 할 수 있는 움직임에 있어 관절이 어떤 역할을 하는지 쉽게 알아볼 수 있다.

다음은 단순화된 운동 지침이다.

이 개념을 더욱 자세히 들여다보면, 우리가 안정적이여야 한다고 생각하는 무릎 또한 굴곡과 신전이라는 움직임을 수행해야 하며, 무릎이 굽혀질 때 아주 작은 신체역학적 회전이 일어난다는 것을 바로 알 수 있다. 하지만 필요로 하면서도 가장 간과되는 것이 바로 안정성이라는 것이 현실이며, 적절한 안정성과 가동성이 조화를 이루어야 한다. 반면, 발목의 경우 회전이나 외전/내전 없이 굴곡/신전의 움직임만 수행되어야 한다. 이게 우리가 다음의 도표를 사용해서 움직임 분석을 하는 이유이다.

이러한 분석 결과를 가지고 모든 케틀벨 운동을 평가하고, 가능한 모든 움직임과 기능에 적합한 빠른 방법을 찾아낼 수 있다.

관절	
발(아치)	안정성
발목	가동성
무릎	안정성
고관절	가동성
요추	안정성
흉추/등	가동성
견갑골	안정성
어깨	가동성
팔꿈치	안정성

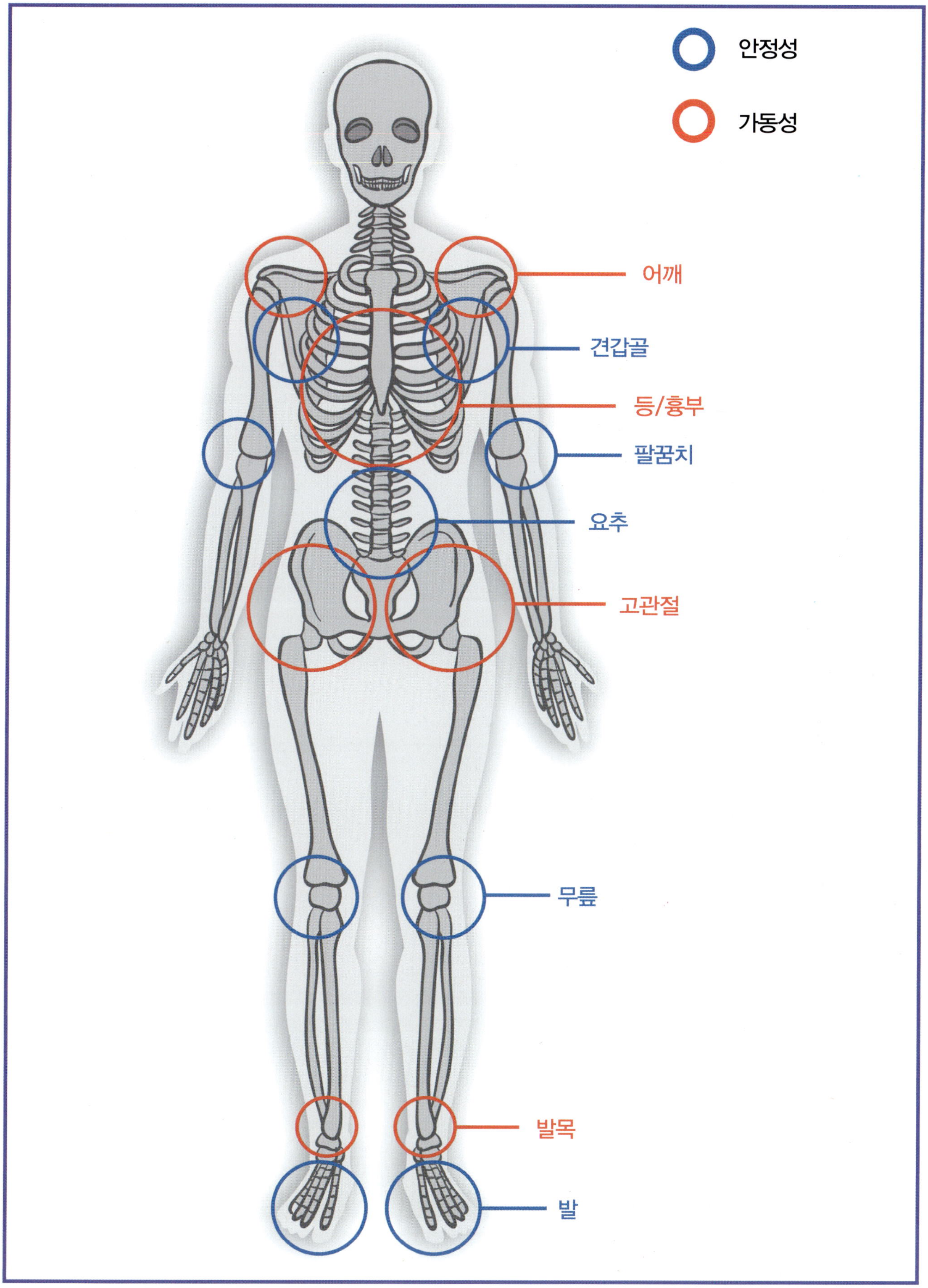
안정성
가동성
어깨
견갑골
등/흉부
팔꿈치
요추
고관절
무릎
발목
발

견갑대와 흉추

다음은 특정한 수준의 안정성과 가동성이 요구되는 부분들이다.

흉추/등	굴곡/신전 및 회전 동작이 자유로움
견갑골	고정, 흉부에 부착되어 있으나 자유롭게 동작 가능
견관절(어깨관절)	동작이 자유로움(어깨관절 범위 내에서 고정되어 있음)
팔꿈치	고정되어 안정적임

운동을 수행할 때 흉추를 충분히 펴지 않으면 팔을 위로 들어 올리기가 매우 힘들어진다. 이는 견갑골이 흉추의 형태에 따라 위치가 변하기 때문인데, 등이 심하게 튀어나와 있으면 견갑골이 자연스럽게 움직일 수 없어 팔을 들어 올리는 동작이 어려워지게 된다.

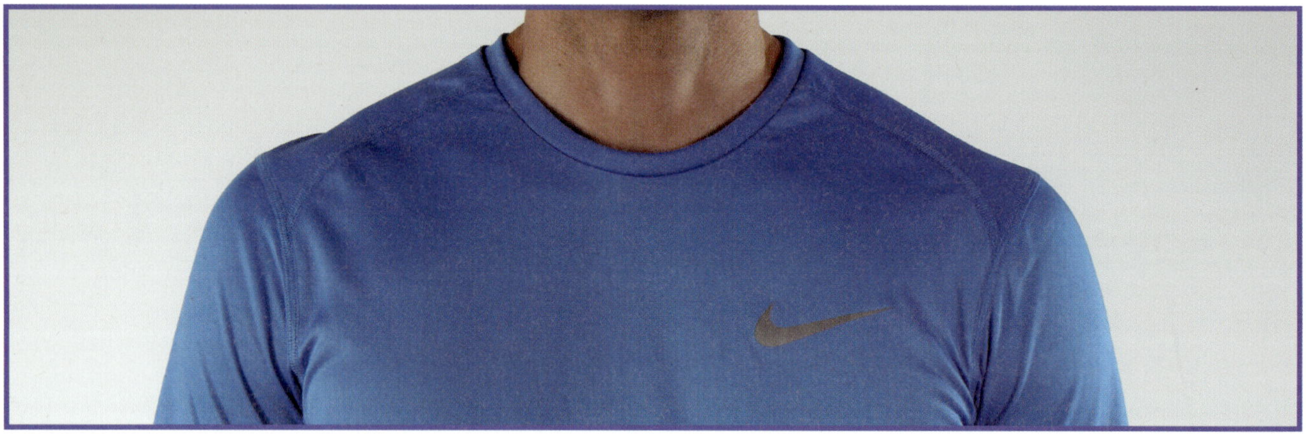

요추와 골반

다음 두 개의 기본 요소를 알아야 한다.

고관절	동작이 자유로움
요추(허리)	고정되어 있음

케틀벨을 사용한 운동을 할 때 우리는 주로 요추를 최대한 고정한 상태로 고관절에서 움직임의 축을 만들어내려 한다. 이때 고관절의 가동성이 낮으면 어떠한 동작을 수행할 때 고관절 대신 요추를 사용해서 필요한 가동성을 만들어내려 하고, 이로 인해 원래라면 안정되어야 할 구조가 무너지고 만다.

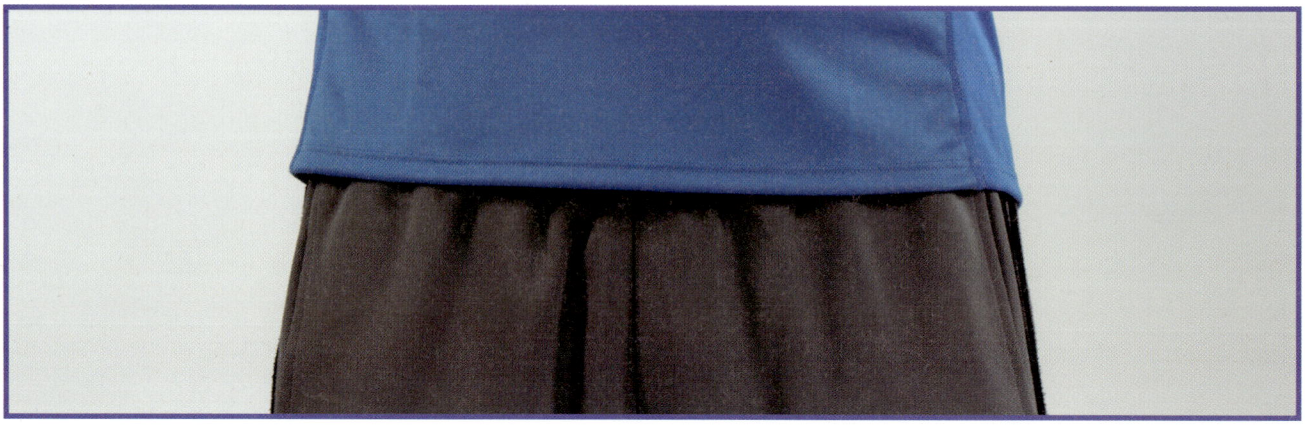

아메리칸 스윙 중 안정성과 가동성 케이스

아메리칸 스윙(이유 없이 비판받고 있는)이라는 운동을 통해 우리가 갖춰야 할 필요 수준의 안정성과 가동성에 대해 알아볼 것이다(아마도 연속체에 있는 거의 모든 요구사항). 이러한 심화 동작은, 무서운 속도로 피트니스 시장에 진입하고 있는데 동시에 최악의 상황에 대한 보상도 함께 따라오고 있다.

문제는 많은 이들의 생각과는 달리 아메리칸 스윙은 기본 동작이 아니라는 것이다. 두 손을 사용해서 중량 도구를 잡는 자세는 어깨의 가동성이 훨씬 많이 제한되기 때문에 아메리칸 스윙은 높은 어깨 가동성을 요구하는 운동이다. 따라서 가동성이 좋은 사람이라면 이런 구조적 제한사항이 문제가 되지 않겠지만, 가동성이 떨어지는 사람은 하중을 머리 위로 올릴 만큼 팔을 들어 올리지 못하기 때문에 다음의 두 가지 보상작용 문제가 발생할 수 있다.

1) 하중을 머리 위로 들어 올리는 자세는 요추 전만을 심화시킨다.
2) 하중을 버티기 위해 머리가 앞으로 튀어나오게 된다.

아래 왼쪽 사진은 앞서 설명만 모든 보상작용의 예시를 보여주며, 오른쪽 사진은 코어가 잘 잡힌 상태로 어깨에서 필요한 움직임이 발생했을 때의 예시를 보여준다.

다시 말해, 아메리칸 스윙이 좋은 운동인가, 나쁜 운동인가를 묻는다면 답변은 동작이 제대로 수행되지 않았을 때에만 나쁜 운동이다!가 답일 것이다. 아메리칸 스윙이 문제가 되는 이유는 높은 수준의 가동성/안정성과 기술을 필요로 하는 이러한 운동을 매트에서 플랭크 동작도 수행 못하는 초급자들에게 시킨 것이 문제이기 때문이다.

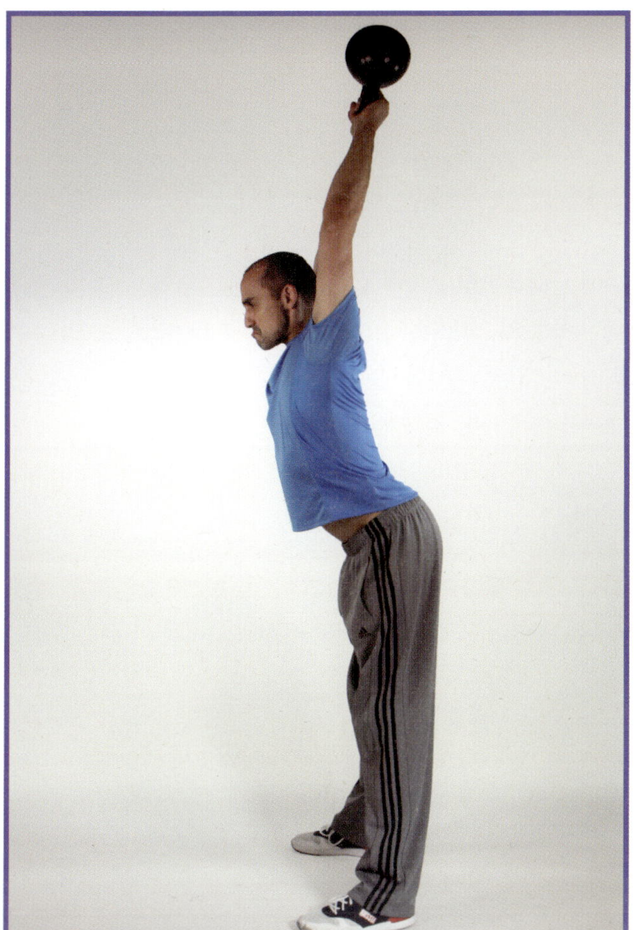

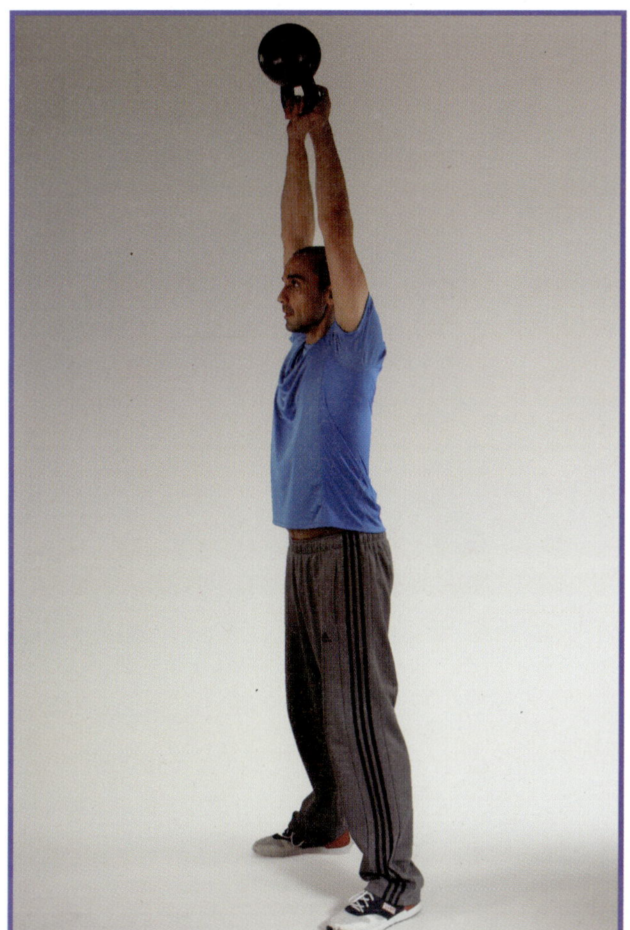

시작하기 전에: 필요 요건과 추천 준비운동

전인과 후인 (외전과 내전)

스윙, 원 핸드 스윙, 클린 앤 스내치의 기초로 언급한 운동들을 수행할 때, 가속도가 붙은 웨이트 기구는 우리의 상지를 당기게 되고, 이때 발생하는 힘을 유지하고 저항하기 위해 견갑골이 수축하는 힘이 필요하다. 이러한 동작을 수행하는 근육을 단련하고 운동 동작을 익히기 위한 준비운동으로 팔을 편 채로 앉아 견갑골의 움직임만으로 탄성 밴드를 늘리는 연습을 하는 것을 추천한다.

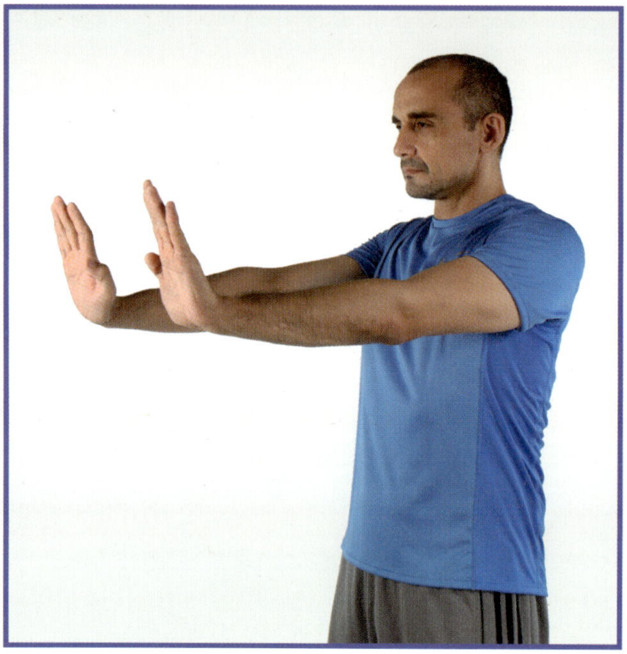

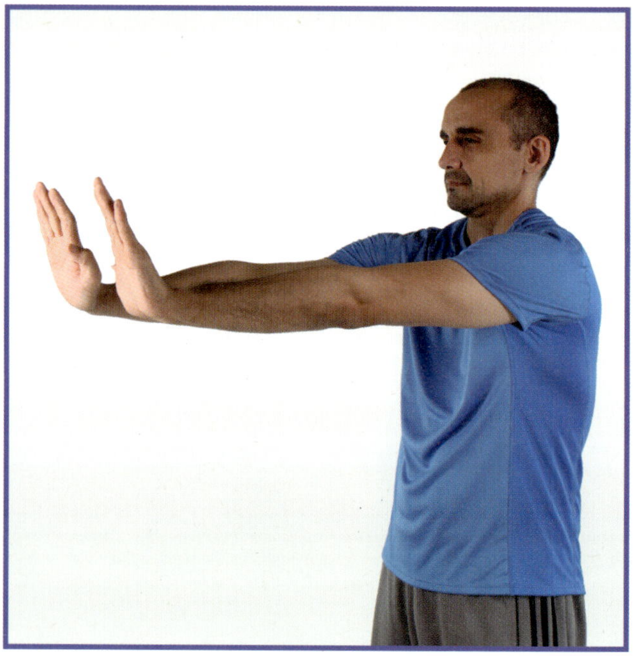

플랭크

기본적인 자세 유지 운동으로, 누구에게나 좋은 운동이다. 바닥을 보고 엎드린 자세에서 팔꿈치와 발로 바닥을 지탱한 후, 척추의 정렬을 유지한 채 복부를 당기고 엉덩이를 조이면서 몸을 바닥에서 들어 올려 최대한 자세를 유지한다.

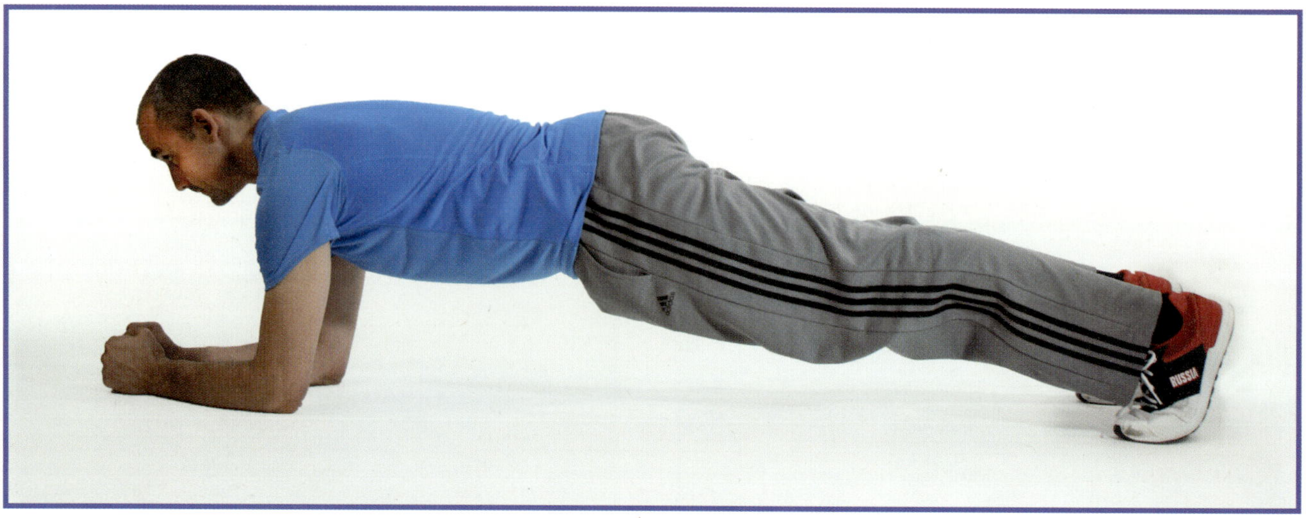

견갑골의 거상과 하강

오버헤드 자세에서 견갑골을 최대한 흉부 가까이 위치하기 위해 꼭 이해해야 하는 기본 동작이다. 케틀벨은 엄청나게 불안정한 운동 기구이며 케틀벨과 함께하는 운동 동작에서는 '활성화'된 어깨란 없다는 것을 명심하자.

오버헤드 자세에서 중요한 것은 바로 전거근이다. 이러한 전거근이 역할을 잘 해야만 견갑골이 흉부 아래쪽에 밀착되어 바깥쪽으로 최대한 회전할 수 있기 때문이다. 전거근을 단련하기 위해서는 팔꿈치 신전을 변경하지 않은 상태에서 견갑골을 들어 올리고 내려놓는 운동을 하는 것을 추천한다.

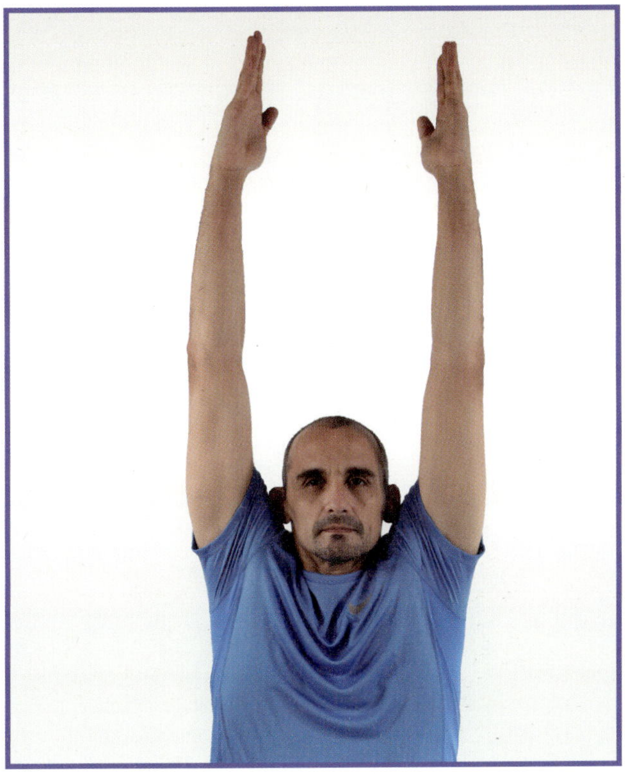

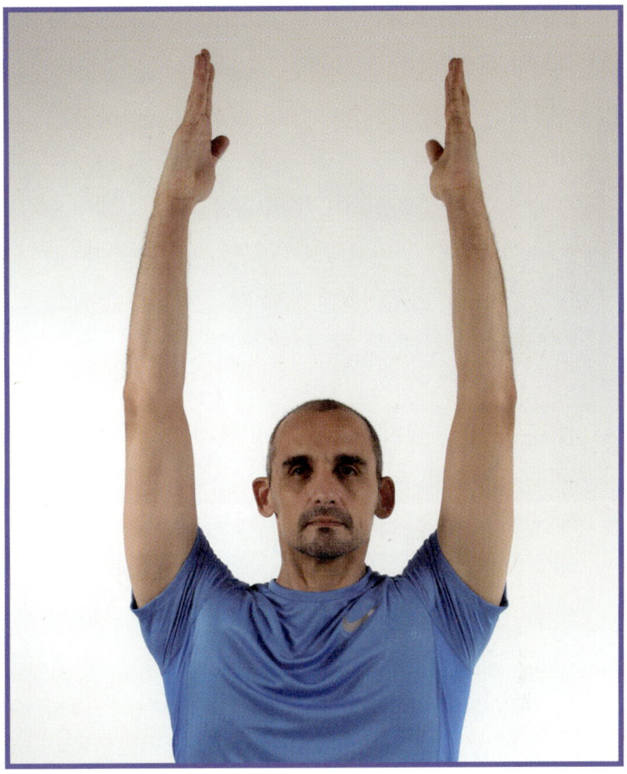

견갑골의 전인과 후인 (푸시업 플러스)

이 운동은 전거근을 활성화시켜 견갑골을 흉부 가까이에 위치하도록 도움을 주는 운동이다. 플랭크 자세에서 시작하여, 척추 정렬을 맞춘 뒤에 몸 전체를 아래로 내린다. 이렇게 몸을 아래로 내리면 등 뒤로 견갑골이 튀어나온다. 아래로 내린 몸을 다시 위로 올리면 견갑골이 등에 붙는, 정 반대의 움직임이 수행된다. 이때 척추의 정렬이 무너져 다른 신체 부위에서 보상작용이 일어나지 않도록 주의를 기울인다.

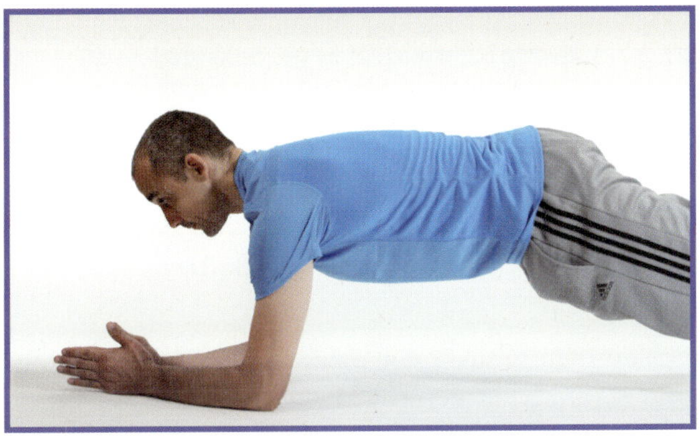

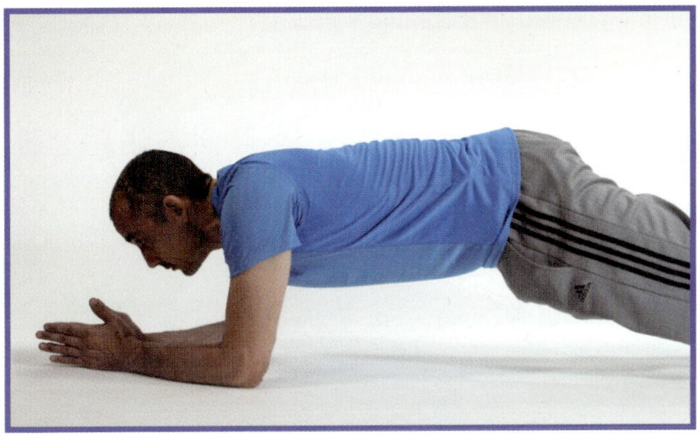

딥 스쿼트

발을 어깨너비로 벌리고 발끝은 살짝 외회전시킨 후(수행하는 사람의 고관절 모양에 따라 발 넓이의 폭과 회전 각도가 달라진다) 무릎, 발목 그리고 고관절을 굽혀 아래로 내려간다. 요추가 너무 말리지 않게 주의하며 요추의 위치는 절대 변형하지 않는다. 내려갈 때에는 상체를 곧게 세우고 척추 정렬에 맞춰 고개는 자연스럽게 앞을 본다.

일반적인 문제들

역사적으로 딥 스쿼트는 동작 수행이 어디서 잘못되었는지 확인하고 진단하는 과정에서 실수를 가장 많이 범하는 운동 중 하나이다. 오랜 시간 동안 우리는 아킬레스 건이 딥 스쿼트 동작을 제한하는 부위가 아님에도 불구하고 이 부위 또는 다른 신체 부위를 늘리기 위해 수년을 노력하는 사람들을 봐왔다. 그러던 중 가장 흔한 동작 오류의 원인 몇 가지를 발견할 수 있었다(유일한 원인은 아니지만).

- **대둔근 비활성화:** 대둔근이 활성화되어 있지 않으면 딥 스쿼트를 수행할 때 무릎이 안쪽으로 무너지는 현상이 생기고 무너진 무릎으로 인해 하중이 대퇴사두근으로 집중 분배되어 더 내려앉을 수 없게 된다. 이런 문제를 해결하기 위해서는 다른 도구를 활용한 보조 운동을 통해 대둔근을 활성화시키는 것을 추천한다(예: 탄성 밴드 무릎에 감아 내려갈 때 대군근이 활성화되도록 하는 것).
- **흉추/등 가동성 부족:** 학생들이 스쿼트를 할 때 상체를 수직 상태로 유지하지 못하는 가장 큰 이유가 바로 흉추와 등의 가동성 부족이다. 흉추와 등의 가동성을 높이기에 가장 좋은 운동으로는 터키쉬 풀업과 윈드밀 등이 있다.
- **장요근의 수축과 과긴장:** 대둔근 비활성화의 주요 요인이다.
- **운동 조절 실패:** 특정 운동이나 박스, 또는 스토퍼 등을 사용해서 점진적으로 높이를 낮춰가는 방식으로 다시 교육하는 것을 추천한다.
- **기타:** 발목의 가동성 부족, 협응력 부족 또는 부상으로 인한 발목의 움직임 제한된다.

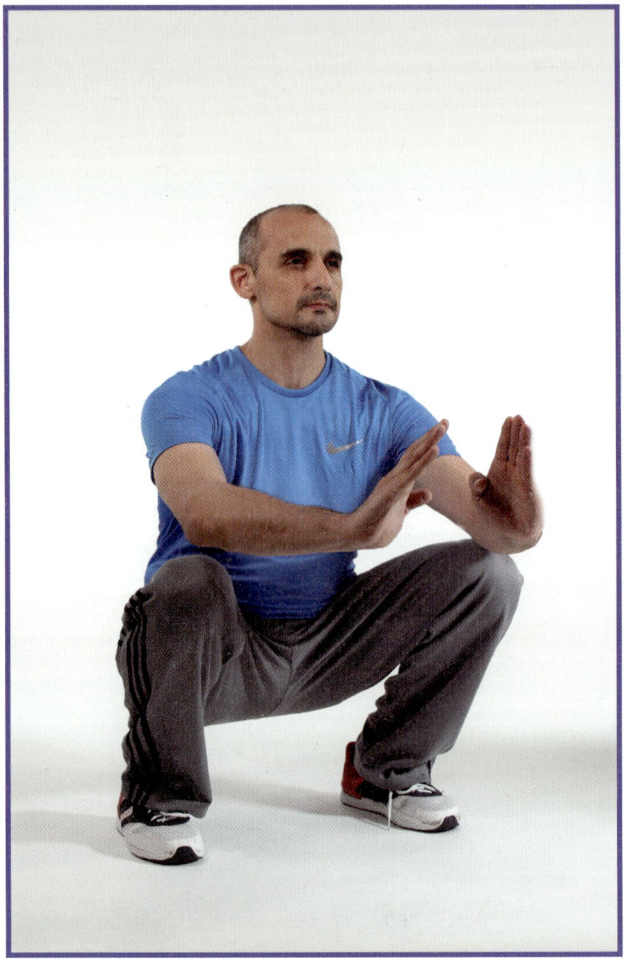

움직임의 제한이 조직에 의한 것인지 아니면 운동 조절 문제인지 알아보기 위해 아리엘 코세이로가 제시한 '락 백' 시험을 해보는 것을 강력히 추천한다. 락 백 자세는 골반을 구부려 깊게 앉는 자세로, 다리 간 간격과 깊이 측면에서 보면 이상적인 스쿼트 정렬을 보여준다. 따라서 이 자세를 취해봄으로 인해 문제의 원인이 균형 문제인지 아니면 조직 문제인지 알아볼 수 있다.

막대기를 사용한 딥 스쿼트

발을 어깨너비 또는 그보다 더 넓게 벌리고 발끝을 외회전시킨 후 앉으면서 무릎과 고관절을 많이 구부린다. 이때 요추가 과도하게 말리지 않도록 요추를 활성화시켜 정렬을 유지한다. 골반을 더 내릴수록 후방경사를 만들려는 경향이 있는 데, 이 때문에 딥 스쿼트를 수행할 때 항상 골반을 전방경사하여 요추의 자연적인 신전을 유지해야 한다.

상체는 곧게 세우고 척추 정렬에 맞춰 고개는 자연스럽게 앞을 본다. 막대기를 사용해서, 정렬된 자세를 유지할 수 있는지, 골반의 전방경사가 무너지지는 않는지, 꼬리뼈가 앞으로 빠지지는 않는지(골반 들림)를 확인할 수 있다.

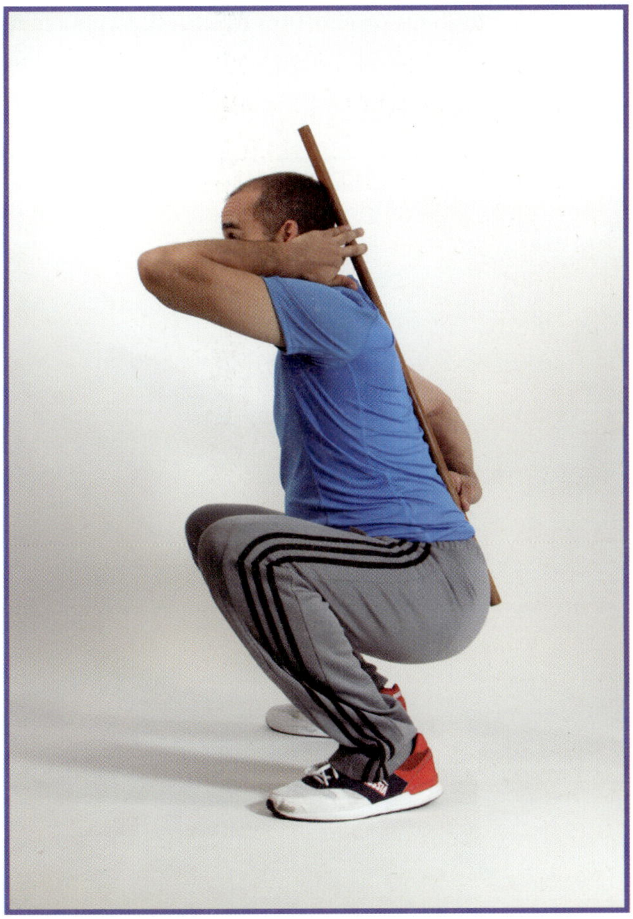

회전력(토크)

회전력이라는 개념은 수천 년간, 그리고 근력 운동과 무술 세계에서는 수십 년 동안 알려져 왔다. 비틀기, 굽힘력, 복합력 등 여러 이름으로 불리는 이러한 개념은 근력과 안정성 향상을 목적으로 하는 운동에서 항상 가장 기본적인 요소로 언급되어 왔다. 회전력이라는 용어는 '비트는 힘' 혹은 더 정확하게 표현하자면 '축을 중심으로 회전 효과를 일으키는 힘'으로, 나의 다른 저서 『힘 · 훈련 · 해부학』(1, 2, 3권)에 자세하게 기술되어 있다.

하체에 가해지는 외부의 비트는 힘은 주로 우리 신체에서 가장 크고 힘이 센, 그리고 고관절의 외회전을 주로 담당하는 대둔근의 활성화와 함께 발생한다. 깊게 앉는 동작에 있어서 우리는 대둔근이라는 든든한 아군이 있는 것이다.

대둔근의 활성화는 무릎의 외회전에도 많은 영향을 미치는데, 무릎관절을 더욱 안정적으로 만들어 무릎이 안쪽으로 굽는 것을 방지한다(무릎의 내회전과 무너짐).

하중을 견디는 상황에서 무릎 내회전이 발생하면 관절과 인대에 큰 문제가 생길 수 있다. 무릎의 외회전은 다리 근육의 도움을 받아 발바닥 아치를 더욱 견고하게 한다. 발바닥 아치는 우리가 발을 더 잘 지지할 수 있게 해주는 부분이다(이 발바닥 아치가 제대로 만들어져 활성화되어 있을 때에만 발을 안정적으로 지지할 수 있다는 것을 명심하자). 이 회전력은 또한 마지막 자세에서 가동성과 안정성의 균형점을 찾아 고관절을 더 안정적으로 만들어준다.

이러한 회전력에 대한 내용은 고관절과 비슷하게 외부 회전을 수행하는 쌍둥이 관절인 어깨를 설명할 때 다시 한 번 다뤄질 예정이다.

스쿼트를 잘 하기 위한 조건

스쿼트, 푸시 프레스, 그리고 저크를 더 깊게 하기 위해서는 하체의 가동성과 안정성만이 요구되는 것이 아니라 몸통과 상지에도 비슷한 조건이 갖춰져야 한다. 우리의 스쿼트 자세를 통해 가동성과 안정성 수준을 확인할 수 있는 방법으로 막대기를 활용하는 방법이 있다.

1. 막대기를 잡고 팔을 뻗은 상태에서 딥 스쿼트를 한다. 이때 요추는 활성화되고, 발뒤꿈치를 지지하고, 무릎은 발과 정렬을 맞추고, 견갑골은 내려가 있어야 한다.

2. 두 손을 가깝게 막대기를 잡고 팔을 뻗은 상태에서 딥 스쿼트를 한다. 상기 운동에서 언급된 자세를 모두 유지한다.

1번 운동은 최소 조건, 2번 운동을 이상 조건이라고 할 수 있는데, 2번 운동의 경우 1번 운동보다 흉추/등과 어깨에 더 높은 가동성이 요구되기 때문에 이 운동을 수행할 수 있는 사람이 그리 많지 않다. 이미 아메리칸 스윙을 설명할 때 언급했지만, 두 손을 모아 동작을 수행하면 어깨의 가동성이 훨씬 많이 제어되기 때문에 흉부와 상완와관절(오목위팔관절)에 더 많은 가동성이 요구된다.

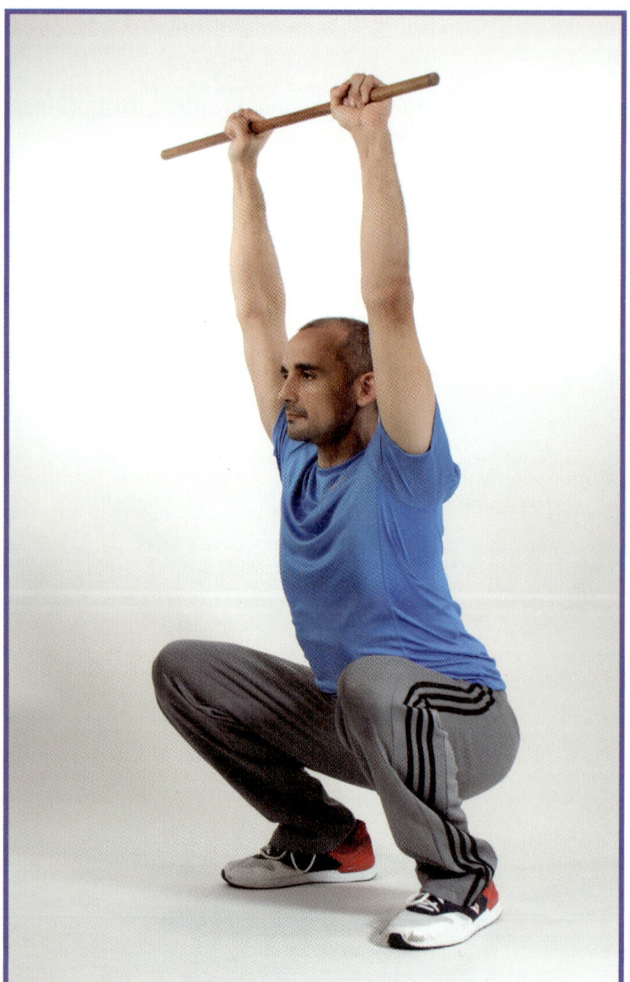

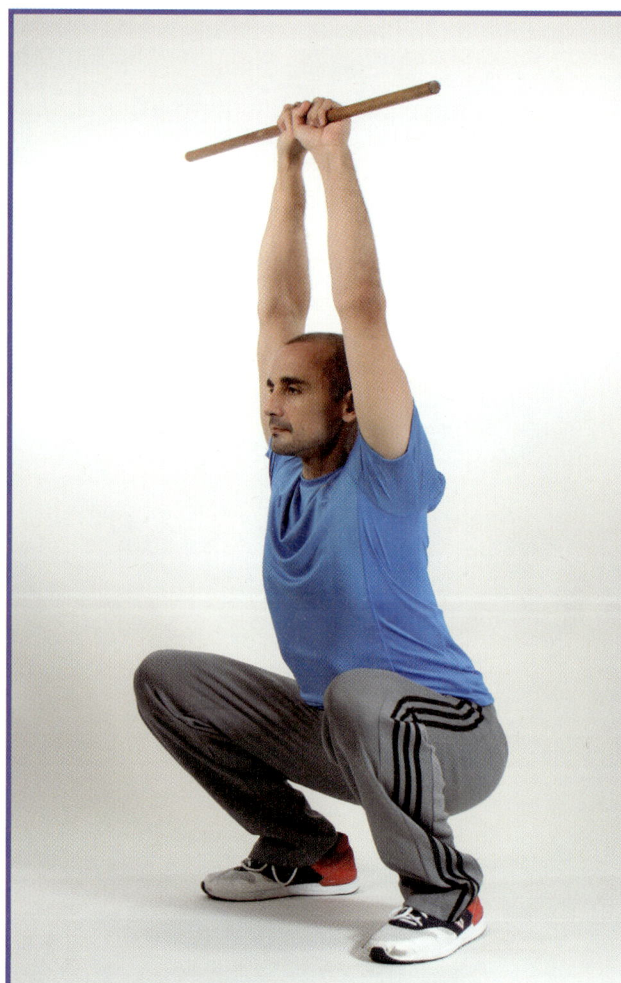

힌지와 스쿼트

스윙 동작을 잘 못하는 사람들에게서 가장 두드러지는 문제점은 무릎 지배적 움직임과 고관절 지배적 움직임을 구분하지 못한다는 것이다. 스윙이나 원핸드 데드리프트 또는 다른 운동을 할 때 움직임의 축이 고관절에 위치하지 않고 무릎을 구부리고 신전함으로써 동작을 수행하는 것을 많이 볼 수 있다.

이렇게 움직임의 중심이 바뀌면 원래 사용돼야 할 근육군이 아닌 다른 근육군이 사용되는 것뿐만 아니라 생체역학적 또는 협응력 문제가 발생하거나 본래의 구조에 어긋나는 운동을 수행하다가 기능 상실을 유발할 수도 있다. 따라서 꼭 케틀벨 운동이 아니라도, 이 두 개의 지배적 움직임을 구분하여 적용할 수 있어야 한다.

고관절 지배적 움직임의 경우 고관절을 움직여 주요 움직임을 수행한다. 앞서 말한 것처럼 요추를 곧게 세우고 힙 힌지를 한 상태에서 동작을 수행한다. 고관절 지배적이라는 명칭을 사용한다고 해서 절대 무릎이나 발목을 사용하지 않는 것은 아니다. '지배적'이라는 단어를 사용하는 이유는 고관절에서 더 많은 움직임이 요구되기 때문이지 무릎의 움직임이 완전히 배제된다는 뜻이 아니다.

반면에, 스쿼트 동작의 경우, 무릎의 움직임이 가장 중요하지만 고관절의 움직임도 필요하다. 스쿼트를 시작할 때 무릎과 고관절이 협응하여 구부러지지 않으면 몸을 접은 채로 내려가는 동작을 수행할 수 없다.

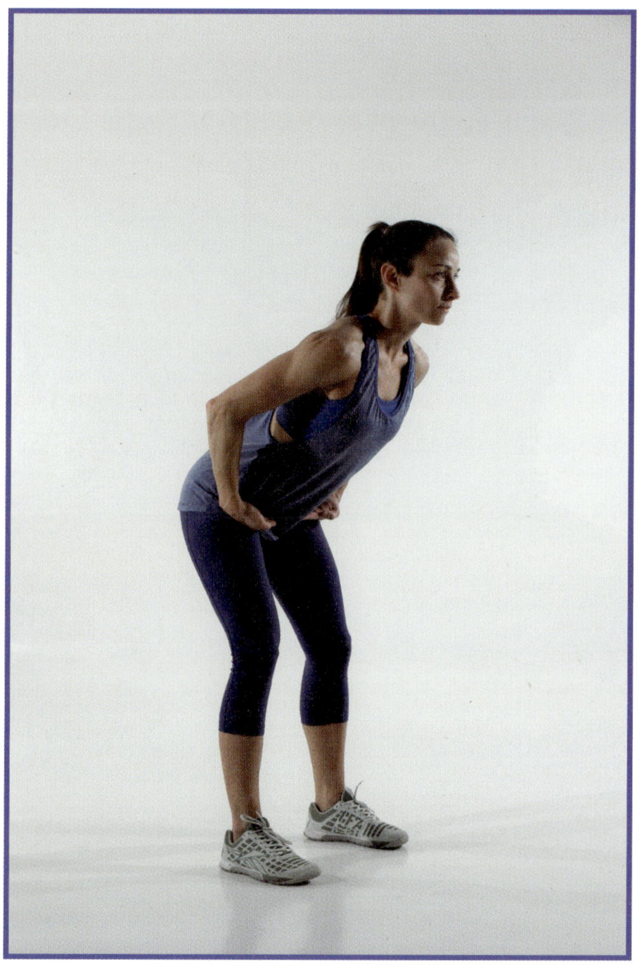

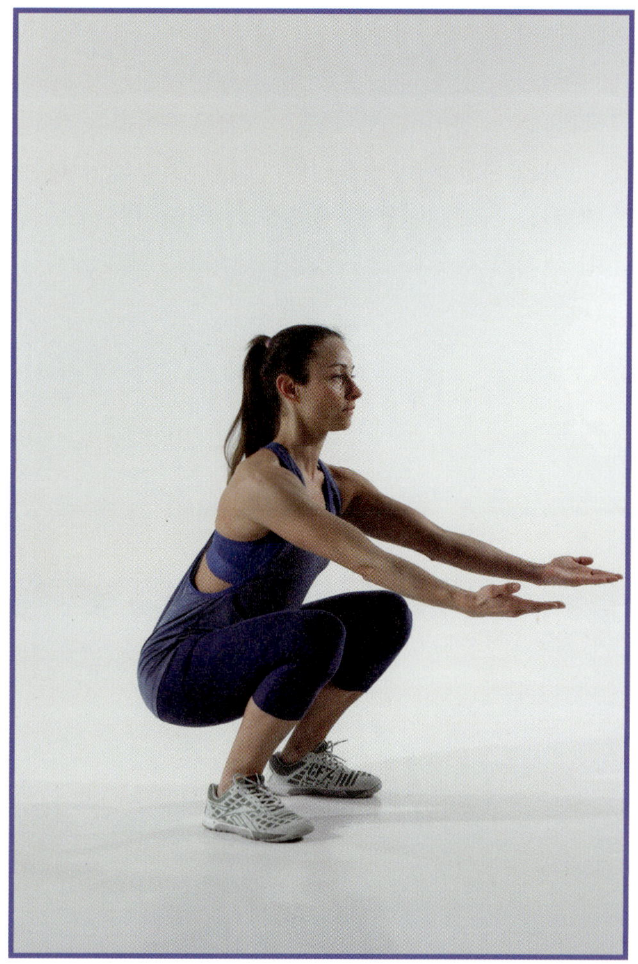

3. 코어

케틀벨을 이용하여 코어 운동을 이해할 수 있는 간단한 방법은 일반적으로 우리가 하고 있는 플랭크와 같은 맥락이지만, 다른 점은 서 있는 자세와 역동적으로 코어를 활용할 수 있다는 것이다. 즉, 모든 케틀벨 운동에서 우리는 몸통의 움직임을 조절하는 플랭크의 기본 개념을 기반으로 하고 있다.

케틀벨 코어 운동은
스탠딩 플랭크를 하는 것과 같다.

시작하기 전, 우리는 근육 불균형과 근골격 질환이 있는지 꼭 확인을 한 다음 자신의 체중을 사용하여 플랭크를 포함하는 일반적인 교정 운동 및 준비 운동을 해야 한다. 그런 다음 저항 운동이라는 동일한 개념을 사용하여 케틀벨의 무게에 저항해야 하는 스탠딩 플랭크로 이동 후 몸통이 움직이거나 구부러짐이 생기지 않도록 할 수 있다.

처음에는 운동을 천천히 수행하여 안정화 근육들이 활성화될 시간을 주고 신체 구조에 일정 시간 동안 부하를 가하여 적절한 적응을 생성할 수 있도록 하는 것을 강력히 권장한다. 안정화가 잘 적응되면 더 빠른 속도로 훈련하여 코어의 여러 구역으로의 전환(한 근육 그룹에서 다른 근육 그룹으로 전달되는 빠른 긴장)을 학습하기 시작할 수 있다. 운동 수행 능력의 목표는 코어를 얼마나 오래 활성화할 수 있느냐가 아니라 어느 타이밍에 어느 정도의 연속성으로 활성화할 수 있느냐라는 점을 꼭 기억해야 한다. 코어는 다양한 수준에서, 다양한 상황에서, 다양한 시간에 적절하게 조율되고 효과적인 방식으로 활성화될 수 있어야만 한다.

우리가 안내할 수 있는 플랭크의 단계의 진행과 회귀에 대한 좋은 다이어그램(현존하는 유일한 순서는 아닐 수 있지만)은 다음 순서로 제시될 수 있다.

1. 정적 코어	무게의 위치 이동(전면, 측면, 후면)
2. 정적 코어의 위치 변화	한 부분에서 다른 부분의 무게 이동
3. 다방면 움직임 면의 정적 코어	터키쉬 겟업
4. 고정된 정적 코어	느린 헤일로
5. 운동 중의 코어	빠른 헤일로
6. 이동 중의 코어	느린 파머스 워킹
7. 러닝 시의 코어	빠른 파머스 워킹
8. 밀고 / 당기 중의 코어	다른 탄도성 운동

코어 강화

코어는 몸통, 등, 갈비뼈, 복부 및 골반을 강력한 기능 단위로 함께 유지하는 근육 및 구조 그룹으로, 다른 운동에 의해 구조가 영향을 받거나 보상되지 않고 팔다리를 움직일 수 있도록 한다. 코어는 골반저근, 횡격막, 목 근육 및 성대 문과 같은 다른 구조뿐만 아니라 폐의 기압 및 내장의 체액 압력과 같은 힘으로 구성되기 때문에 별도로 다룰 가치가 있다.

사실 프리웨이트 운동은 도르래에 무게를 매달거나 기계에 의지하지 않기 때문에 코어를 지속적으로 강화하는 운동이라고 할 수 있다. 어떤 의미에서 기계는 우리 자신이기에, 보상을 받지 않으려면 가능한 한 코어를 단단하게 유지해야 한다. 척추가 안정성을 잃거나 동작을 수행하는 신체 부위가 아닌 다른 신체 부위에 보상을 일으키지 않고 신체의 모든 높이에서 케틀벨로 동작을 수행할 수 있는지에 중점을 둔다. 즉, 수행자가 몸통 전체를 구부리지 않게 유지하면서 케틀벨로 다음에서 제안된 운동을 수행할 수 없다면 우리의 인체 시스템의 가장 기본적인 운동조차 수행할 수 없다.

우리의 목표는 축을 수정하지 않고도 다양한 면과 높이에서 무게를 지탱할 수 있도록 하는 것이다. 나는 감히 "적절한 코어 강화 없이는 케틀벨 시스템이나 다른 시스템의 고급 기술에 들어가서는 안 된다"라고 말하고 싶다.

따라서 이 장에서 제안한 이 운동 그룹(코어)을 필수 사항으로 이해하고 적용해야만 한다. 다음 운동 중 상당수는 (전부는 아니지만) 실제로 케틀벨을 활용한 단독적인 운동이 아니며, 다른 도구로 이미 알려진 전통적인 운동들을 변형하거나 수정 보완한 것들이다.

상급자는 전통적인 케틀벨 기술(스윙, T.G.U, 프레스 등)의 조합이 이미 모두 코어 활성화 운동이므로 신체의 코어를 더 강화하는 데 관심이 없다면 이러한 동작들을 반복할 필요가 없다.

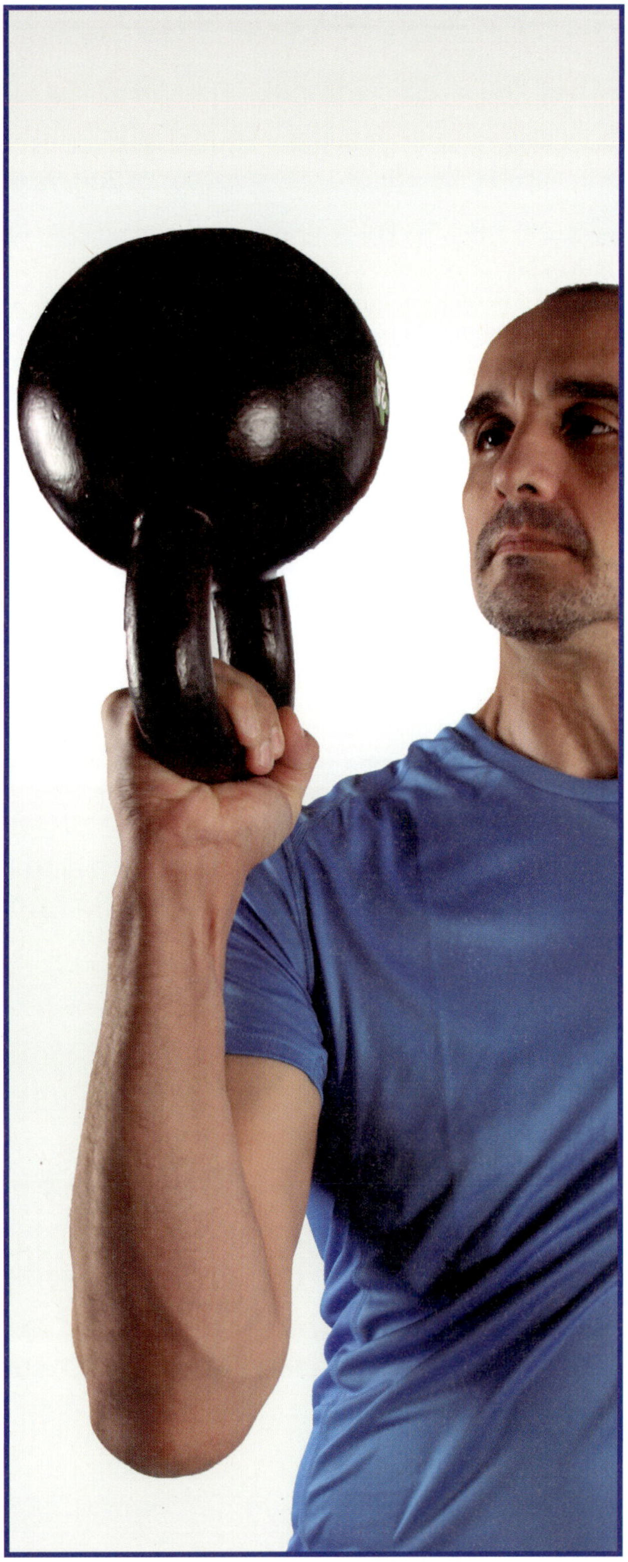

위대한 '안티무브먼트(항움직임)'

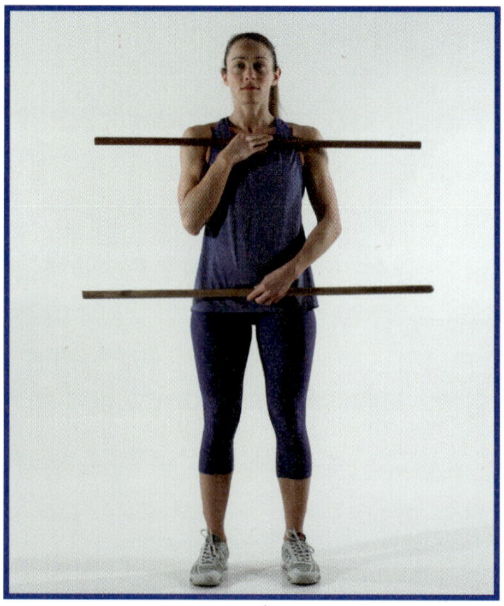

케틀벨 코어 운동은 플랭크처럼 이해해야 하지만 독특한 특징이 있다. 케틀벨을 사용하게 되면, 일반적으로 바닥에 엎드려서 하는 동작으로 알려진 정통 플랭크가 아닌 지지대를 바꾸거나 다양한 평면과 자세로 서서 플랭크를 할 수 있다는 것이다.

이미 말했듯이 여기서 우리는 움직임을 생성하는 것이 아니라 움직임을 막아야 한다. 케틀벨은 우리 몸의 특정 부위에서 이러한 부과적인 움직임을 만들고자 할 것이다. 케틀벨이 우리 몸 앞에 있을 때 일반적으로 몸통을 구부리게 할 것이고 이를 방지하려면 굴곡에 저항하기 위해 신전근(주로 척추 그룹)을 활성화해야 한다. 우리는 이러한 자세를 항굴곡이라고 하며 시상면에서 주로 볼 수 있다. 어깨 거들을 통해 선을 긋고 골반 거들을 통해 다른 선을 그어 두 선이 서로 정렬을 유지하도록 한다.

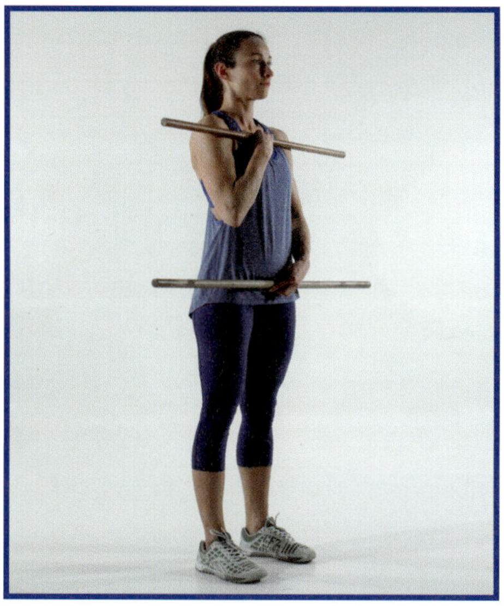

같은 평면에서 체중이 우리 뒤에 있으면 척추가 펴지려고 하므로 이를 피하기 위해 굴곡근 그룹을 사용해야 한다. 측면 방향으로 무게가 매달리거나 미는 동작처럼 무게가 측면에 있으면 몸통이 기울어지려고 할 것이다. 이러한 움직임에 저항하려면 측면 굴곡 방지를 위한 근육 그룹 전체를 사용해야 한다. 이것은 이마면에서 볼 수 있으며 어깨 거들을 통해 그려진 선과 골반 거들을 통해 그려진 선 사이로 식별되며, 둘 다 수평을 잃지 않아야 한다.

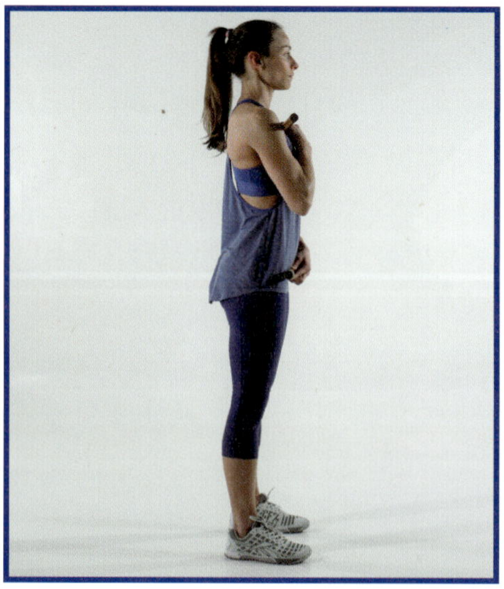

대각선 방향으로 무게가 매달리거나 밀 때 무게가 척추를 회전시키려고 할 것이다. 이 경우 이러한 움직임을 방지하기 위해 모든 회전 방지 장치들이 사용되어야 한다. 이는 앞서 언급한 선들이 서로의 관계를 잃지 않도록 주의해야 하며 가로(수평) 평면에서 확인할 수 있다.

이는 마치 몸통에 직사각형 모양의 케이지를 조립한 것처럼 두 어깨가 항상 각자의 엉덩이와 같은 선상에 있도록 유지해야 한다.

코어 근육의 기능적 해부학

40쪽의 가로 섹션에서는 무게를 들어 올릴 때 몸통을 지탱하는 많은 근육들을 볼 수 있다.

1. 경최장근
2. 흉최장근
3. 최장근
4. 흉극근
5. 후거근
6. 광배근
7. 요방형근
8. 요근
9. 복횡근
10. 내복사근
11. 외복사근
12. 복직근
13. 근막 표층
14. 근막 속층
15. 복근 백선
16. 횡격막
17. 복강
20. 척추체
21. 복막

또한 이들은 협업한다.

횡격막 호흡, 횡격막, 성문, 골반기저근, 근막, 대둔근, 중둔근, 소둔근, TFL 그리고 "팔다리의 움직임을 생성하는 동안 척추의 움직임을 막아준다"라는 전제를 준수하는 모든 근육들은 협업한다.

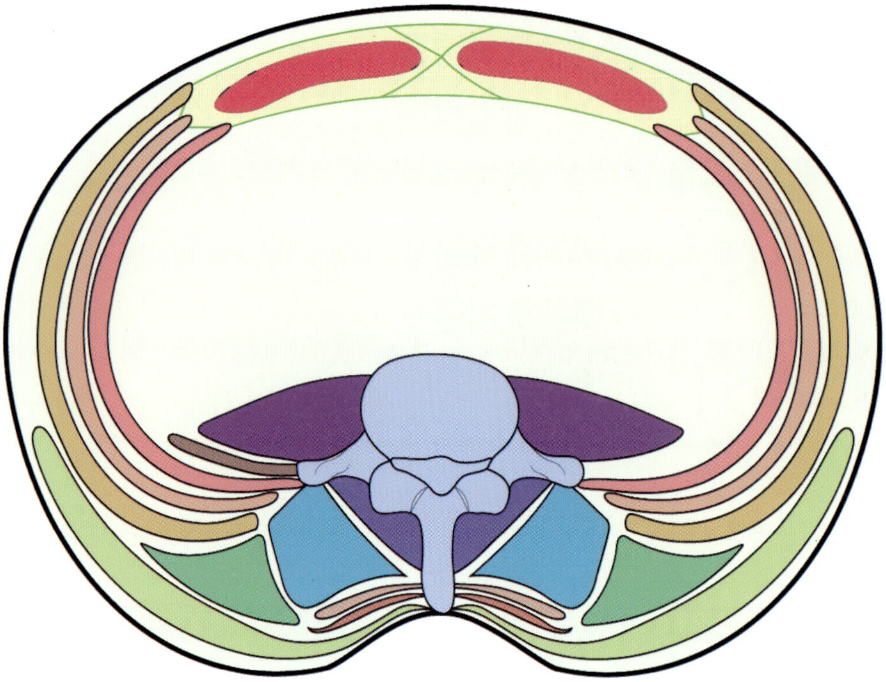

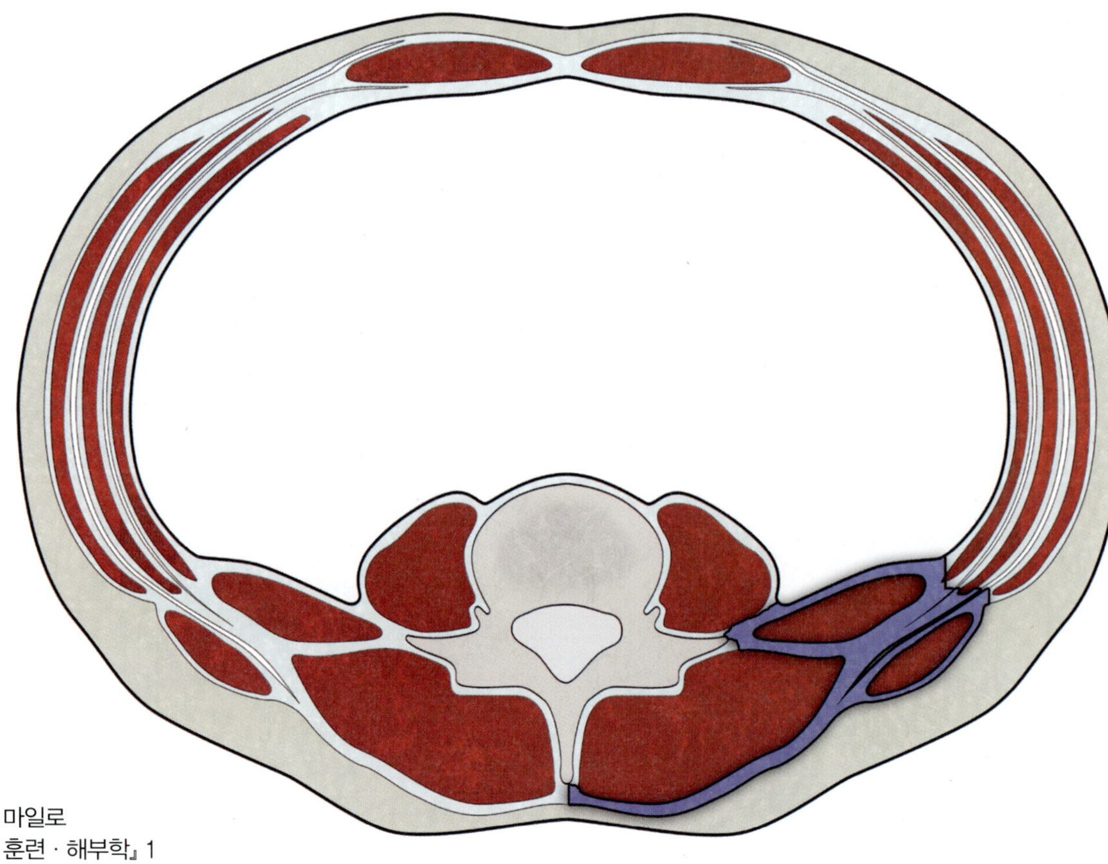

제롬 마일로
『힘 · 훈련 · 해부학』 1

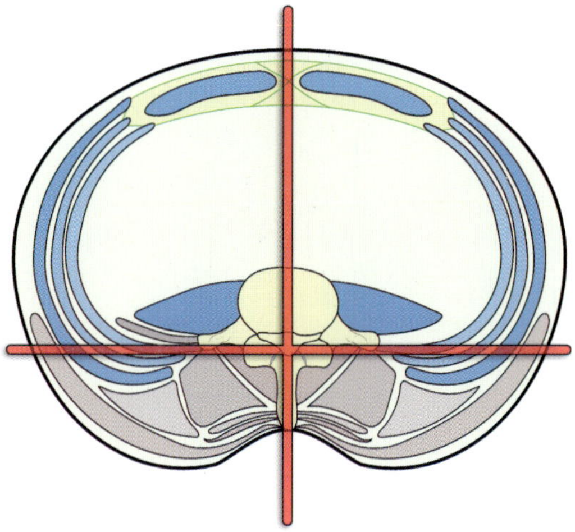

앞쪽의 모든 근육은 굴곡을 만들어내거나 신전 속도를 늦춘다.

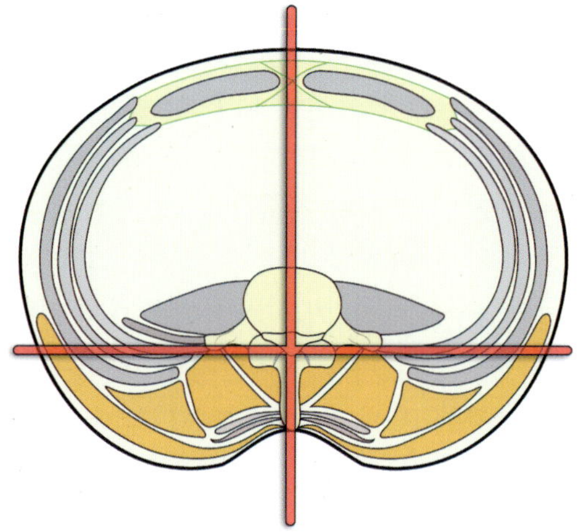

그 뒤에 있는 모든 근육은 신전을 강화하고 굴곡 속도를 늦춘다.

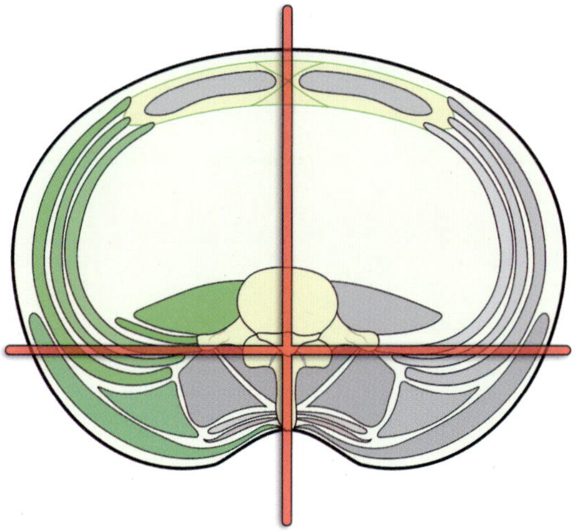

측면의 모든 근육은 측면 굴곡을 만들어내거나 반대쪽의 측굴을 느리게 만든다.

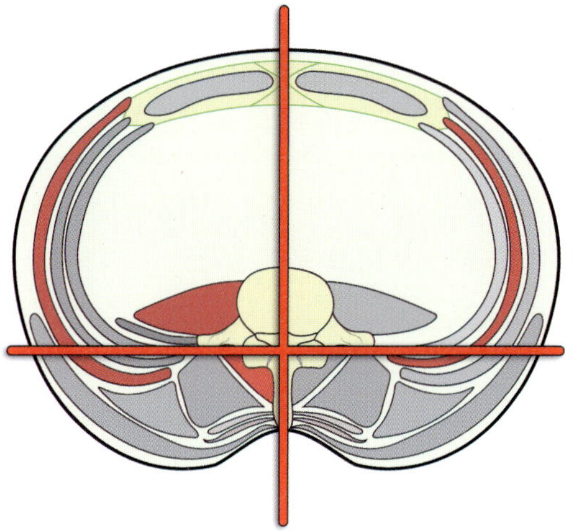

후방에서 전방으로, 내측에서 외측으로 또는 그 반대로 배열된 모든 근육은 회전을 만든다.

신체 주변의 모든 근육

안티: 측굴, 굴곡, 신전 및 회전

측굴, 굴곡, 신전 및 회전에 대한 항움직임을 만들기 위해 무게가 바닥으로 향하도록 손에 들고 진행한다. 이렇게 하면 무게가 몸의 중심에 가깝게 들고 있게 되고 특정한 관절에 필요한 움직임의 변수가 거의 없기 때문에 가장 기본적인 운동으로 이야기할 수 있다. 발을 모으거나 어깨너비로 벌리는 등 상황에 따라 원하는 자세로 설 수 있다. 발이 서로 가까울수록 기저 폭이 줄어들어 운동이 더 어려워지며, 발을 넓게 벌릴수록 기저 폭이 넓어지며 운동이 더 안정적으로 변한다.

한 손으로 케틀벨 핸들을 잡고 골반 높이에서 몸 주위 원을 그리며 손에서 손으로 전달한다. 팔꿈치는 완전히 펴고 손잡이를 잡아야 한다. 주의사항으로는 다른 손으로 케틀벨 손잡이를 단단히 잡았을 때만 웨이트를 놓을 수 있도록 해야 한다는 것이다.

체중이 왼쪽에 있을 때는 오른쪽 근육을 사용하여 그쪽으로 몸이 기울어지지 않도록 한다. 체중이 앞에 있을 때는 등 쪽 척추 근육으로 척추가 구부러지는 것을 피하고, 뒤에 있을 때는 주로 복부 굴곡 근육을 사용하여 척추가 펴지는 것을 방지한다.

세부 정보

- 옆으로 기울이거나 앞뒤로 구부리지 않는다.
- 어깨를 같은 높이로 유지한다.

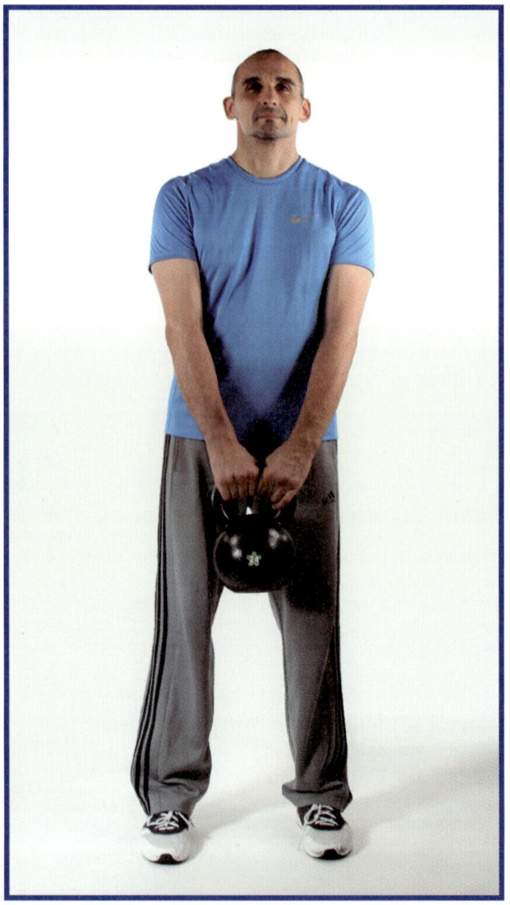

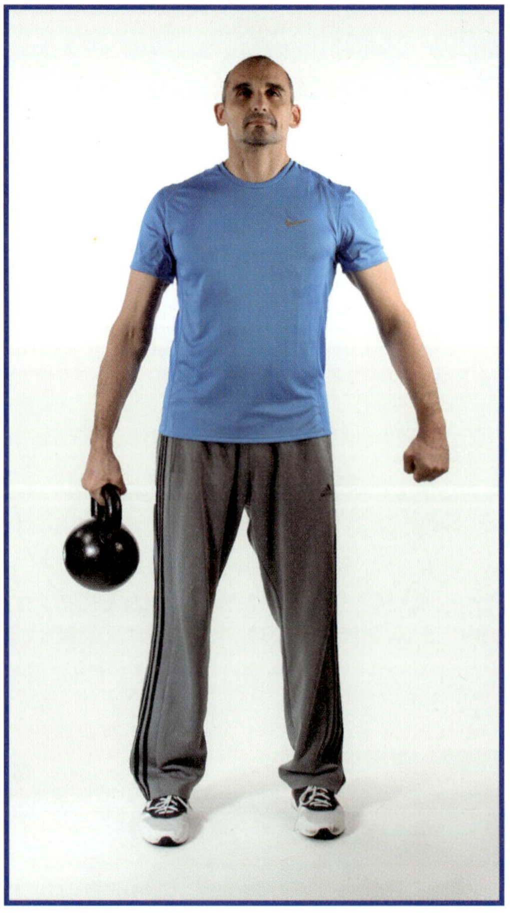

'신체 주변'에서의 동적 활성화 영역

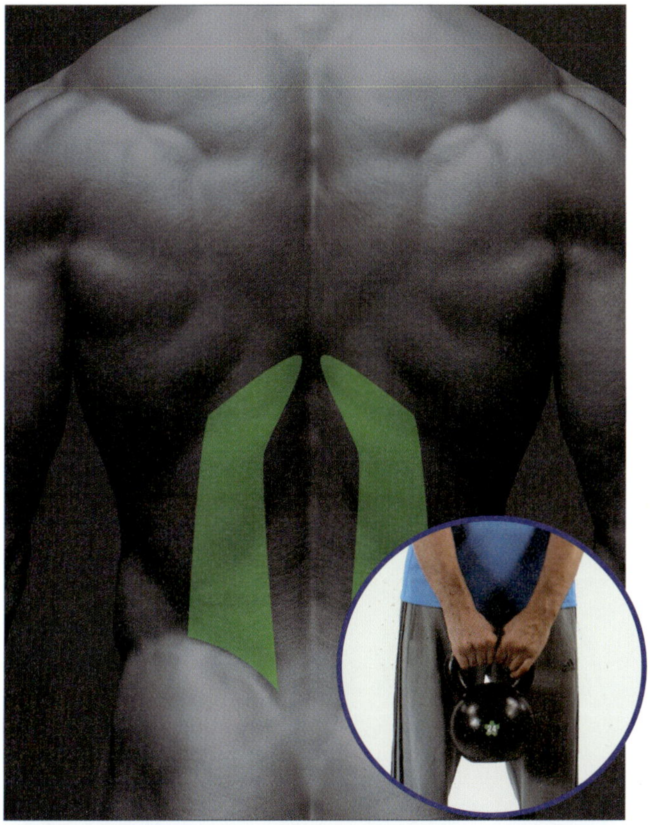

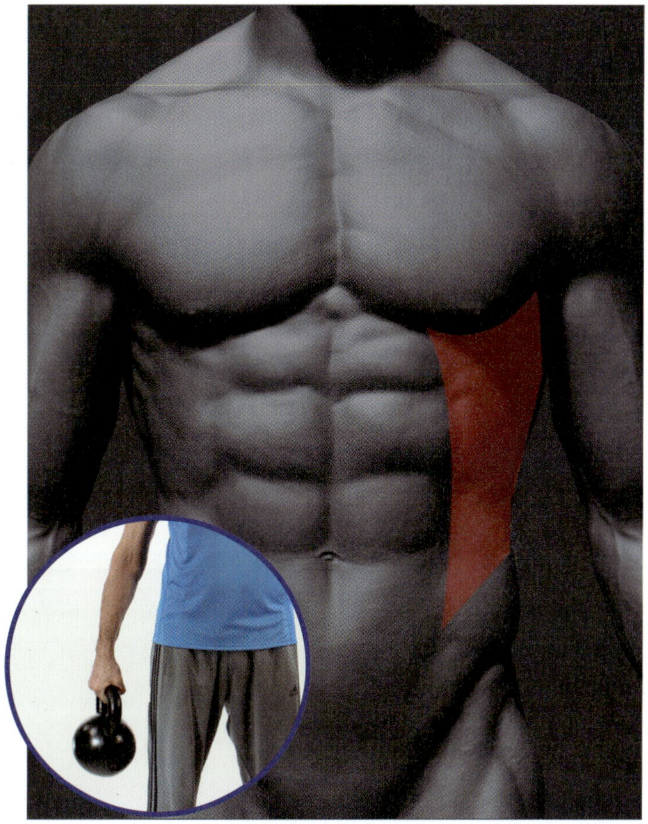

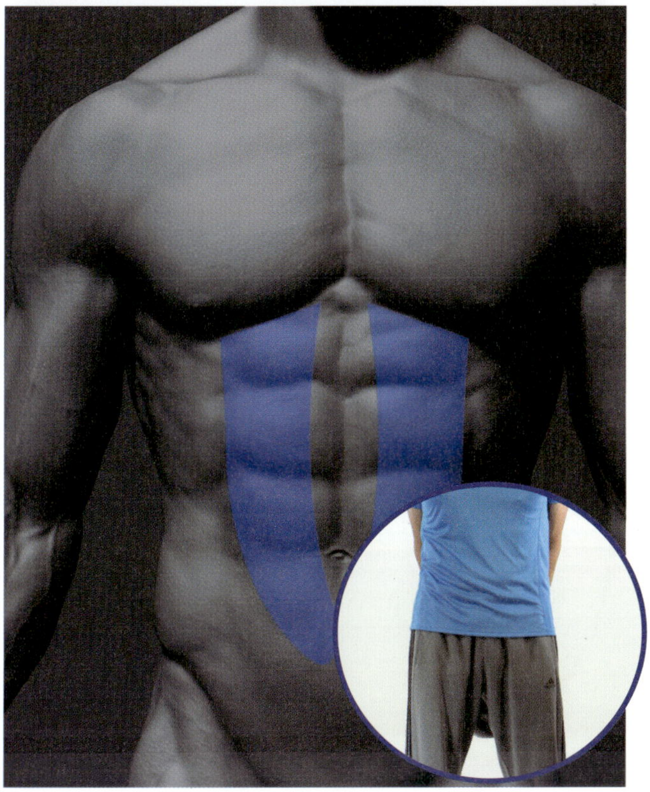

초보자 트레이닝

- 각 자세를 8초간 유지
- 한쪽으로 한 바퀴, 반대쪽으로 한 바퀴 돌리기
- 휴식을 취하고 5세트 반복

중급자 트레이닝

- 정적 자세에서 전환 시 4초간 유지하며 3바퀴 돌리기
- 중간 무게로 3세트, 무거운 무게로 3세트
- 변형: 양쪽 2바퀴씩 5세트

고급자 트레이닝

- 정적 자세와 전환 시 4초간 유지하며 3바퀴 돌리기
- 중간 무게로 3세트, 무거운 무게로 3세트
- 변형: 양쪽 2바퀴씩 5세트

헤일로

상지의 통합 가동성을 위한 강화 운동

이 운동에서는 양손으로 벨의 손잡이를 잡고 케틀벨의 바닥이 위를 향하도록 들어 올린다. 먼저 팔꿈치를 낮춘 상태에서 케틀벨을 가슴 앞에 위치시킨다. 그 자세에서 머리 주위를 원을 그리며 무게를 이동하고 머리의 자세가 바뀌지 않도록 주의한다. 무게 추가 얼굴 앞을 지나갈 때는 케틀벨 바닥이 위로 향해야 하고, 무게 추가 등을 향해 움직일 때는 케틀벨 바닥이 아래로 향하도록 해야 한다. 관성을 통해 더 많은 움직임을 생성하거나 더 많은 힘과 제어력을 활용하고 싶은지에 따라 더 빠르고 역동적인 원을 만들거나 더 느리고 제어된 원을 만들 수 있다. 자세를 유지할 수 있도록 복부, 사선 및 허리(코어)가 활성화되는 것을 확인할 수 있다. 케틀벨(저항)을 몸에서 멀리 떨어뜨릴수록 동작은 더 어려워지고, 반대로 케틀벨(저항)을 몸에 더 가까이 둘수록 저항과 균형을 더 잘 제어할 수 있다. 케틀벨(저항)이 우리 앞에 있을 때는 신전근을, 뒤에 있을 때는 굴곡근을 활성화해야 하는 것처럼 몸 전체에 동일한 논리가 적용된다.

세부 정보

- 머리의 위치를 바꾸지 않고 머리 주위로 중량을 움직인다.
- 자세를 안정시키는 근육 그룹을 의식적으로 조절한다.
- 머리를 움직이지 않는다.
- 어깨를 같은 높이로 유지한다.

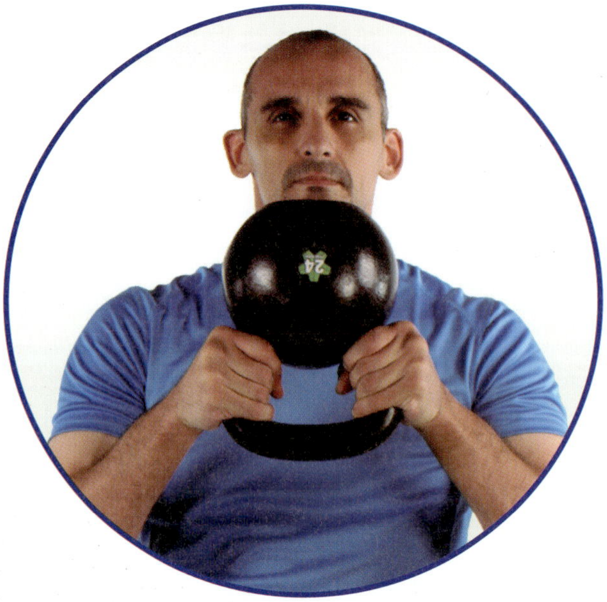

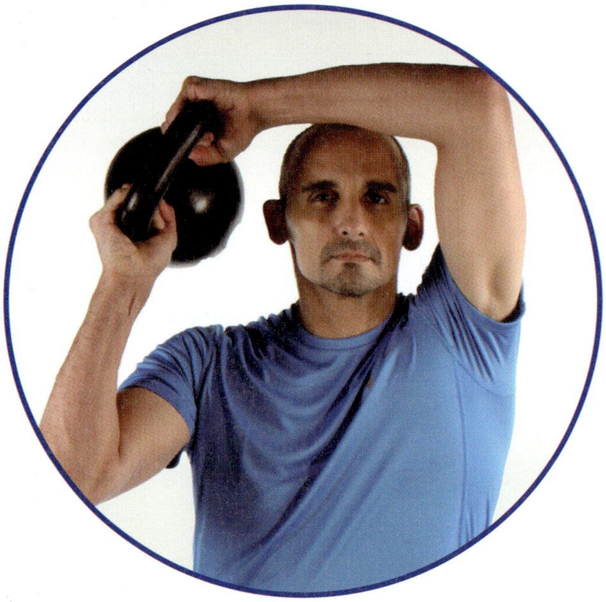

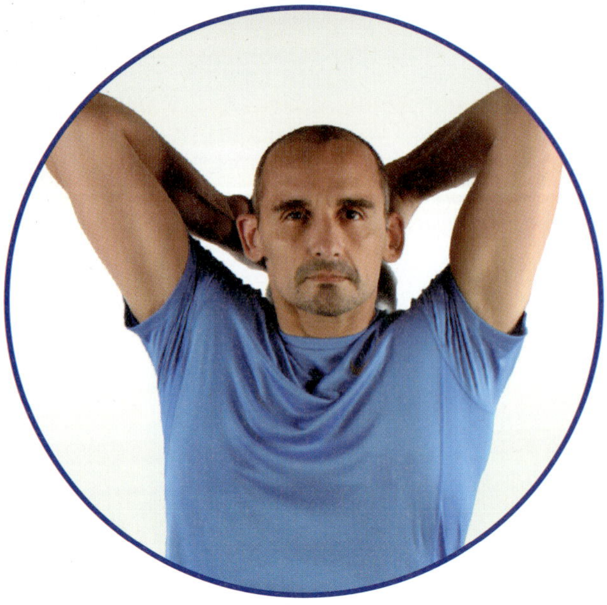

헤일로를 통한 근육 활성화 계획

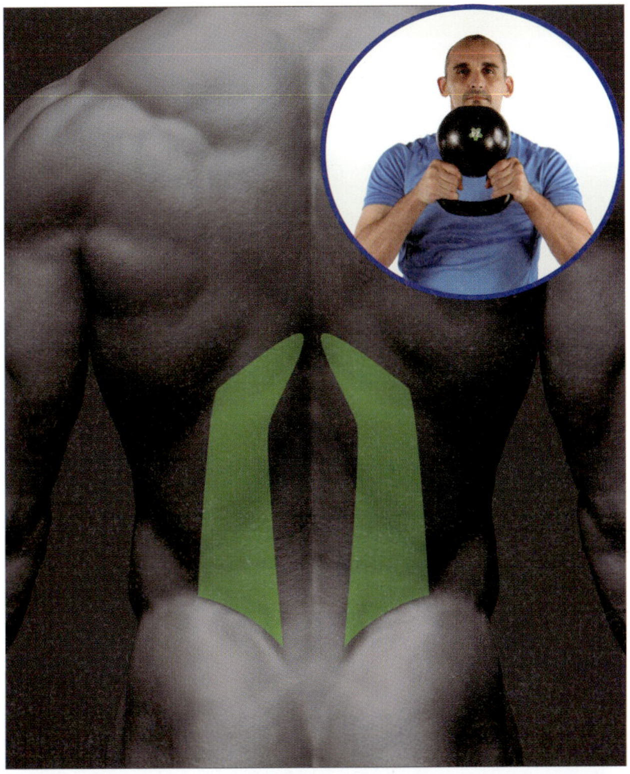

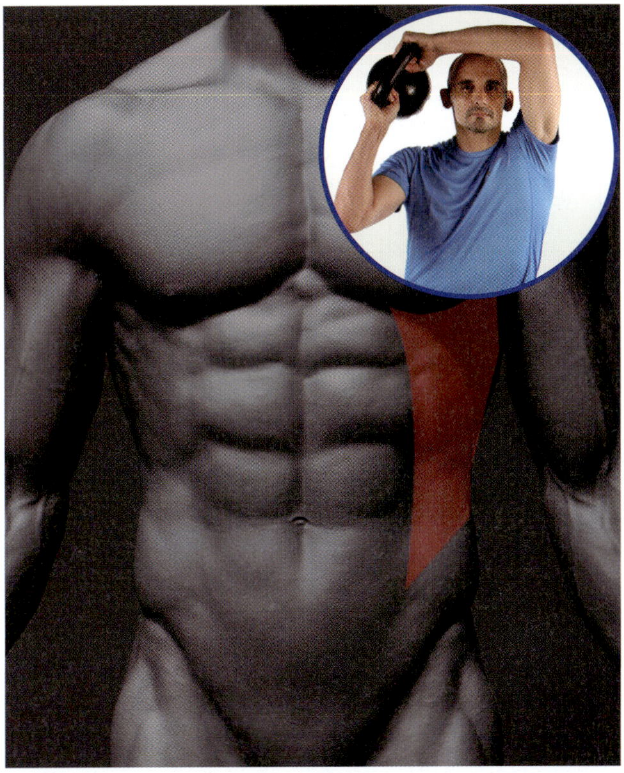

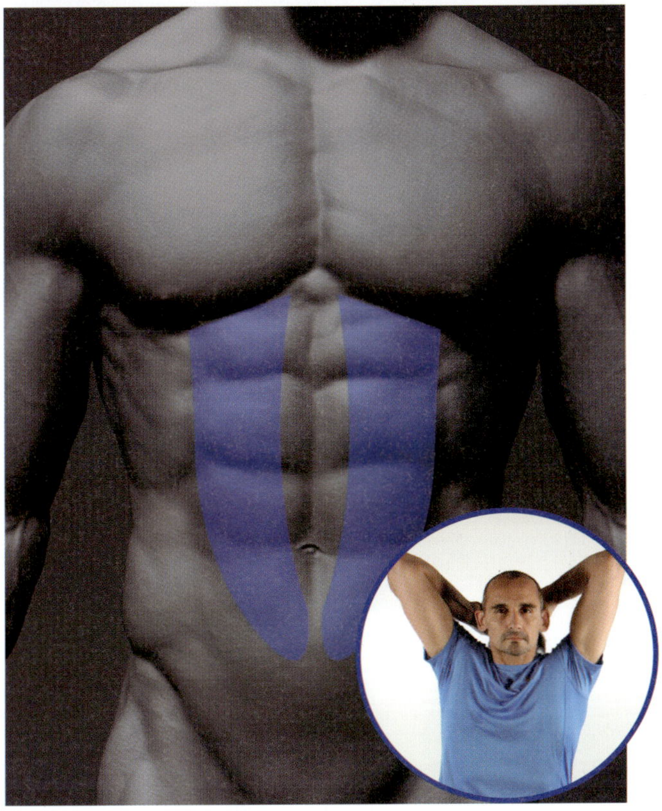

초보자 트레이닝

- 각 자세를 8초간 유지
- 한쪽으로 한 바퀴, 반대쪽으로 한 바퀴 돌리기
- 휴식을 취하고 5세트 반복

중급자 트레이닝

- 무거운 무게로 자세와 전환에서 4초간 유지하며 3바퀴 돌기
- 중간 무게 자세당 1초씩 3세트
- 가벼운 무게 5세트 5회 반복

고급자 트레이닝

- 연속으로 지속하기
- 고중량으로 양쪽 모두 천천히 3회 회전
- 양쪽 중간 중량 무게로 5바퀴
- 양쪽 낮은 중량 무게로 12바퀴
- 3세트

더 에잇(8)

무릎 안정화, 체간 굴곡 방지, 발바닥 지지력 강화

발을 어깨너비의 두 배로 벌리거나 체형에 따라 약간 변형하여 자세를 취한다. 거기에서 하프 스쿼트를 하는 것처럼 무릎과 엉덩이를 구부린다. 등을 똑바로 만들고 요추의 가벼운 전만을 유지하는 것이 중요하고, 요추 부위가 과후만되지 않도록 한다. 이 자세에서 다리 사이에 무게를 통과시켜 주위에 8자 모양을 그린다. 무릎이 안쪽으로 모이지 않도록 무릎의 외회전 토크(무릎의 정렬을 유지하는)에 중점을 둔다. 하지를 안정시키고 무릎이 발가락 끝을 기준으로 좌우로 무너지지 않도록 한다.

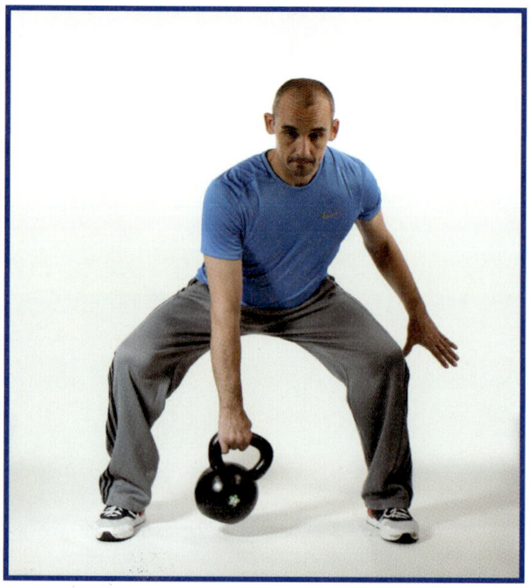

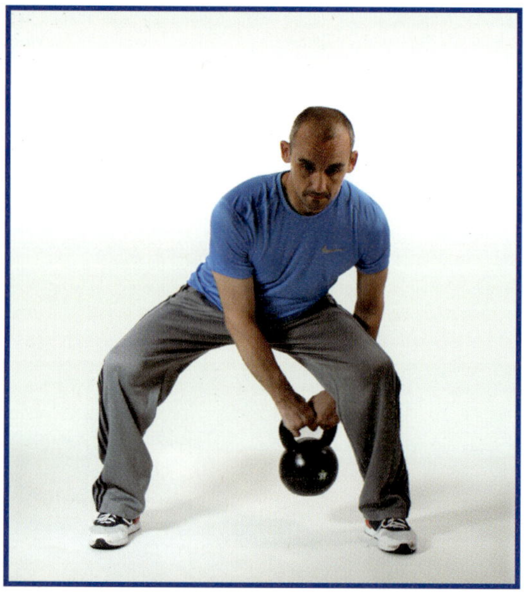

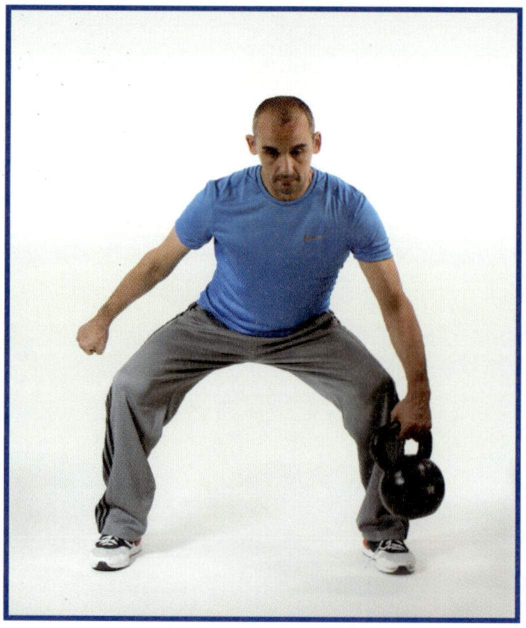

세부 정보

- 등을 곧게 유지한다.
- 다리를 움직임이면서 몸을 낮춘다.
- 측면의 구조와 안정화를 잃지 않아야 한다.
- 외반을 방지하기 위해 적극적인 외회전 토크를 유지한다.
- 옆으로 떨어지지 말고 양쪽 어깨를 같은 높이로 유지한다.
- 과도한 무릎 굴곡 우세로 인해 무릎의 부담을 느끼지 않도록 주의한다.

이 간단한 운동은 종종 요구하는 기능을 무시하거나 적절히 수행하지 않는 방식으로 사용되기도 한다.

무게가 매달려 있을 때 주된 저항(플랭크 자세를 유지해야 함)이 몸통이 구부러지는 것을 저항해야 한다는 걸 잊어선 안 된다. 따라서 우리는 굴곡 시 신체의 무너짐을 방지하기 위해 척추(코어) 근육을 적극적으로 사용해야 한다.

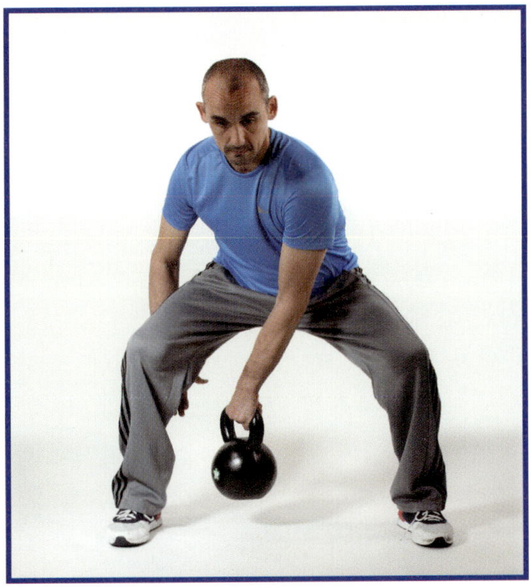

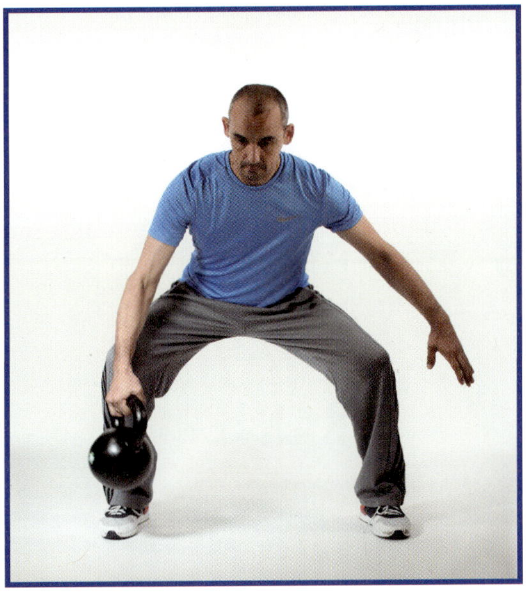

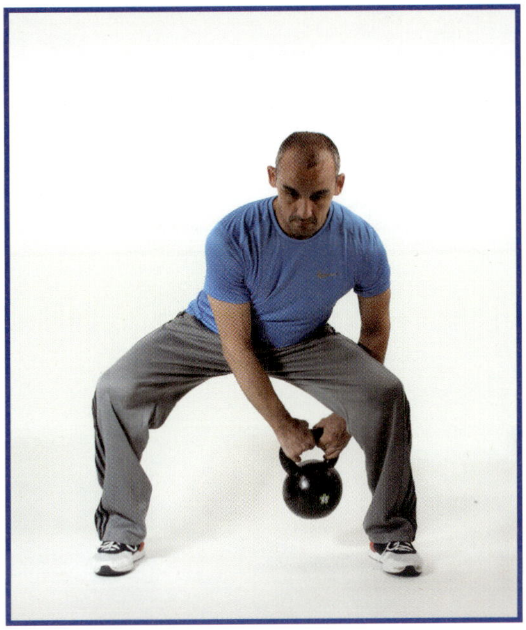

케틀벨을 좌우로, 앞뒤로 옮길 때 무릎이 자연스럽게 안쪽으로 무너지려는 경향이 있다. 이를 방지하기 위해 둔근을 활성화해야 하며, 항상 반대쪽으로 과도하게 뻗지 않도록 주의하고 슬개골이 발가락 끝과 일직선이 되도록 해야 한다.

이와 같은 힘들이 측면으로 향하는 동안 케틀벨로 인해 발바닥의 내측 아치가 무너지려는 경향이 있으나, 둔근과 다리 근육의 활성화를 통해 발바닥의 주요 지지 삼각대 부분(뒤꿈치, 첫 번째 중족골 기저부 및 다섯 번째 중족골 기저부)을 들어 올리지 않고 동작을 유지할 수 있다.

이 운동은 데드리프트나 스윙과 같은 운동으로 전환하려는 경우 고관절 우세를 더 많이 사용하여 수행할 필요가 있다. 다른 유형의 스쿼트 또는 두 운동의 혼합 운동으로 전환하려는 경우 무릎을 더 우세하게 만들 수도 있다.

초보자 트레이닝

- 천천히 수행 범위 탐색
- 기술적인 실패에 빠지지 않고, 동작에 대한 궤적과 자세를 숙지할 때까지 천천히 진행

중급자 트레이닝

- 자세와 전환에서 4초간 유지하며 2바퀴를 2회 반복
- 중간 무게로 3세트, 무거운 무게로 3세트
- 각 가벼운 쪽으로 10바퀴, 3세트

고급자 트레이닝

- 무거운 무게로 느리게 3바퀴씩 3세트
- 중간 무게로 5회씩 3세트
- 가벼운 무게로 양쪽 12바퀴씩 3세트

파머스 워크

파머스 워크는 모든 훈련자들이나 운동선수들에게 쉽고 간단하며 유용한 운동이지만 많은 사람이 그 기능이나 이점을 모른 채 실천하고 있다. 이 효율성은 바로 단순함에 있으며, 이를 이해하려면 몸통의 안정화가 어떻게 작용하는지 알고 있어야 한다. 운반 단계에서 하중을 받는 동안 구조적 무결성을 유지하는 것은 훈련에서 가장 소홀히 여겨지는 요소 중 하나이며, 가장 역량 개발이 필요한 요소이다.

스튜어트 맥길 박사는 간단하면서도 웅장한 비유를 제시했다. 그는 척추를 유연한 낚싯대와 같다고 설명한다. 낚싯대를 바닥에 손잡이로 세워 놓으면 구부러져 똑바로 설 수 없을 것이다. 그러나 척추에는 버팀대 역할을 하는 몸통 근육들이 있으며, 이러한 근육들의 결합된 작용과 긴장의 합으로 인해서 이 '낚싯대'는 곧고 팽팽하게 유지되어 중심을 유지할 수 있다. 다른 비유로 몸통의 앞쪽, 옆쪽, 뒤쪽 근육을 마치 거대한 안테나를 지탱하는 강철 케이블처럼 이해할 수 있다. 따라서 코어는 하나의 특정 근육이 아니라 몸통과 몸통 주변 부위의 모든 근육들의 작용과 협력의 결과물이다. 파머스 방식으로 중량을 들어 올리는 순간 이러한 모든 근육들은 척추의 움직임을 유지하기 위해서 수축한 상태가 된다. 이는 우리가 달릴 때, 특히 상대방에게 돌진할 때에도 코어를 활성 상태로 유지하며 몸의 구조를 잃지 않도록 하고 이는 모든 스포츠에서 기본적인 동작이다. 우리는 무술과 접촉 스포츠에서도 이는 기본이라는 것을 간단한 추론을 통해서도 알 수 있으며, 이러한 운동이 일본, 오키나와 및 중국의 여러 무술의 오래된 역사에서도 찾아볼 수 있는 이유이다.

어깨 거들로 수행되는 인장 근력 운동들은 거의 모든 스포츠와 일상생활의 신체 역학에서 기본 요건인 견갑골이 흉부에 안정적으로 유지되는 것에 도움을 준다.

『힘 · 훈련 · 해부학』(1권)에서 설명했듯이 코어는 근육 구성 요소뿐만 아니라 근막, 골반 기저부, 성대문, 목 근육, 하지와 연결된 근육, 흉복강 내에서 발생하는 압력을 모두 포함한다.

자세한 내용은 '파머스 워크'에 대해 조지 게데스Jorge Guedes 및 에스겔 코스타Ezequiel Costa와 함께 작성한 매뉴얼을 읽어보는 것이 좋다. 여기에는 이러한 운동의 개념 및 해부학적 섹션, 완전한 훈련 및 프로그래밍이 포함되어 있다.

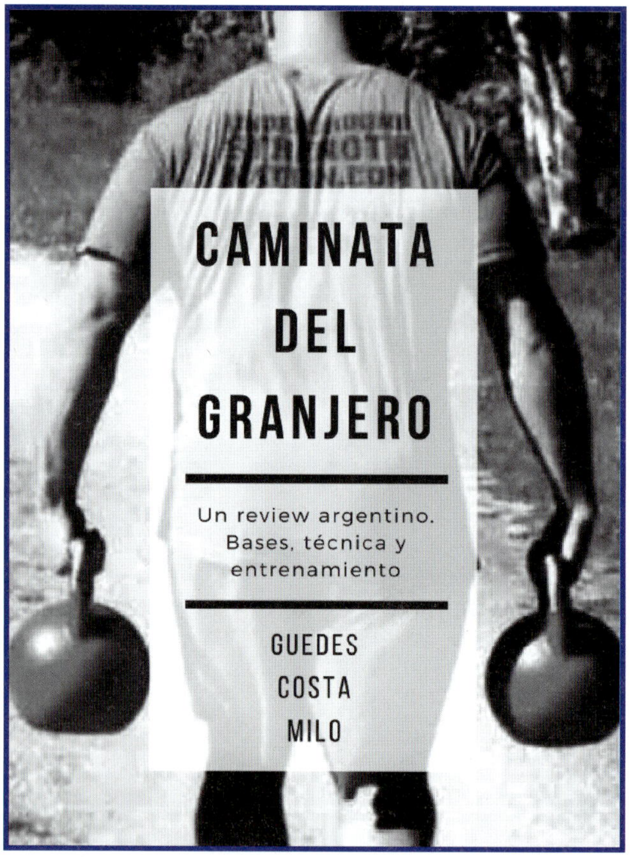

파머스 워킹 매뉴얼
게데스, 코스타, 마일로
www.jeronimomilo.com.ar

탑의 개념

낚싯대, 안테나 또는 탑의 개념은 맥길이 중간 영역(코어)의 모든 근육을 활성화하고 이 기능을 한 그룹이나 그중 하나로 분배하거나 격리하지 않는 것이 중요하다는 것을 보여주는 간단한 예이다. 척추를 낚싯대나 탑으로 상상해보자. 이 낚싯대나 탑은 바닥에 스스로 똑바로 서 있기를 기대할 수 없다. 이제 이 낚싯대에 사방으로 긴장된 로프를 추가하면 각 로프에 가해지는 장력으로 인해 낚싯대가 똑바로 안정적으로 서게 될 것이다. 이것은 모든 근육이 탑의 장력 로프처럼 중요하다는 것을 말해준다. 왕복 장력 로프 시스템으로, 한쪽 로프가 너무 팽팽하거나 반대쪽 로프가 너무 느슨하면 로프의 구조와 안정성에 장애가 발생한다.

앞으로 운반하는 자세에서는 몸통의 앞쪽 근육의 긴장과 활동이 뒤쪽 근육과 같은 수준에서 활성화되고 그 반대의 경우도 마찬가지이다. 파머스 워킹 시 양쪽으로 무게를 들어 올리면 이 하중은 코어를 구성하는 대부분의 근육에 분산된다. 많은 근육을 사용한다는 것은 특정 근육 그룹에서 많은 일을 하는 것이 아니라 해당 부위 전체에 긴장이 분포되어 있다는 것을 의미한다. 그렇기 때문에 파머스 워킹에서 코어의 활성화는 관련된 체중 이동, 불균형 정도 또는 실행 시간에 직접적으로 의존한다. 이러한 근육 그룹에 가해지는 긴장이 적응을 생성하기에 충분하려면 사용되는 하중이 최대 중량에 가까워야 한다.

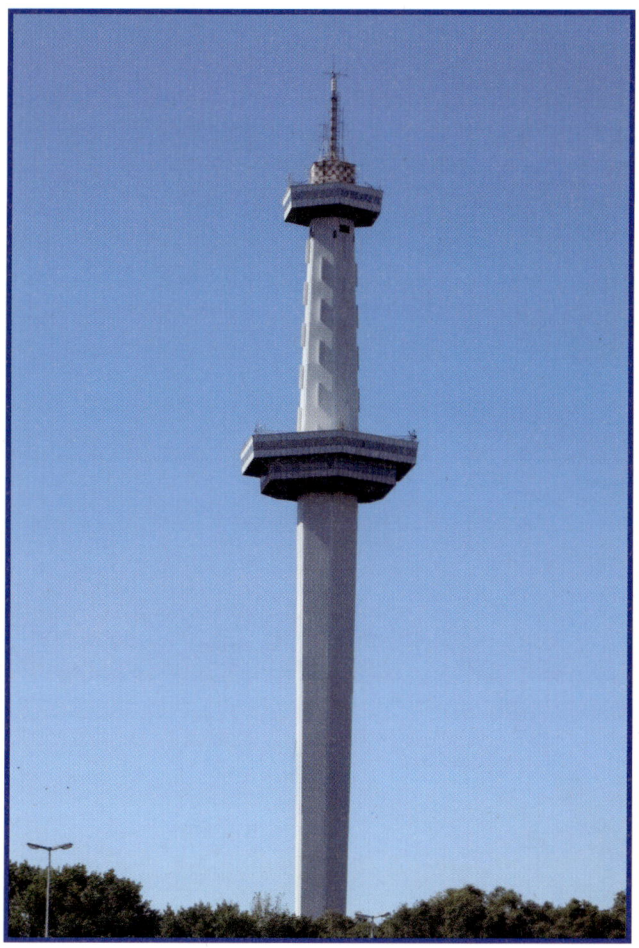

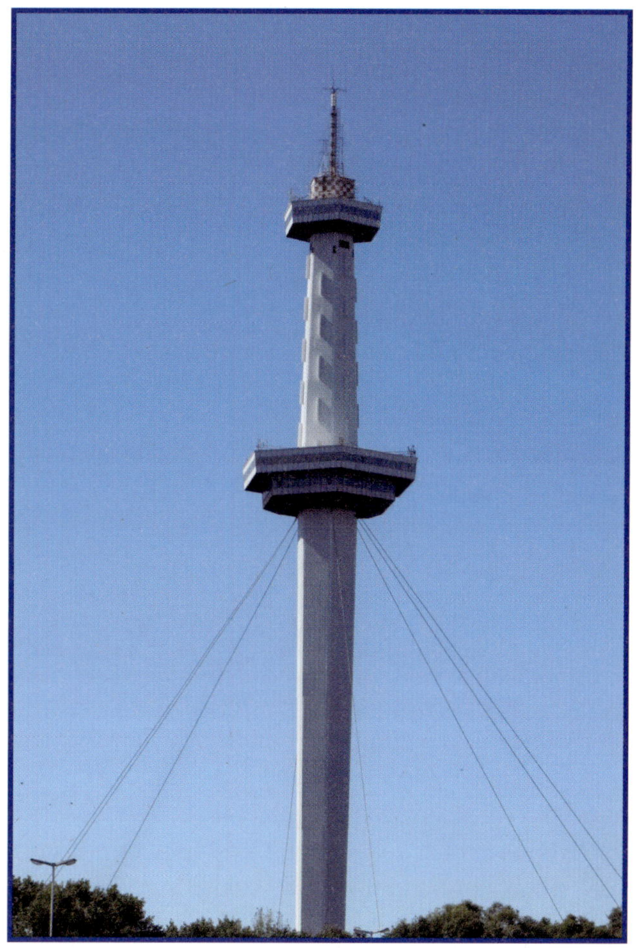

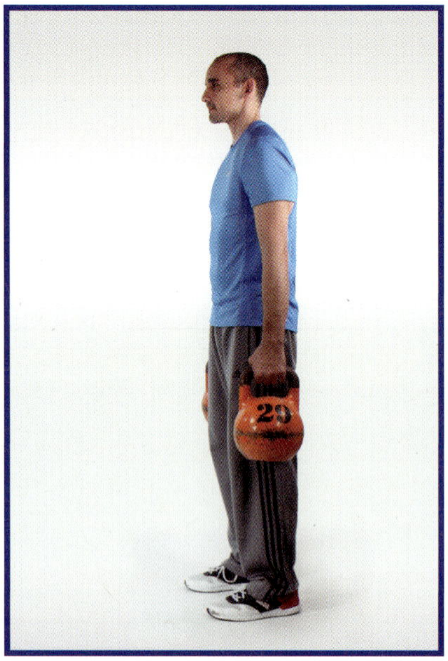
29
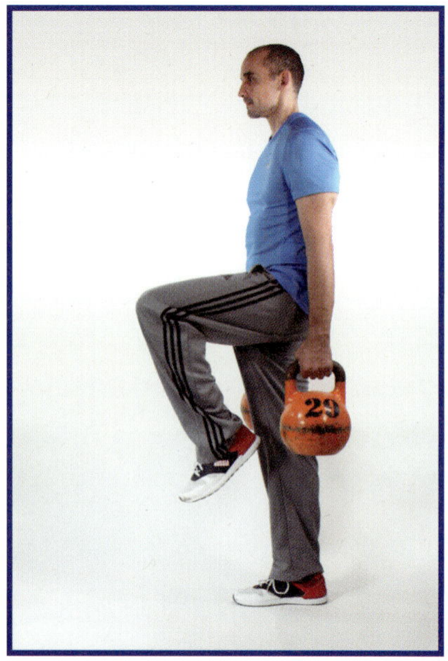
29
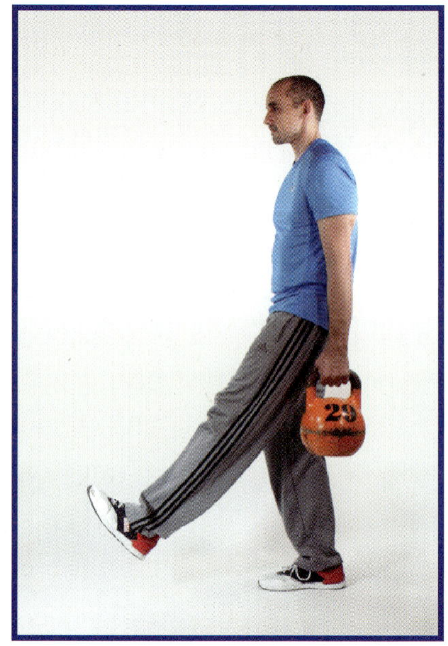
29
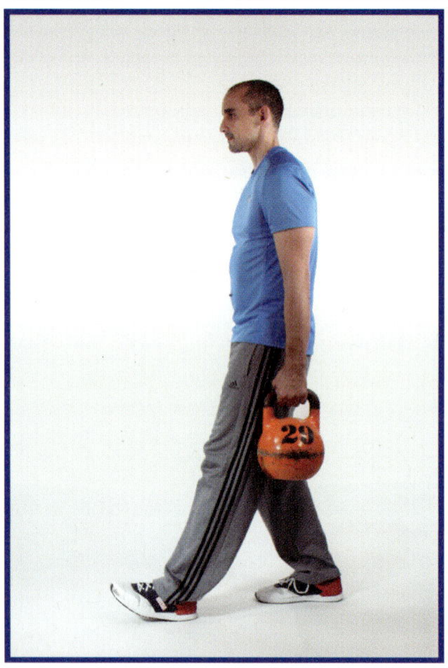
29
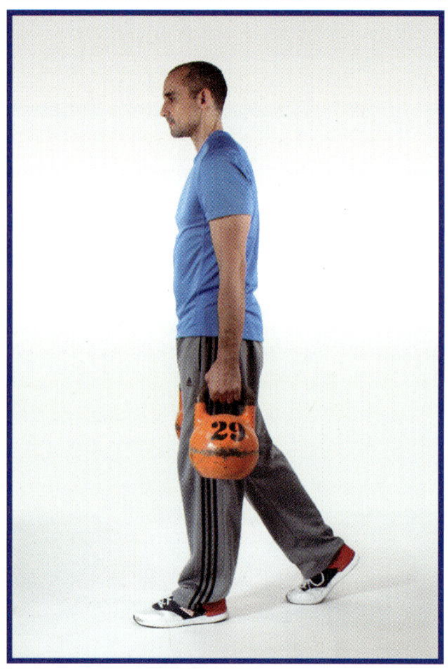
29
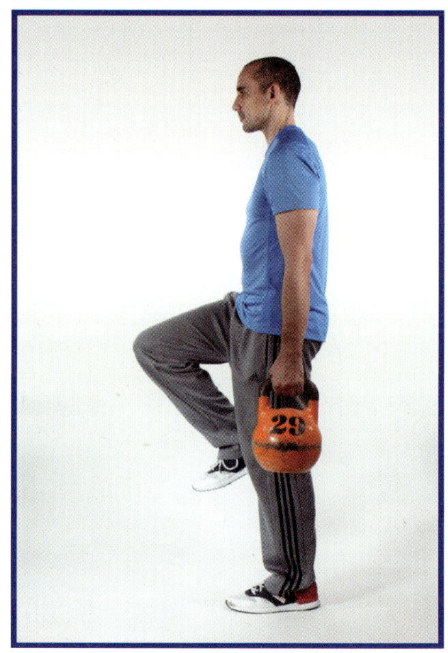
29
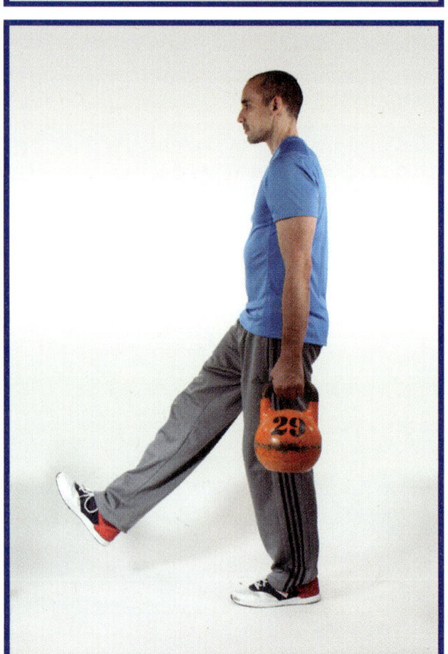
29
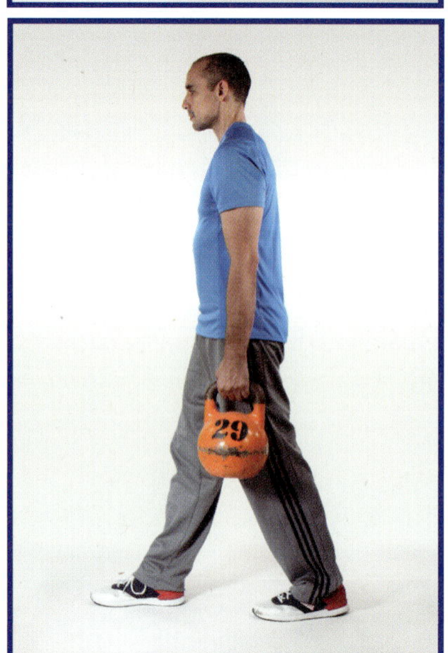
29

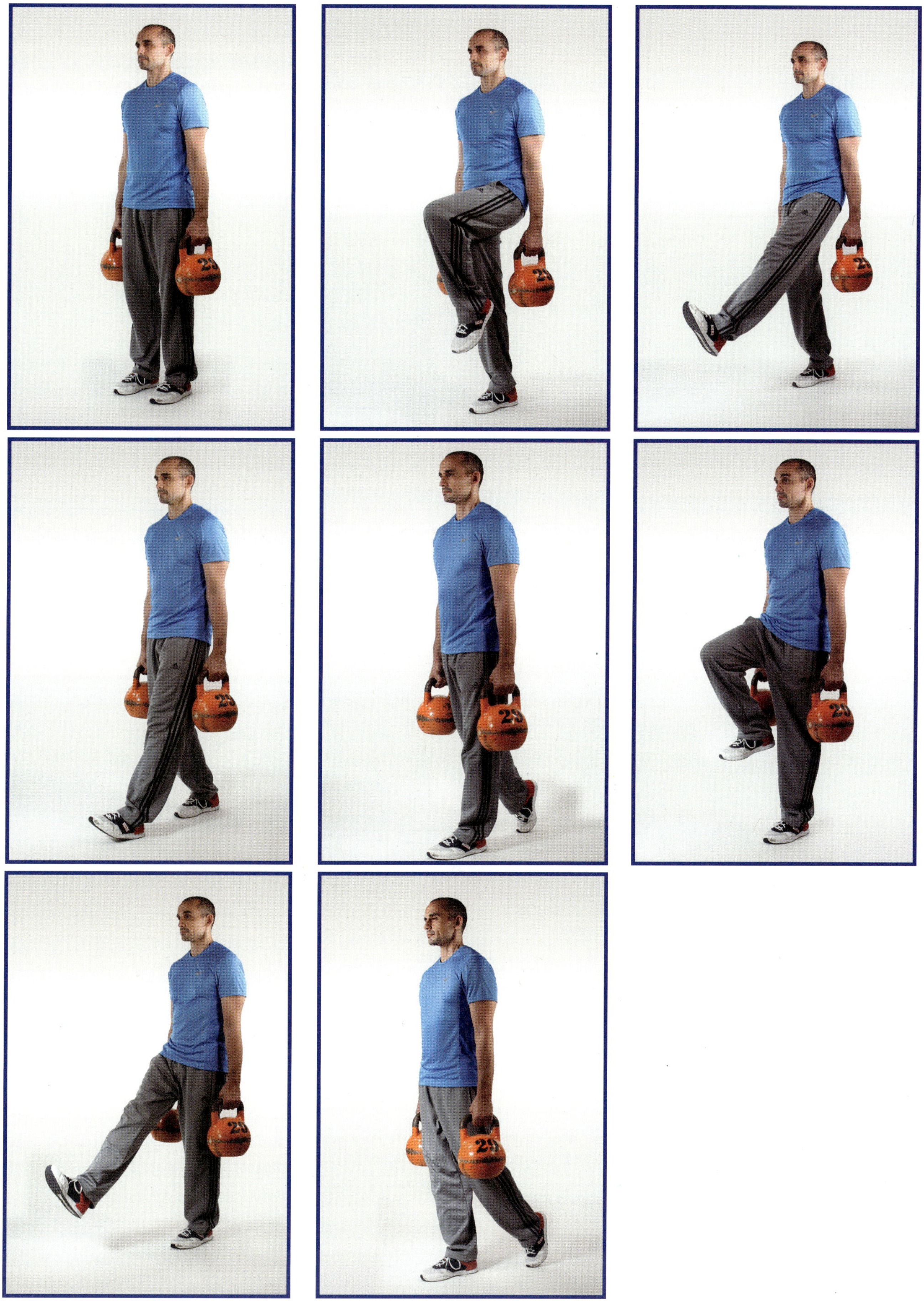

다른 플랭크와 마찬가지로 서 있는 파머스 워킹의 주요 요구 사항은 각 자세를 유지할 수 있어야 한다. 플랭크에서와 마찬가지로 발이 공중에 떠 있는 시간을 최소 8초 이상 유지하려고 반복(전체 스텝)하는 것으로 시작할 수 있다. 이런 식으로 단계를 추가하고 각 단계에서 부하를 받는 시간을 줄이거나 시간을 늘릴 수 있다. 처음에는 미리 정해진 횟수나 시간이 없으며, 마치 종이 조각이 팔 사이 공간에서 떨어지는 것을 방지하는 것처럼 겨드랑이 부분을 항상 세게 누르면서 가능한 한 천천히 걸으려고 노력할 것이다.

파머스 워킹의 효과는 단순함뿐만 아니라 실행하는 방법에도 있다.

하지의 고유수용성 감각을 발달시키고 다리와 발 근육이 활성화되도록 자극하여 적절한 발바닥 아치 강화를 위해 맨발로 연습하는 것이 좋다.

- 기술을 유지하면서 가능한 한 멀리 운반하기: 이것은 고전적인 파머스 운동 중 하나로, 기술(스텝 순서, 신체 수준, 균형 및 자세 보정 없음)을 잃지 않고 잡을 수 있는 무거운 무게를 들어 가능한 한 멀리, 오래 운반하기만 하면 된다. 이러한 유형의 훈련은 자극을 받기 때문에 초보자에게는 유용하지만 신체의 일부에 과부하가 걸릴 위험이 있다.
- 20보 또는 20초간 짐을 싣고 이동한 후 완전히 휴식하기(6~8회 시리즈): 진행하면서 휴식 시간이나 이동 거리 및 시간을 줄인다.
- 가벼운 무게로 100미터를 뛰거나 최대한 멀리 갔다가 무게를 줄이지 않고 돌아오기: 이 운동은 일반적으로 대형 체육관이나 공원에서 하는 고전적인 운동이다.

기본 트레이닝

- 체중의 30~40%를 양손으로 나눈다. 천천히 걷기 8회 1세트.
- 느린 걸음 6회 1세트.
- 느린 걸음 4회 1세트.

다양한 변형

- 50초씩 1세트.
- 20초씩 5세트.
- 40초씩 2세트.
- 20초 동안 4회씩 3세트.

밸런스 변형

- 케틀벨 바텀 업 버전: 경량 케틀벨. 양쪽에서 40미터씩 2~3세트.
- 오버헤드 버전: 40미터.

파머스 워킹 테스트

- 체중의 75%를 양손에 나누어 쥔 상태에서 얼마나 오래 버틸 수 있는지 측정한 다음 코어, 악력, 팔뚝, 어깨 또는 등 중 어느 부위에 먼저 힘이 들어가는지 확인한다.

고급자 트레이닝

- 몇 가지 안정화가 있는 파머스 워킹.
- 외부의 압력에 저항하는 파머스 워킹.

더 벨리스

파머스 워킹만큼 또는 그 이상으로 과소평가된 또 다른 훌륭한 운동인 '더 벨리스'는 '파머스'의 모든 특성을 가지고 있지만 체중이 한쪽으로만 실린다는 차이점이 있다. 우리가 느리게 수행할 때 안정화하기가 훨씬 더 어려울 것이다. 하중이 한쪽에 있기 때문에 우리는 측면의 불균형을 느끼고 보상 없이 골반을 수평으로 유지하려고 노력해야 할 것이다. 평평한 골반의 구조를 요구하기에, 골반을 수평으로 유지할 수 없는 사람들에게 매우 좋은 운동이다. 그렇기 때문에 천천히 하면 높은 수준의 운동이 된다. 체중이 한쪽에 있기 때문에 들어 올린 다리 쪽의 대퇴사두근과 지지 다리의 중둔근이 훨씬 더 강조되며 복사근과 척추 근육 또한 하중이 발생한다.

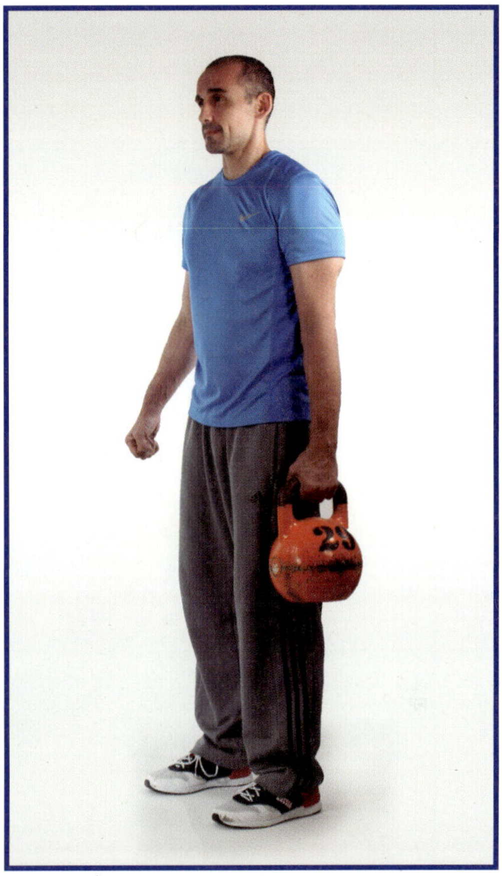

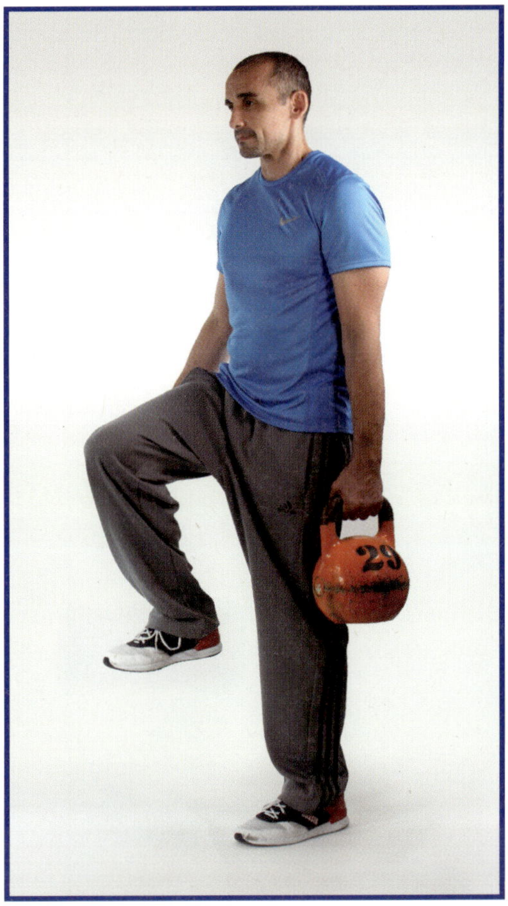

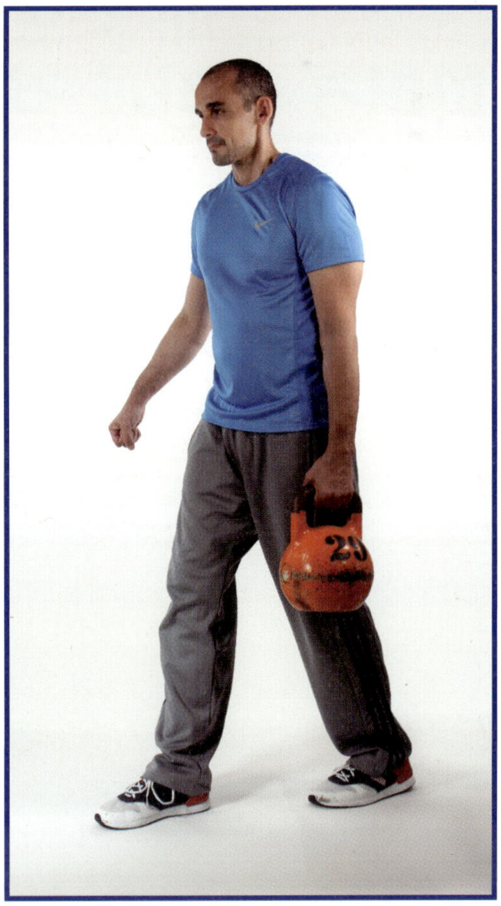

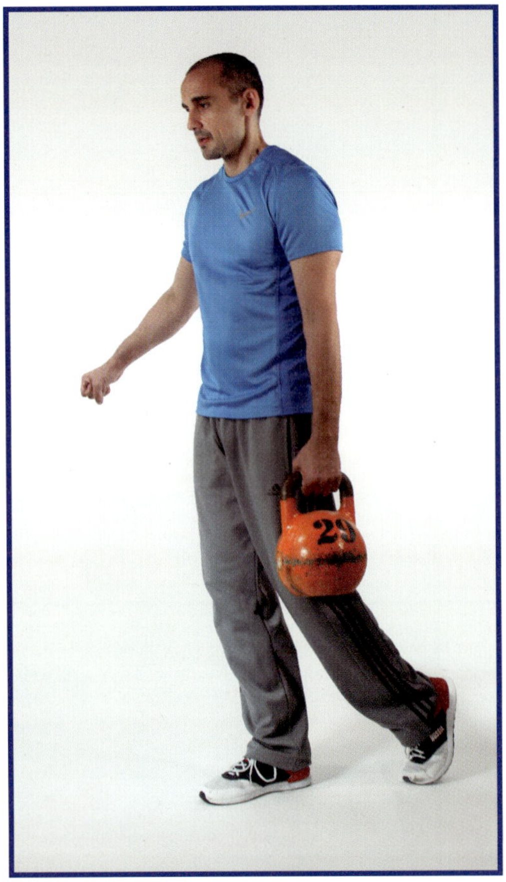

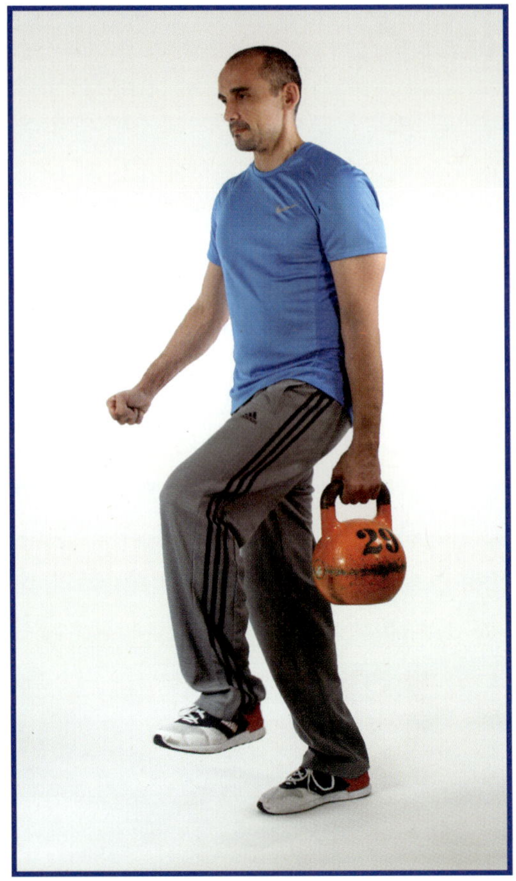

매우 느린 파머스 워킹과 걷기

처음에는 두 가지 운동을 모두 아주 천천히 연습하는 것이 좋다. 이러한 유형의 연습은 (마치 플랭크를 아주 천천히 전환하는 것처럼) 제어력을 높여줄 수 있게 한다. 논리적으로 최소한의 시간은 한 발로 지탱하는 순간을 강조하면서 각 단계를 수행하는 데 약 8초 정도이며, 이렇게 하면 지탱된 발쪽의 중둔근에 부하를 가하여 골반을 지탱하고 들어 올린 다리 쪽의 대둔근이 해당 쪽을 지탱할 수 있다. 또한 한 발로 서 있으면 대둔근이 신장성으로 활성화되어 외회전 토크가 발생하고 이는 무릎을 지지하고 외반으로 무너지는 것을 방지한다.

또한 발바닥의 아치를 담당하는 다리 근육(전경골근과 비골근)이 발의 아치가 안쪽으로 무너지지 않도록 활성화되어야 한다.

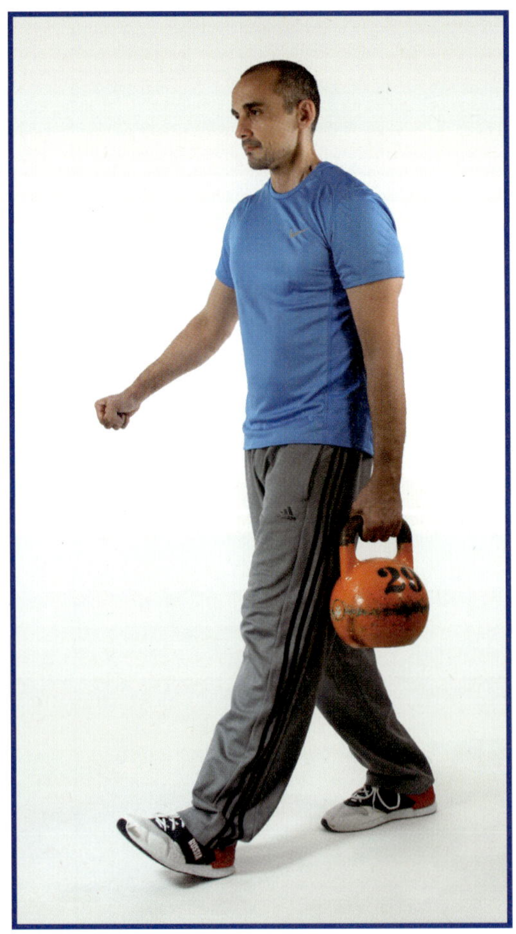

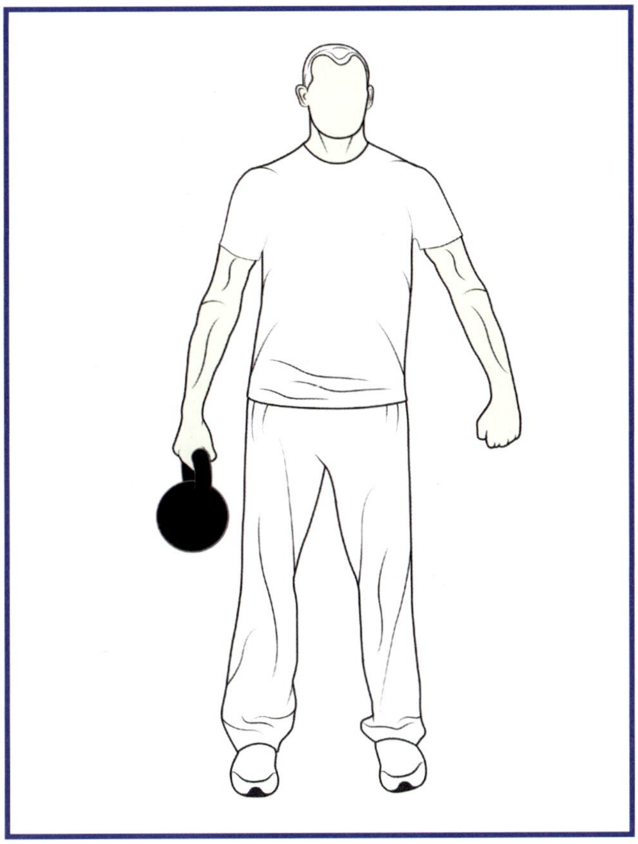

정적 코어

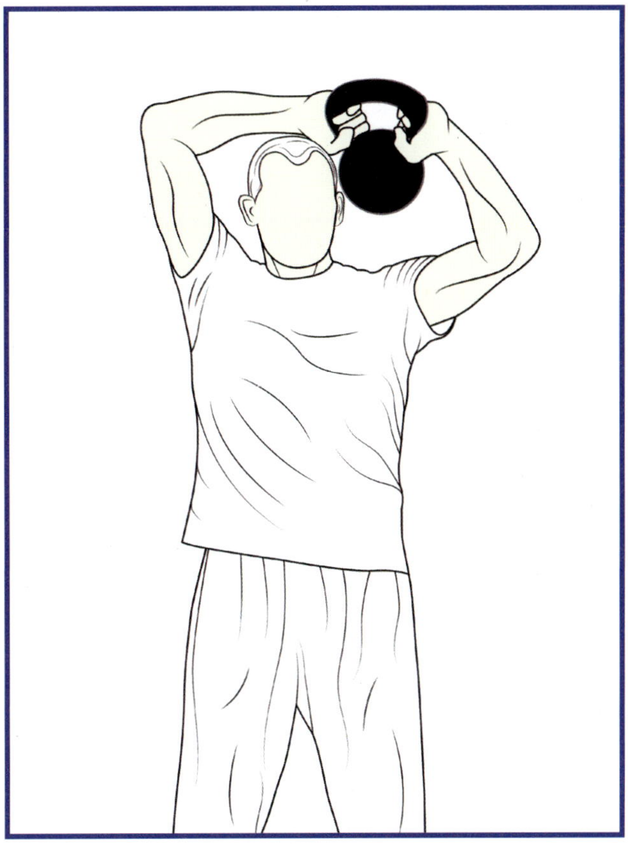

상지를 통합하는 코어

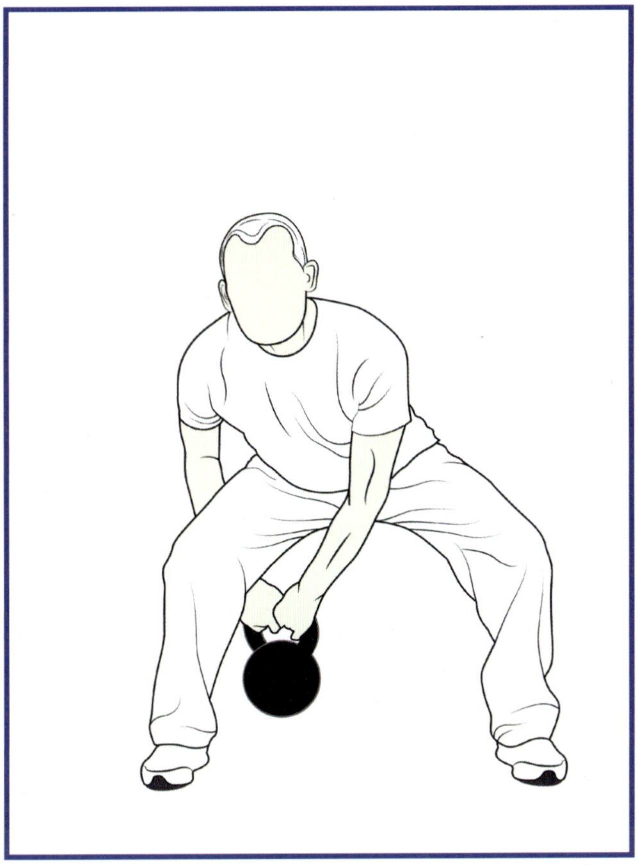

하체를 통합하는 코어

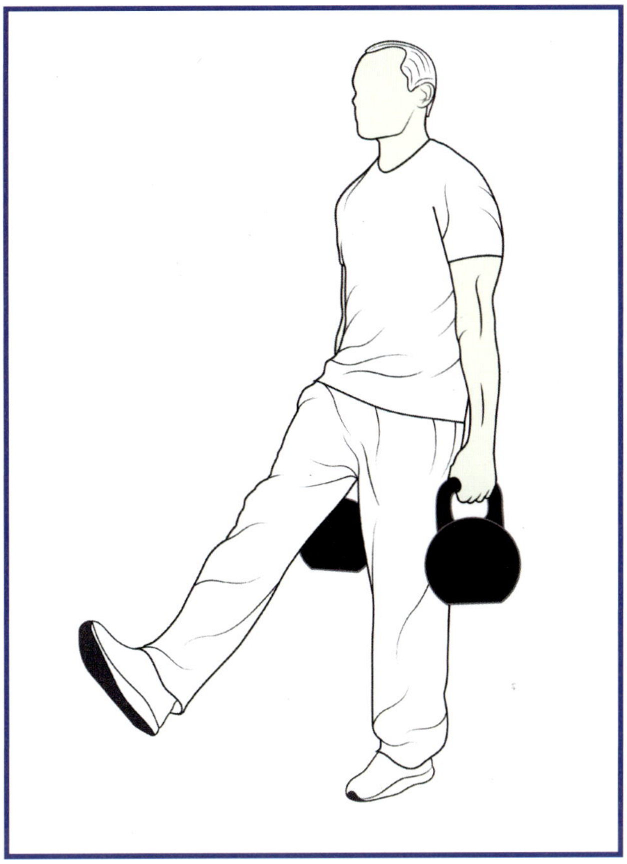

상부 및 하부 보행 훈련을 통합하는 코어

바텀 업

손 중앙 및 손목 강화

손잡이로 중량을 잡고 폭발적인 움직임으로 앞쪽으로 들어 올리되 케틀벨 바닥이 위로 향하도록 한다. 이 아이디어는 무게를 이 안정적인 위치에 유지하는 것이 핵심이므로 손과 팔뚝에 상당한 안정화 운동이 필요하다. 무게에 따라 코어에도 큰 자극이 가해지며, 코어는 무게를 제자리에 유지하기 위해 고군분투하게 된다. 무게가 몸의 중심에서 멀어질수록 코어를 더 많이 활성화해야 한다.

또한 전신을 함께 긴장하고 안정적으로 유지하면서 손목의 안정성을 높여야 하는 모든 운동선수에게 적합한 운동이다.

초보자 트레이닝

- 각 자세를 2초간 유지한다.
- 자유로운 손은 서로 돕도록 한다.
- 10회 반복한다.

중급자 트레이닝

- 자세당 4초.
- 무게를 낮추고 같은 손으로 다시 운동한다.
- 한 손당 5회씩 4세트.

고급자 트레이닝

- 자세당 8초.
- 3세트에 3회 반복한다.
- 비대칭, 한 발로 서기, 무릎 꿇기 등 다른 자세도 시도한다.

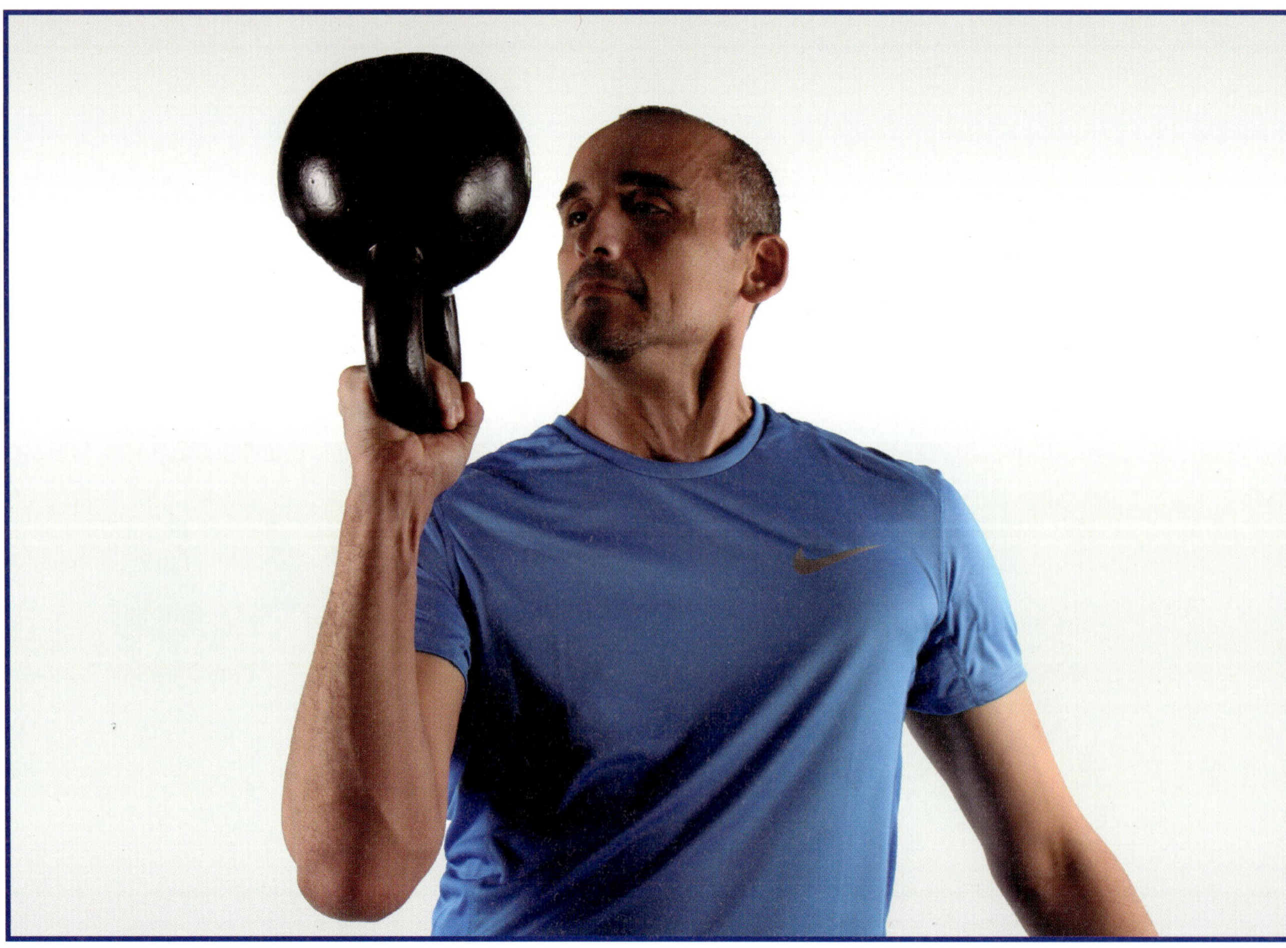

모든 바텀 업 운동!!!

원래 전완에 무게가 실리는 케틀벨을 사용하는 모든 운동은 바텀 업 변형으로 수행할 수 있다. 따라서 특정 운동에 더 많은 코어 및 손목 지지 운동을 추가하는 것을 목표로 할 때 와일드카드로 사용할 수 있다. 몇 가지 추천 운동을 소개한다.

- **터키쉬 겟업:** 여기서 바텀 업 버전은 체중 안정화(따라서 코어 안정화)를 더 복잡하게 만드는 동시에 전반적인 고유수용성 감각에 더 높은 난이도를 추가할 수 있다.
- **프레스:** 바텀 업 버전에서는 견갑골과 팔 안정근을 포함한 모든 안정화근이 강조되어 활성화된다.
- **오버헤드 스쿼트:** 바텀 업 버전을 사용하면 이 동작을 잔인한 하체 운동으로 바꿀 수 있으며, 특히 몸통의 굴곡을 피하는 것 외에도 무게의 불안정성을 조절해야 하는 중간 영역(코어), 특히 전체 후방 그룹을 더 많이 활성화해야 한다.

이러한 자세는 우리에게 너무 무겁지 않은 무게를 사용하는 것이 이상적이다. 이런 식으로 안정화는 극복해야 할 새로운 도전이 될 것이다. 안정화 없이는 힘이 발생할 수 없다는 것을 기억하자. 바텀 업은 또한 다음과 같은 분야에도 탁월한 결과와 함께 적용될 수 있다. 소츠 프레스, 벤트 프레스, 윈드밀, 클린 및 우리가 이 자세가 움직임이나 실행을 방해하지 않고 원활하게 적응한다고 생각하는 모든 연습들에 적용 가능하다.

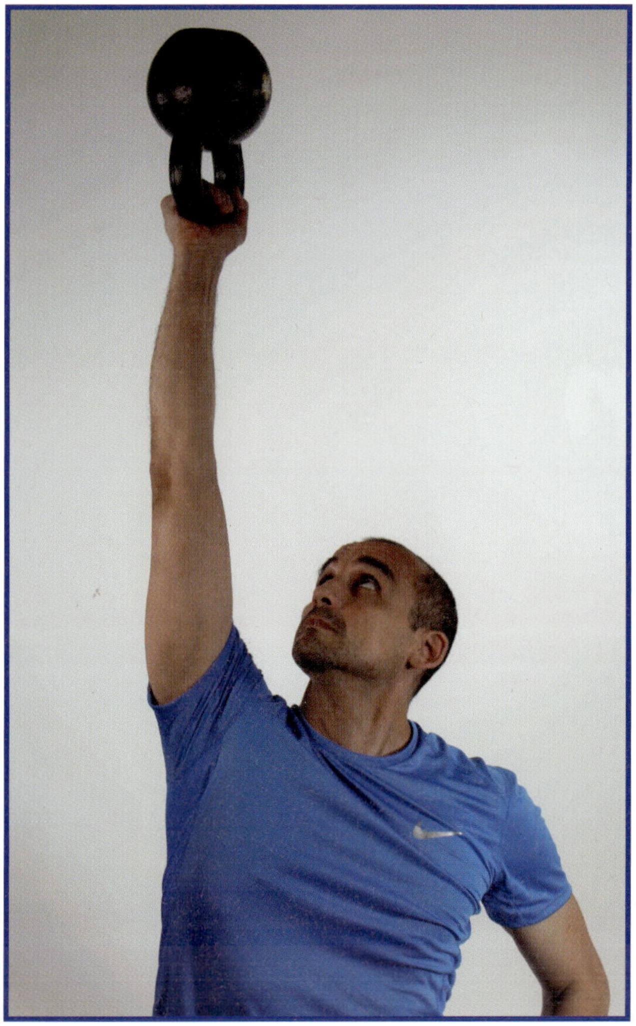

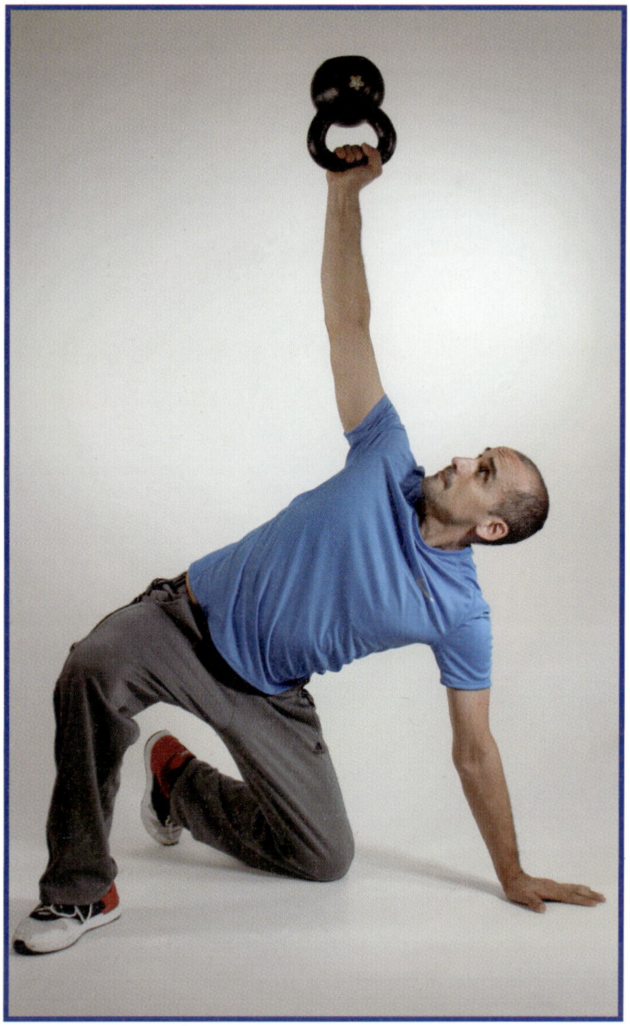

버드 독

크로스 브레이킹

이것은 일반적으로 지상에서 수행되는 '버드 독'이라는 전통적인 중간 영역(코어) 운동을 댄 존이 각색한 것이다.

이 경우 목표와 기능은 전통적인 버드 독과 동일하지만 우리가 서 있기 때문에 불균형 요소가 추가된다.

수행할 수 있는 몇 가지 변형

- 들어 올린 팔의 무게
- 매달린 팔의 무게 추
- 양손에 무게 추
- 양손에 각각 다른 무게의 중량

초보자 트레이닝

- 균형이 잡힐 때까지 자세 유지.
- 그 시점부터 최소 5초 이상 자세 유지.

중급자 트레이닝

- 자세당 10초.
- 자세 사이에 2초 휴식.
- 5회 반복, 3회 반복, 2회 반복.

고급자 트레이닝

- 위와 동일한 모델이지만 자세 간 전환은 가능한 한 천천히 수행한다(전환에서 약 10초).

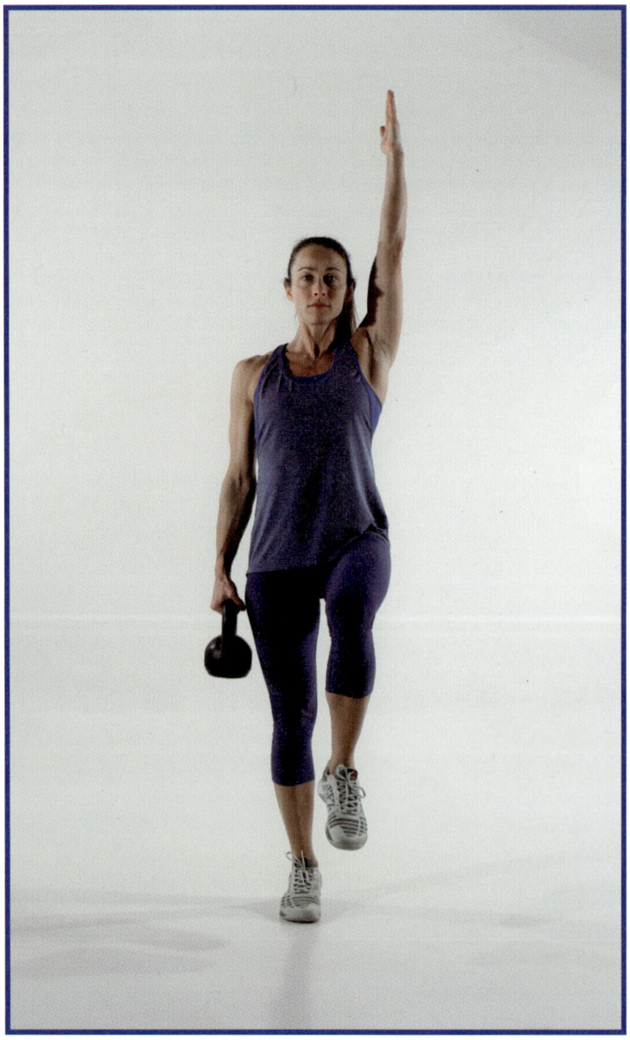

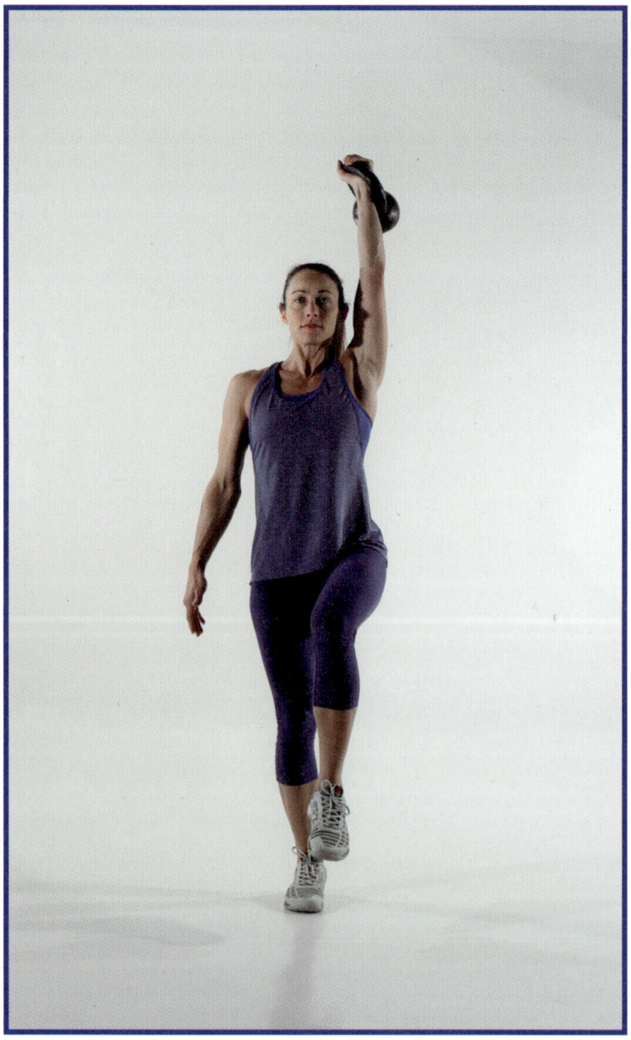

그립과 코어

다시 한 번 강조하지만, 이 모든 운동을 아주 천천히 연습하여 안정화 근육들을 활성화하고 탄력적으로 만들며 시간이 지남에 따라 적응을 일으킬 수 있는 자극을 받을 것을 강력히 권장한다.

파머스 워킹은 우리가 걸을 때 코어와 안정화에 작용한다는 것은 분명하다. 이것은 현대에 와서 생긴 개념이 아니며, 과거의 고대 무술 트레이너와 강자들은 장거리를 운반하는 동안 몸통을 구부리지 않고 무게를 들 수 있는 것의 중요성을 알고 이해했다.

이 모든 운동은 코어에 초점을 맞추고 있지만, 훈련되는 또 다른 부수적인 능력은 그립의 힘과 지구력을 갖는 것이다. 그립은 가장 약한 연결고리 중 하나이기 때문에 일반적으로 힘을 잃거나 운동을 포기해야 하는 이유이기 때문에 과소평가해서는 안 될 요소다.

강하고 저항력이 강한 그립을 사용하면 제한을 받거나 보조 기구에 의지하지 않고도 힘을 더 효과적으로 전달할 수 있다. 케틀벨 연습을 시작할 때 그립은 무게를 지탱할 수 있는 결정적인 요소가 될 것이다.

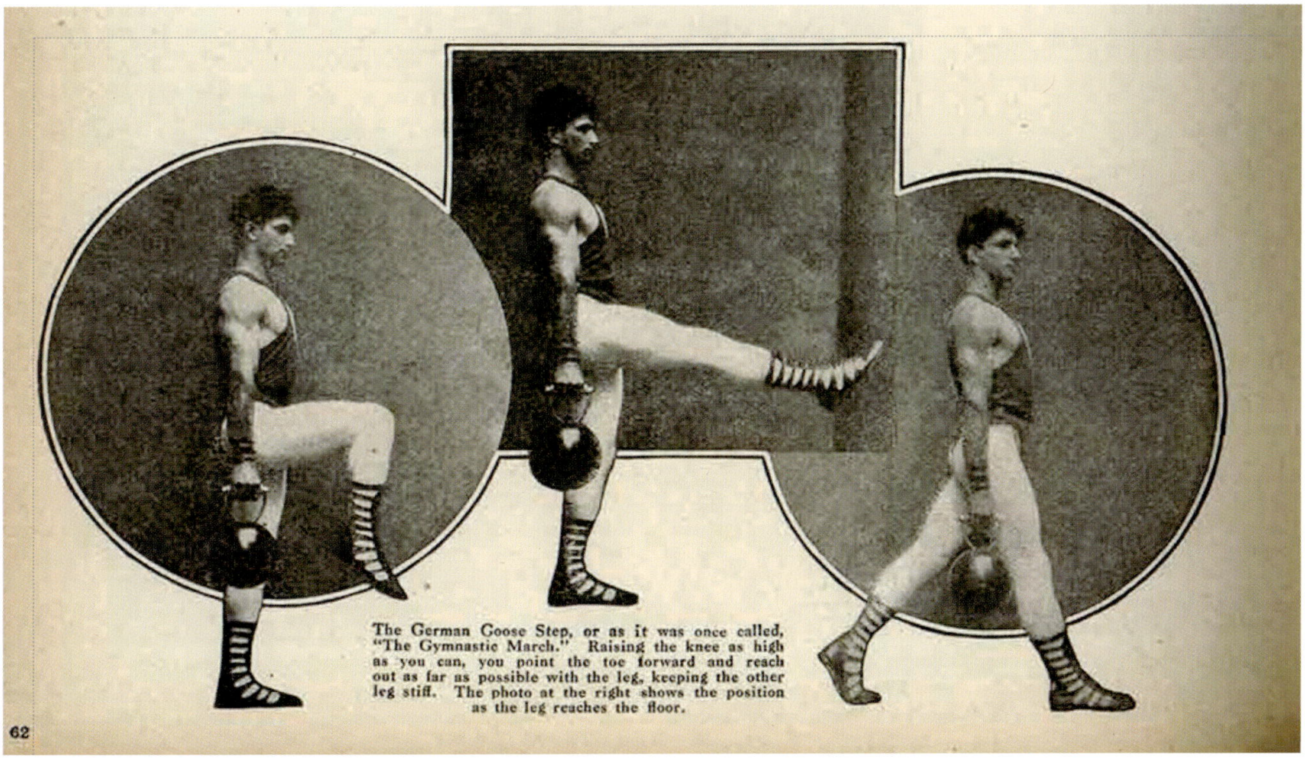
The German Goose Step, or as it was once called, "The Gymnastic March." Raising the knee as high as you can, you point the toe forward and reach out as far as possible with the leg, keeping the other leg stiff. The photo at the right shows the position as the leg reaches the floor.

62

피라미드 학습

매우 기본적인 유형의 훈련은 피라미드 학습을 사용하는 것이다. 피라미드의 개념은 최대치에 도달할 때까지 점차적으로 무게 또는 반복 횟수를 늘리고 거기서부터 선택한 것과 동일한 상승 경로를 따라 반대 방향으로 되돌아가는 것이다.

무게별 피라미드에서는 항상 동일한 반복 횟수를 유지하되 무게를 변경한다. 예를 들어 항상 매우 가벼운 무게로 시작하여 10회 반복한 다음 반복 횟수는 동일하게 유지하되 각 시퀀스마다 무게를 추가하는 것이다. 이 경우 가장 높은 지점은 일반적으로 운동할 수 있는 마지막 무게가 되며 거기에서 처음 운동한 무게로 내려가기 시작한다.

운동의 전형적인 예는 다음과 같다. 각 시리즈 사이에 마지막 운동과 같은 시간 동안 휴식을 취하거나 전체 시퀀스 동안 휴식을 취하지 않을 수 있다.

무게별 피라미드

- 6kg×8회 반복
- 8kg×8회 반복
- 12kg×8회 반복
- 16kg×8회 반복
- 12kg×8회 반복
- 8kg×8회 반복
- 6kg×8회 반복

반복에 의한 피라미드

- 16kg으로
- 2회 반복
- 3회 반복
- 5회 반복
- 3회 반복
- 2회 반복

각 시리즈 간에 마지막 운동에 소요된 시간과 같은 시간 동안 휴식을 취하거나 전체 시퀀스 동안 휴식을 하지 않을 수 있다. 예를 들어 운동이 한 팔로 한 번 실행되고 다른 팔로 실행되면 전체 시퀀스에서 쉬지 않을 수 있다.

또한 가장 낮은 무게로 시리즈를 진행하는 경우 가능한 한 빨리 끝내려고 노력하며, 더 큰 무게의 경우에는 자세와 자세 사이에 더 많은 시간을 소요할 수 있다. 피라미드 운동은 매우 간단하고 매우 효과적이기 때문에 어떤 자극에도 적응할 수 있는 초보자에게 적합하다. 하지만 이 방법만 사용하면 몇 주만 지나면 정체기에 도달하여 정체되고 심지어 퇴보할 수도 있다. 그렇기 때문에 연습의 기본 단계나 새로운 부하에 익숙해지고 싶을 때만 이 방법을 추천한다. 피라미드를 하고 각 연습에서 더 많은 무게를 추가하거나 더 많은 반복을 하는 것처럼 간단했다면 사람들은 이미 500kg 이상을 들어 올렸을 것이고 우리는 이것이 사실이 아니라는 것을 알고 있다.

피라미드는 초보자를 위한 운동 지침이나 새로운 중량에 적응하고자 할 때 사용한다. 중급 또는 고급 수준의 훈련을 위한 지침으로 사용하지 않는다. 이것은 코어 운동에 적용할 수 있는 예이지만 처음에는 반복을 잊고 저항에 집중하는 것, 즉 각 좋은 자세를 오래 유지하는 것이 좋다.

우리는 피라미드를 변형해 구성할 수도 있다. 예를 들어, 중간 수준에서 다음을 결합하여 수행할 수 있다. 더 많은 무게를 짊어질수록, 달성하고자 하는 목표에 따라 반복 횟수를 줄이고 그 반대의 경우도 적절한 횟수를 조합하여 수행한다.

보다 효과적인 피라미드 운동을 원한다면 설명서 끝에 있는 러시아 피라미드와 5주 프로그램을 참고하길 바란다.

주요 리프팅을 위한 기본 계획

색상에는 기본 높이를 구성하는 정적인 자세와 가장 잘 알려진 케틀벨 트레이닝 자세가 회색으로 표시되어 있다. 회색의 기술은 동적이며 다른 모든 기술을 연결하는 역할을 한다. 이러한 자세와 동작을 바탕으로 먼저 진자, 랙 및 오버헤드 자세를 학습하고 개발한 다음 리프트를 구성하는 연결을 학습하는 것이 필수적이다. 이 차트는 다음과 같은 모든 운동을 분류하는 유용한 방법이다.

낮은 구역(진자), 중간 구역(랙), 높은 구역(오버헤드)에서 패스하거나 정지한다. 진자, 랙, 오버헤드 위치는 다른 동작이 만들어지는 주요 지점이기에 스윙과 랙은 동적으로 연결된 깔끔한 형태를 형성한다. 오버헤드 포지션에 동적으로 연결된 랙은 프레스 또는 이와 유사한 동작(저크 및 푸시 프레스)을 제공한다. 따라서 역동적인 동작과 자세를 결합하면 고전적인 케틀벨 리프팅의 대부분을 얻을 수 있다.

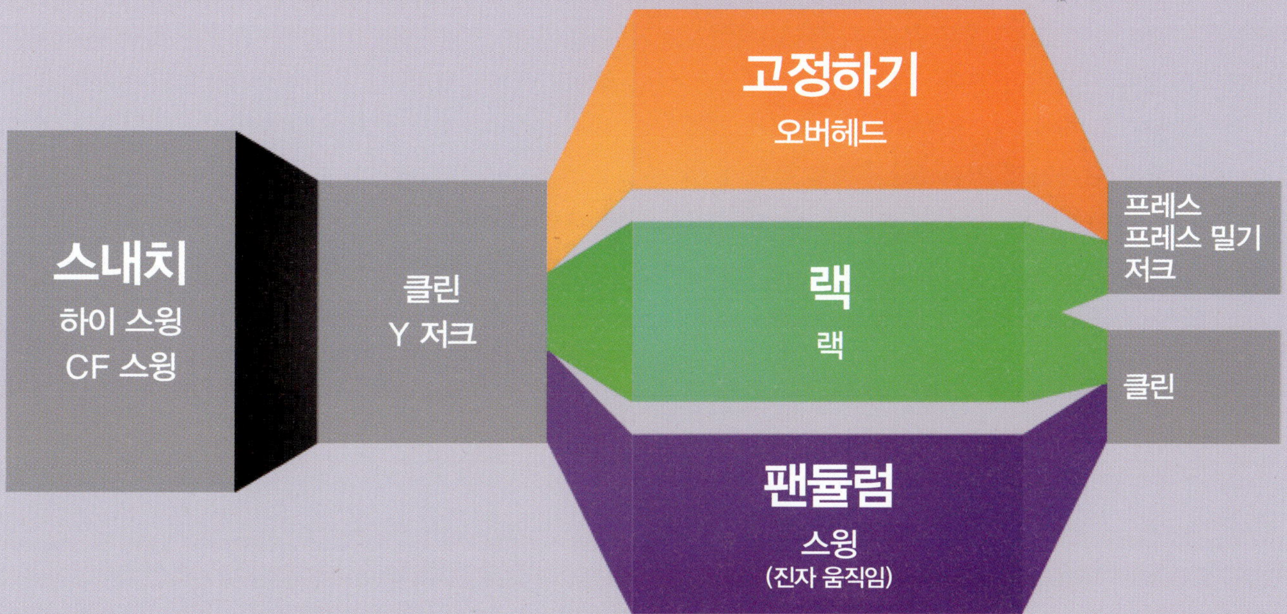

4. 랙 자세와 오버헤드

랙 자세는 기술적으로도, 활용 측면에서도 가장 단순하지만 제대로 이해되지 않고 개선이 덜 된 자세 중 하나라고 할 수 있다. 랙 자세는 많은 운동의 지지대이자 중간 위치로서 중요한 기능을 수행한다. 랙 자세에서 대부분의 오버헤드 리프트가 생성되며 다른 많은 운동에서 중간 휴식 지점 역할을 한다. 또한 프런트 스쿼트나 굴곡에 저항하는 코어 운동을 할 때 몸통 앞쪽에 무게를 최대한 많이 실을 수 있는 자세이기도 하다.

랙 자세를 올바르게 실행하려면 특정 가동성 및 안정성이 필요하며 그중 많은 부분이 형태, 체성분 및 조직 상태에 따라 조절된다.

랙 자세가 그 자체로는 운동이 아닌 자세로 간주되기 때문에 훈련하는데 거의 또는 전혀 시간을 할애하지 않기에 대부분의 훈련자들이 적절한 랙 자세를 구현하기 어렵다.

한 손 및 양손 랙 자세가 있다. 한손 랙 자세에서는 하드 스타일(곧은 몸통과 코어 운동)과 스포츠 랙 자세(경사 및 코어 이완으로 보정)의 두 가지 변형 자세가 있다. 후자의 버전은 마라톤 방식을 제외하고는 스포츠 서킷에서도 거의 사용되지 않는다. 한 손 버전의 하드 스타일에서는 랙 자세라는 단순한 동작으로도 즉시 활동적인 코어 운동으로 바뀌게 된다. 어깨나 골반을 기울이지 않고 중량을 들어 올려야 하며, 이를 위해서는 반대쪽 근육을 강력하게 활성화해야 하고 중량을 든 쪽에 무게가 쏠리지 않도록 해야만 한다. 또한 너무 긴장을 풀게 되면 무게로 인해서 전완이 외전되고 어깨가 외회전하려고 하게 되므로 등 근육의 활성화를 통해 지속적으로 이에 대응해야만 한다.

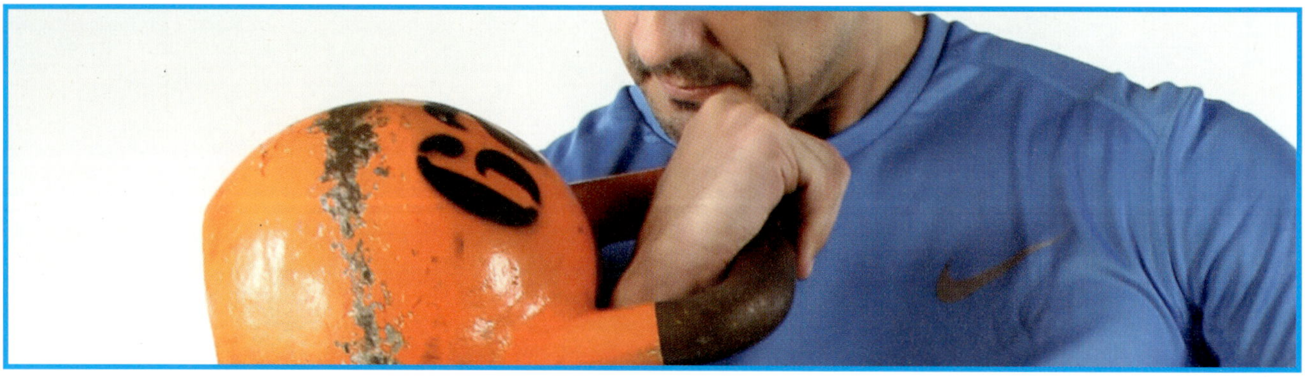

손잡이 잡는 방법의 기초

무게를 땅에 둔 상태에서 손잡이 사이 공간을 통해 무게 손잡이가 대각선으로 교차되어 손바닥이 위로 보일 때까지 손을 들어 올린다. 따라서 무게의 손잡이는 손바닥의 바깥쪽 영역(엄지와 검지 사이의 공간)에서 새끼손가락과 일렬로 이어진 손바닥까지(편평한 뼈 위)로 놓는다. 완성된 자세를 보면 손잡이는 우리의 손바닥 위에 사선으로 놓이게 될 것이다. 이 자세는 우리의 손을 자유롭게 펴서 손가락을 움직일 수 있게 해줄 것이다. 가장 중요한 것은 손바닥이 전완과 같은 선상에 있어야 한다는 것이다. 이렇게 하면 우리는 당겨지는 힘에서 외력을 더 잘 조정할 수 있을 것이다.

어떤 이유로도 랙 자세에서 손목이 펴지거나 팔을 머리 위로 들어 올릴 때 손목이 펴지지 않도록 해야 한다. 손목이 펴지게 된다면 뼈 구조가 아닌 연조직(이 경우 손목 굴곡근 그룹)이 부하를 지탱해야 하기 때문이다. 연부 조직은 뼈 구조의 반에 지지할 수 있는 범위가 매우 적기 때문에 후자(뼈 구조)를 통해 팔을 지탱해주는 것이 필요하다.

처음 접하는 사람이나 예민한 훈련자는 경우에 따라 손목 밴드나 붕대를 착용할 수 있는데, 이는 전완에 중량이 발생시키는 압박을 조절하는 것은 거의 불가피하며, 불편함을 겪을 수 있기 때문이다. 점진적이고 주의 깊게 연습하면 몇 주 안에 조직이 적응할 것이다. 이것은 우리가 케틀벨을 들어 올린 것이 처음이든, 이미 경험했지만 익숙한 무게에서 새로운 무게를 들어 올릴 때 또한 일어날 것이다.

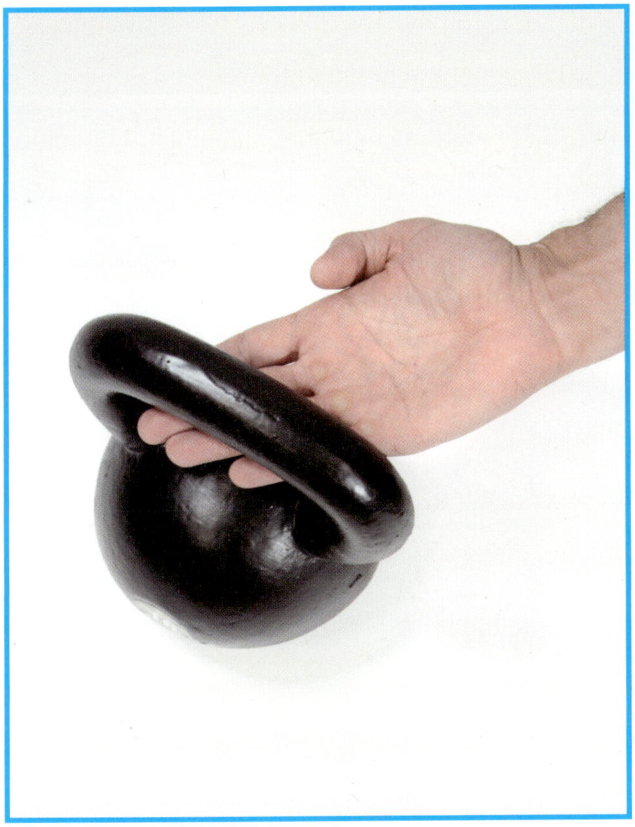

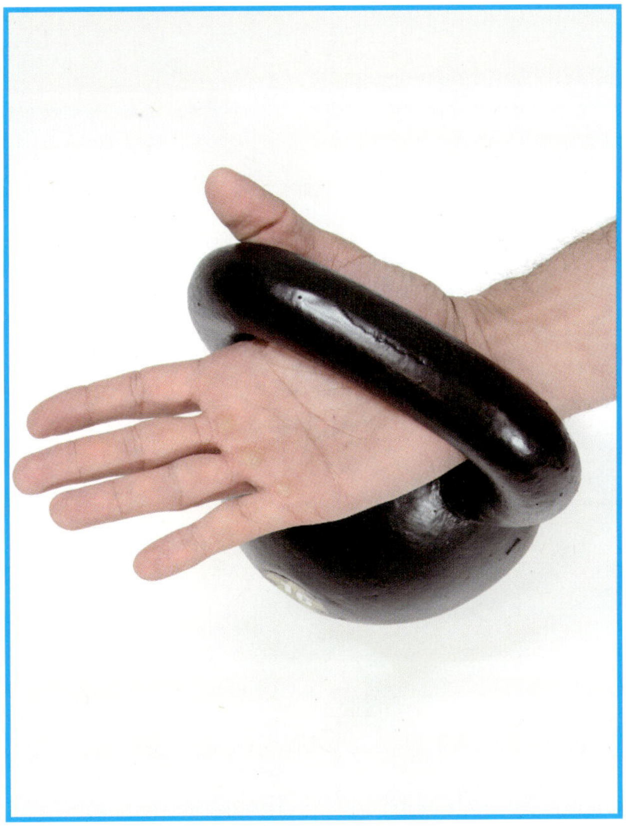

랙 자세

우리는 하중을 지탱하는 모든 신체 구조의 조립을 랙 자세라고 부른다. 랙 자세는 많은 리프팅의 전환점으로 알려진 지점 중 하나이다. 저크, 프레스, 푸시 프레스, 클린앤 저크 등. 우리가 무게에 저항하는 것은 근육의 노력이 아니라 뼈의 구조에 의해 생성되는 것이 중요하다. 왜냐하면 우리는 이 자세에 많은 시간을 투자할 것이기 때문이다. 그러므로 우리는 근육 에너지 소비를 최대한 줄이고 다른 목적으로 그것을 비축해야 할 것이다.

전완이 피부에 대한 무게의 압력에 익숙해지고 자세에서 자연스럽게 숨을 쉴 수 있을 때까지 몇 분 동안 이 자세를 익힐 수 있도록 이 자세를 지속적으로 훈련시킬 것을 권장한다. 랙 자세에서 무게는 우리의 전완, 이두, 흉근에 기대어 유지된다. 팔꿈치는 우리 몸의 형태에 따라 복부에 의해 지지된다. 이러한 자세에 성공하게 되면 우리의 상지로만 무게를 지탱할 필요가 없기 때문에, 우리의 온몸을 편안하게 해줄 것이다.

하반신 부위는 신체의 뼈 구조에서 '끼워진' 자세를 유지하고 등 하부를 보호하기 위해 엉덩이 근육 활성을 통해 고관절을 신전한다. 무게는 최대한 중앙에 가깝게 붙이고 유지해야 한다. 인체의 후방 기울기는 항상 실린 무게와 관련이 있어야 한다. 무게가 가볍다면, 우리는 체중을 균형을 맞추기 위해 약간 뒤로 기울일 것이고, 무게가 무겁다면, 앞으로 기울어지지 않도록 더 기울일 것이다. 이런 변화들은 항상 엉덩이 관절에서 비롯되어야 하며 척추에서는 발생하지 않아야 한다.

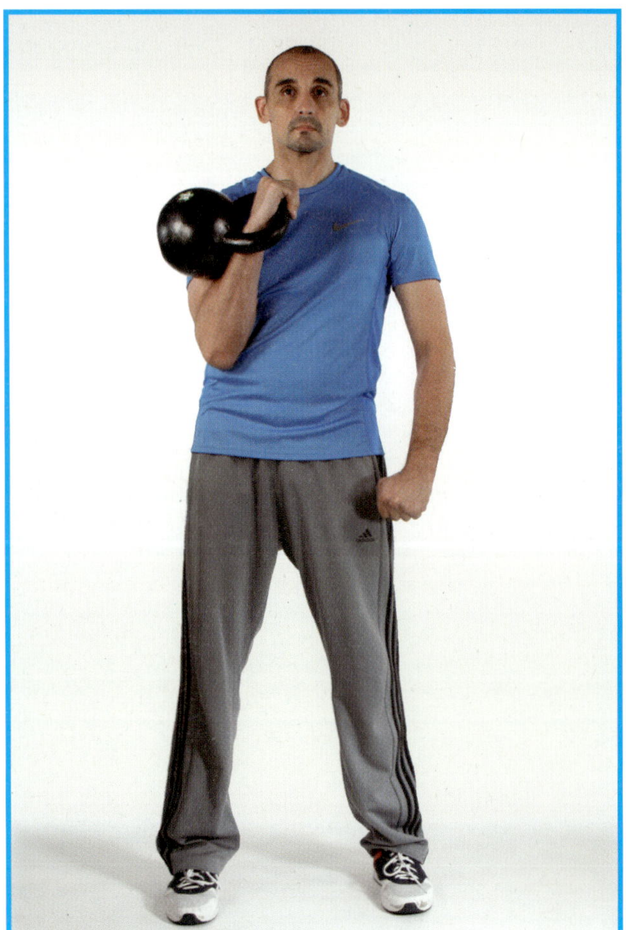

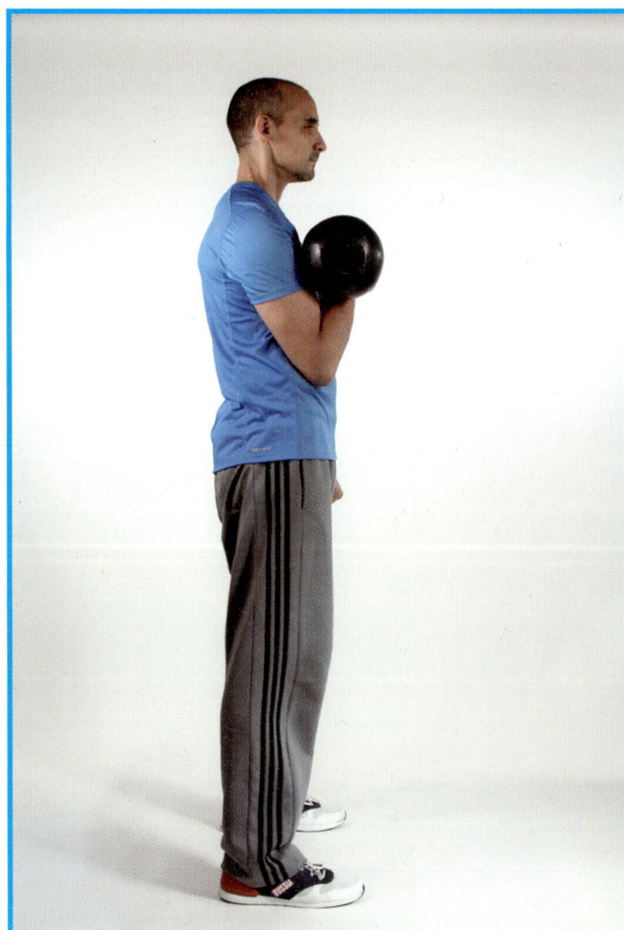

스트롱 랙 자세

밀리터리 프레스, 저크, 푸시 프레스에 사용되는 랙 자세이다. 동일한 방법으로 팔을 수직선에서 올릴 수 있으며, 이는 전완이 하지의 동일한 선 위에 잘 있도록 해야 한다. 프레스를 실행하기에 기본적이고 간단한 자세는 아니지만 이미 언급된 폭발적 움직임을 위한 기초로서 필수적이다.

팔꿈치 각도와 견갑골에 대한 상완부의 위치는 다른 프레스에 비해 생체역학적 불이익을 주어 실행하기가 가장 어려운 것 중 하나이다.

우리는 이 랙 자세를 가장 어려운 프레스와 폭발적 리프팅을 위해 사용할 것이다. 이 경우 상지가 힘의 주 생성자이며 하지는 잘 정렬되어 있어야 한다.

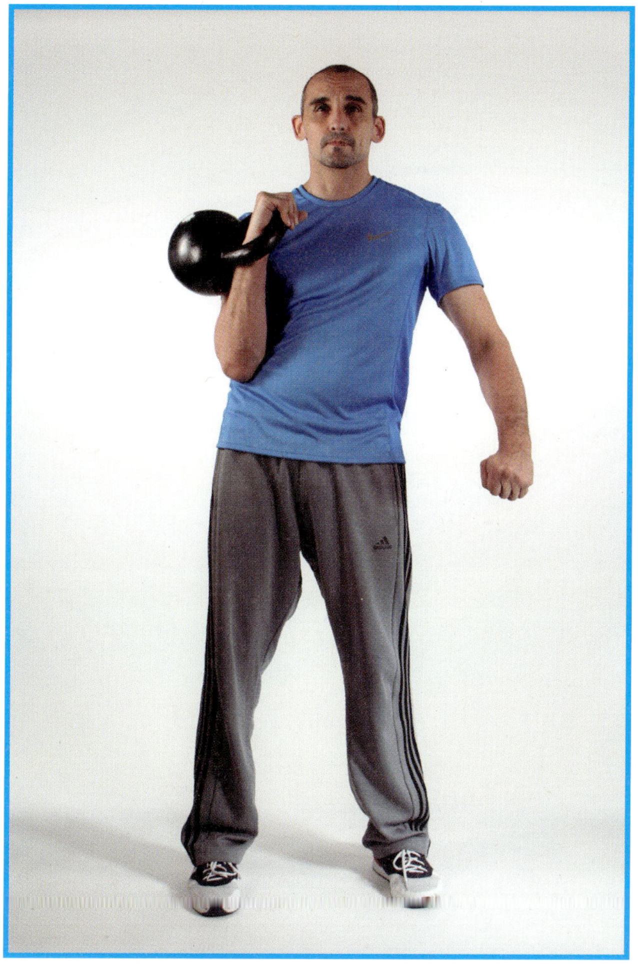

30도 랙 자세

이 랙 자세는 구동되는 각도가 어깨관절에 적은 생체역학적 부하를 제공하기 때문에 프레스의 구현을 용이하게 한다. 어깨 인대는 내회전근과 외회전근 장력 사이의 균형을 나타내게 되며 중간 장력 지점에 있게 된다. 또한 이 위치에서 상완골두(우리 팔의 뼈)는 후면의 이마면과 30도에서 이미 대각선으로 정렬된 척추와 관절와순이 가장 잘 일치된다.

이것은 새로 접하는 사람들과 매우 무거운 무게를 사용하는 사람들에게 추천하는 프레스 자세이다. 또한 이 30도 랙 자세는 분명한 역학적 이점을 가지고 있기 때문에 반복량이 많은 프로그래밍에 몰두하는 사람들에게도 추천한다.

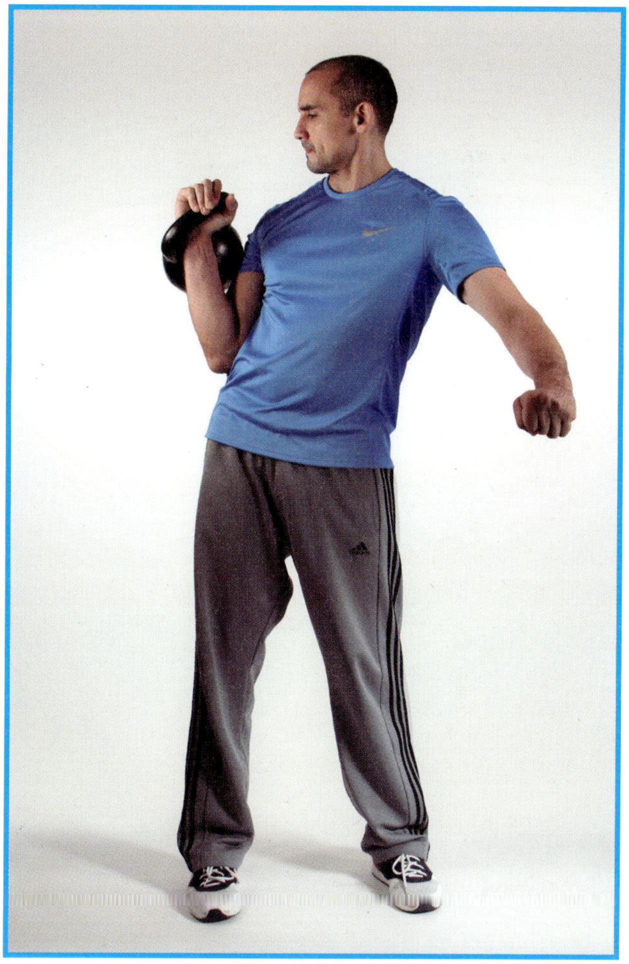

후방 랙 자세

언뜻 보기에 이상한 랙 자세처럼 보일 수 있지만, 이것은 모든 변형 중 가장 효율적인 자세 중 하나이다. 이를 실행하기 위해서는 상당한 수준의 가동성과 기술이 필요하다. 후방 랙 자세는 주로 벤트 프레스 또는 투 핸드 에니하우Two Hands Anyhow와 같은 운동을 실행하는 데 사용되며 이 매뉴얼에서 우리는 마치 몸이 아래로 밀리는 것처럼 케틀벨의 고정 무게를 유지해야 한다. 팔꿈치를 장골 위로 기대고 척추에 가깝게 유지하려면 어깨의 매우 좋은 가동성과 광배근의 지속적인 활성화가 필요하다.

변형된 보상 랙 자세

이 랙 자세는 특히 스포츠 케틀벨에서 주로 사용된다. 그 과정에서, 우리는 피로를 줄이기 위해 중간 영역(코어)의 모든 활성화를 희생하는 한편, 무게의 지지 발 위로 무게중심을 약간 이동한다. 무게를 지탱하는 쪽의 어깨는 반대로 떨어져 척추의 정렬 손실이 발생한다. 그러나 무게는 주로 장골 위로 부하되고 있기 때문에 척추에서의 부하는 건너뛸 수 있으며 이는 우리 구조에 심각한 위험을 나타내지 않는다.

우리는 이 랙 자세를 스포츠 케틀벨 연습용으로만 추천한다. 왜냐하면 이 랙 자세는 그 기능에 특화되어 있기 때문이다. 이는 균형 잡힌 자세와 하중을 받는 능동적인 코어를 개발하는 것 외에는 어떤 의미도 갖지 않는다.

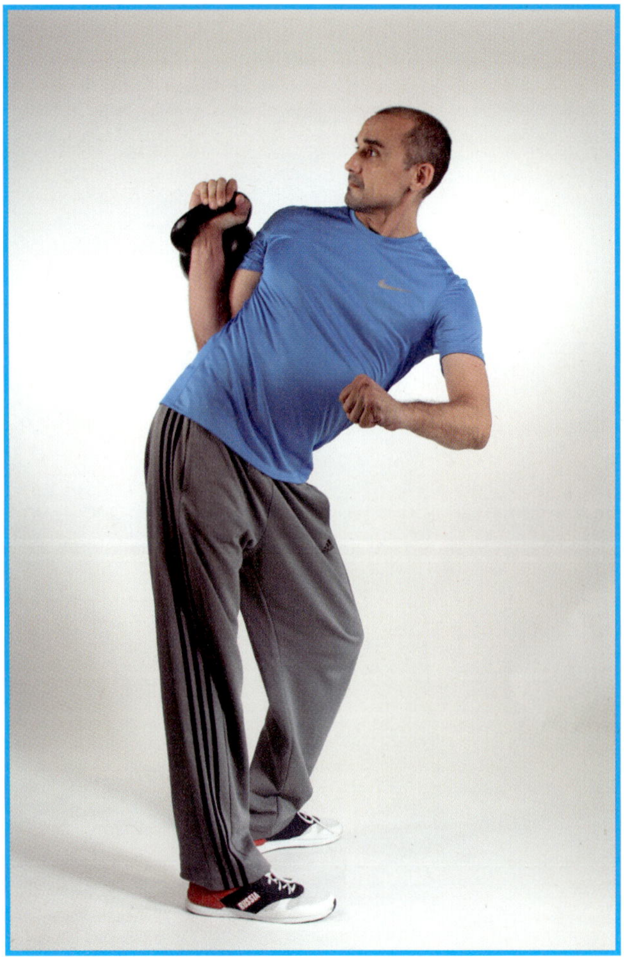

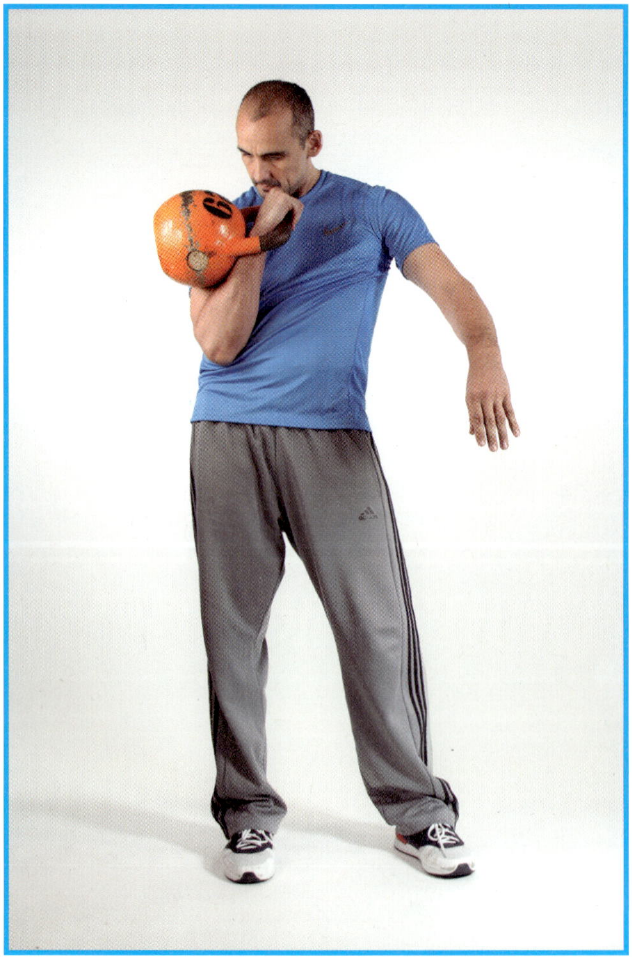

오버헤드 자세

오버헤드 자세(머리 위 '고정'이라고도 불리는)는 아마도 시스템 전체에서 가장 과소평가되고, 오해받고, 잘못 실행된 자세일 것이다. 이를 실현하기 위해서는 어깨관절의 상당한 가동 범위와 안정성이 필요하다. 이는 적어도 5개의 어깨관절 복합체는 서로 조화롭게 조정되고 운동해야 하기 때문에 정말 어려운 자세이다. 이는 신체의 작고 세밀한 근육 그룹에서 차례로 크고 강력한 그룹에 의해 지휘된다. 다른 도구와 관련하여 케틀벨이 가지는 문제는 무게가 균형을 이루기 위해 항상 작용 관절 위에 정렬해야 한다는 것인데, 오버헤드 자세의 경우에는 어깨 자체(관절와상완 관절)에서 정렬을 이룬다. 예를 들어 케틀벨 오버헤드 자세를 위해서는 바벨을 머리 위로 올리는 것보다 훨씬 더 많은 가동성이 필요하며, 이로 인해 팔을 더 멀리 벌릴 수 있다.

이는 지속적인 안정성-가동성 연속체의 규칙에 따라 오버헤드 자세는 팔꿈치 안정성, 어깨 자체의 가동성 및 근본적인 견갑골의 안정성을 최대한 요구한다. 따라서 초보자에게는 쉬운 숙달 자세가 아니며, 구조(분절, 경직 또는 약한 조직)에서 발견할 수 있는 가능한 한계 외에도 진정한 운동 제어 과제(어떤 구조물을 느슨하게 하고 어떤 구조를 펴고 어떤 구조를 활성화해야 하는지, 안정시키기는 것)이자 올바른 수행과 연습을 위한 동작이라 할 수 있다. 오버헤드 자세는 균형 잡힌 수준의 안정성과 가동성을 요구하며, 불안정한 체중을 유지하고 상당한 힘의 요구로 밀어내야 한다.

뿐만 아니라 오버헤드 자세는 케틀벨과 함께 제공하는 가동성, 안정성, 힘 및 유연성 기여도에 대한 결과를 형태로 만들어낸 것이라 할 수 있다.

어깨 해부학

우리가 흔히 어깨라고 알고 있는 것은 생각보다 많은 관절의 복합체로 이해해야 한다. 아마도 그것을 '어깨 복합체'라고 부르는 것이 더 옳을 것이다. 견갑골은 어깨의 관절 중 하나이다. '거들'이라는 이름은 상지와 몸통을 연결하는 구조에 대해 말한다. 견갑골은 어깨를 들어 올리는 동작에서 가장 많은 자극을 받는 부분 중 하나이며 아마도 그 안정을 담당하는 견갑골 근육도 가장 먼저 사용될 것이다.

우리는 오버헤드 자세에서 여러 요소를 조화시켜야 한다. 팔을 머리 위로 올릴 때 견갑골이 안정적으로 재배치될 수 있는 움직임이 필요하다. 따라서 연속체를 문자 그대로 받아들이지 않고 안정성이 단순히 경직성을 의미하지 않으며 안정성은 가동성과 동반되어야 한다고 이해해야 한다.

견갑골을 안정화하려면 척추에 고정되는 모든 근육이 견갑골을 안정화할 수 있는 좋은 고정점을 제공해줄 수 있어야 한다. 따라서 척추와 갈비뼈에 고정점이 없으면 근육이 적절한 지렛대를 발휘할 수 없기 때문에 척추 안정화가 가장 처음 학습되어야 한다.

주 고정점(랙 자세)이 설정되면 견갑골을 척추와 늑골에 고정하는 근육 그룹인 능형근, 세 개의 섬유로 이루어진 승모근과 전거근, 소흉근까지 사용되어야 한다. 그리고 안정적인 견갑골에서, 우리는 상지(상완)를 견갑골에 결합시켜주는 근육인 삼각근, 극상근, 극하근 및 견갑하근을 통해 고정을 해주어야 한다. 언제나 그렇듯이 안정화는 어떤 움직임을 방지하는 것이며, 가동성을 특정 자세를 취할 수 있도록 근육을 이완해주는 것이다.

일단 이 기초가 확립되면, 우리는 주동근의 강력한 움직임에 초점을 맞출 수 있다.

- 밀기: 팔꿈치의 삼두, 어깨 쪽의 대흉근, 전면 삼각근, 그리고 오훼완근을 사용한다.
- 당기기: 팔꿈치에는 상완이두근, 극상근과 어깨에서는 광배근을 사용한다.

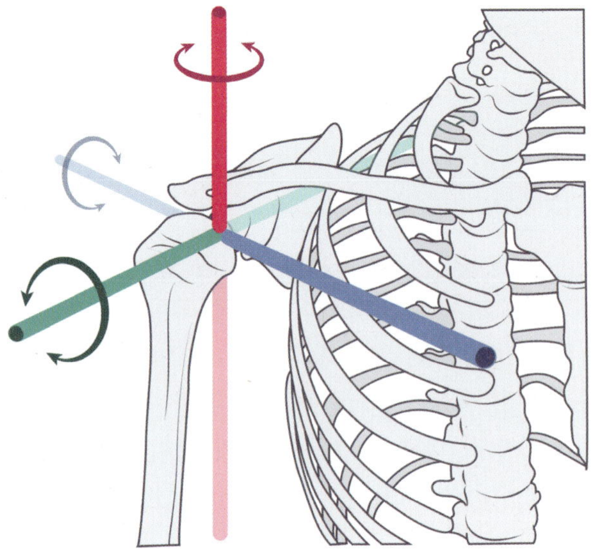

어깨관절 복합체의 관절와상완 관절의 축

어깨관절 역학

어깨 복합체는 상지를 몸통에 접합하는 역할을 한다. 케틀벨 훈련에서는 이 결합이 안정적이면서 동시에 잘 움직이는 것이 매우 중요할 것이다. 아마도 처음에는 많은 사람들을 혼란스럽게 하는 역설일 것이다.

아래로 당겨지는 것을 저항하는 근육(파머스 워킹 및 관련 운동 등)은 승모근의 상부 섬유와 능형근, 견갑거근이다. (견갑거근의 경우 첫 번째 경추 척추에 붙어 있고 다른 척추 주변 근육들에 비해 상당히 작기에 과부하 시 기능장애를 겪을 수 있으며 특별히 주의해야 한다.)

견갑골의 외전을 저항하는 집단은 승모근의 중간 섬유와 능형근이다. 앞쪽 대흉근과 소흉근은 견갑골이 가슴 쪽에 가까워져 있는 동안 외전에 저항하기 때문에 매우 중요한 근육이다.

상완골 안정화는 주로 회전근 근육(극상근, 극하근, 견갑하근, 소원근)이 활성화되어야 한다.

많은 사람들이 리프팅 전 '견갑골 패킹'의 중요성을 이야기한다. 여기에는 견갑골 하각을 지나고 반대쪽 엉덩이와 근막을 연결시키며 팔을 몸통과 연결해주는 광배근을 포함한다.

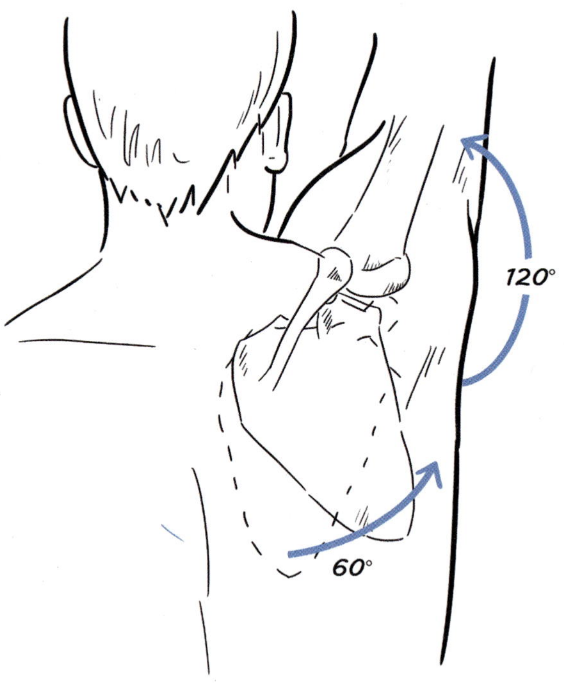

굴곡과 외전 시 견갑상완리듬을 통해 움직임이 완성된다.

수정된 오버헤드

이 목록을 통해 우리는 케틀벨로 오버헤드 자세를 평가하고 수정할 수 있다. 이 목록은 변덕스럽지 않으며, 가장 근본적인 것에서 부과적인 것에 이르기까지 모든 점을 개별적으로 접근하고 점진적으로 단일 운동으로 통합하는 것을 권장한다. 먼저, 우리는 무게 없이 바닥에 누워 있는 자신을 평가할 수 있다. 우리가 과부하 없이 10점을 충족할 수 없다면, 안정성이 적용되지 않더라도 자세를 수행하는 데 어려움을 느끼기에 주요 문제는 가동성에 있다는 것을 알게 될 것이다.

1. 팔꿈치가 완전히 펴지고, 구부리지 않고, 잘 고정된다.
2. 견갑골이 뜨거나 회전하지 않도록 아래로 잘 패킹하여 흉추에 잘 부착한다. 등 뒤에서 안정감이 느껴져야 한다.
3. 옆으로 보았을 때, 몸의 질량 중심은 어깨관절 위로 무게가 지나가야 한다.
4. 정면으로 보았을 때, 무게가 어깨에 걸려 있어야 한다.
5. 엄지손가락이 바깥으로 돌아가지 않도록 외회전 토크를 걸어놓아라(토크 부분에서 이미 설명하였다).
6. 코어 활성화 유지: 팔을 들어 올릴 때 몸통 정렬을 유지한다. 척추의 올바른 만곡이 무너지지 않으면서 늑골 위치, 골반 수준, 어깨 및 머리 위치를 안정적으로 유지한다.
7. 흉추 신전: 견갑골을 뒤로 기울여 흉추 가동성을 더 강조하라.
8. 견갑골의 각도를 가능한 겨드랑이 중앙선에 가깝게 배치한다.
9. 흉추 신전으로 인해 견갑골은 후방 경사된다.
10. 팔의 위치에 따라 머리의 정렬은 영향을 받지 않도록 한다. 횡격막, 목, 얼굴 근육의 기능에 영향을 미치지 않도록 순환적이고 자연스러운 호흡을 한다.

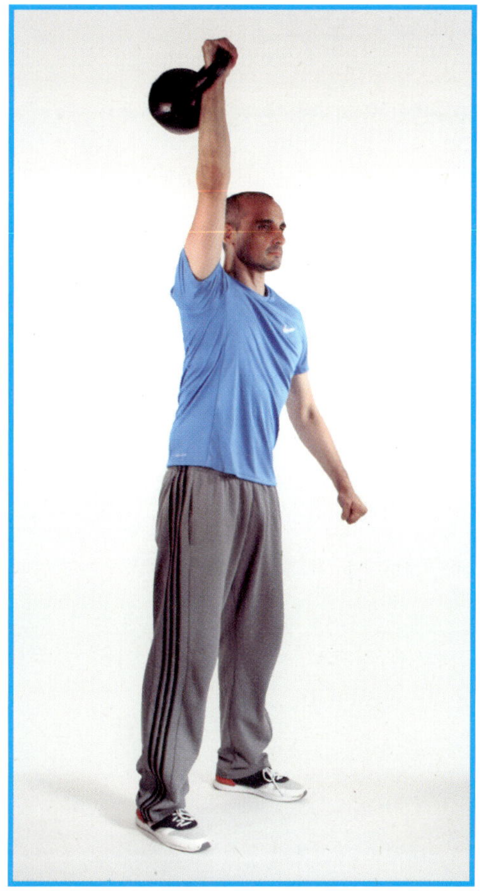

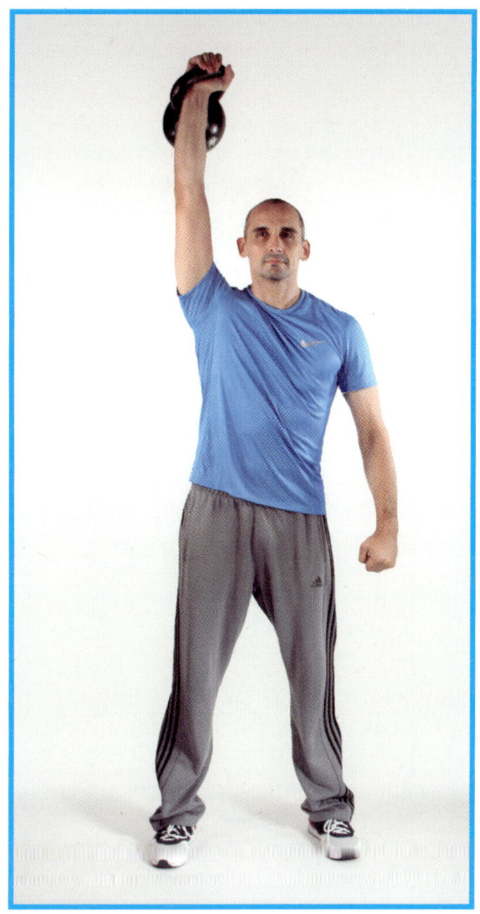

쿡의 워킹

그레이 쿡과 댄 존이 제시한 이 간단한 연습은 무게를 들고 하는 운동의 모든 이점을 포함하고 있으며, 동시에 케틀벨이 있는 오버헤드 자세에서 얻을 수 있는 능력을 향상시킬 수 있다.

무게는 오버헤드 자세로 유지할 수 있다는 것을 인지할 수 있는 중간 무게로 들어 올리는 것을 추천한다. 원래 버전에서는 더 이상 지탱할 수 없을 때까지 운반하는 것이지만 이것이 어려운 경우엔 랙 자세에서 할 것이고, 더 이상 견딜 수 없을 때는 파머스 워킹 자세로 변형해서 운반할 것이다. 다른 쪽 팔에도 똑같이 적용할 수 있다.

보다 쉽게 양팔의 각 자세에서 1분을 운반할 수 있다. 이것은 무게를 운반을 위한 완전한 6분간의 교육 훈련으로 사용될 수 있다.

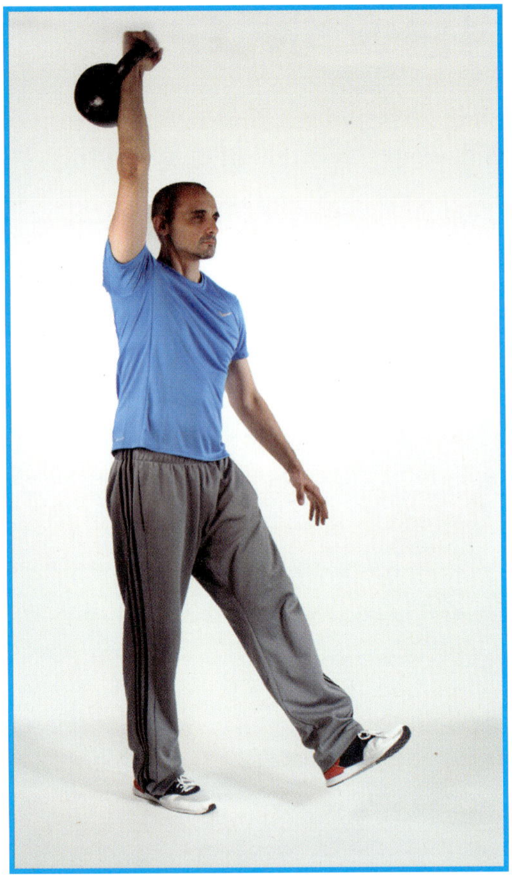

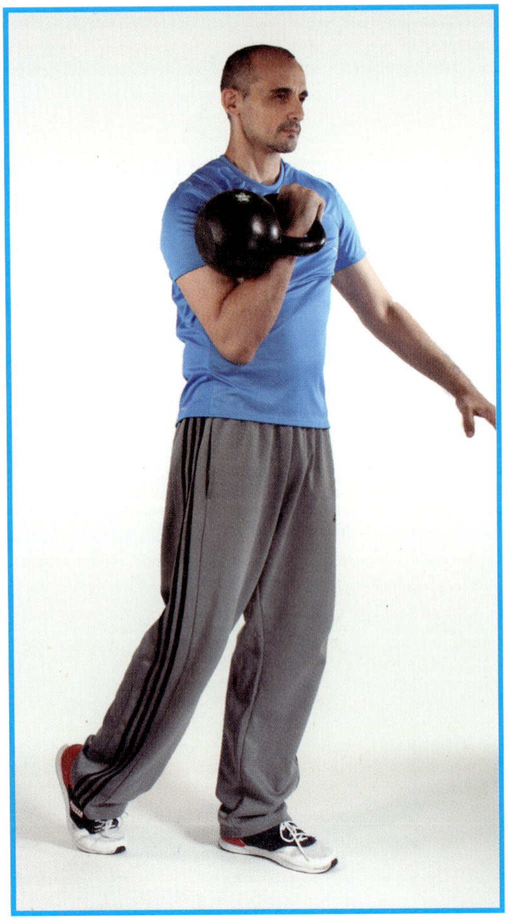

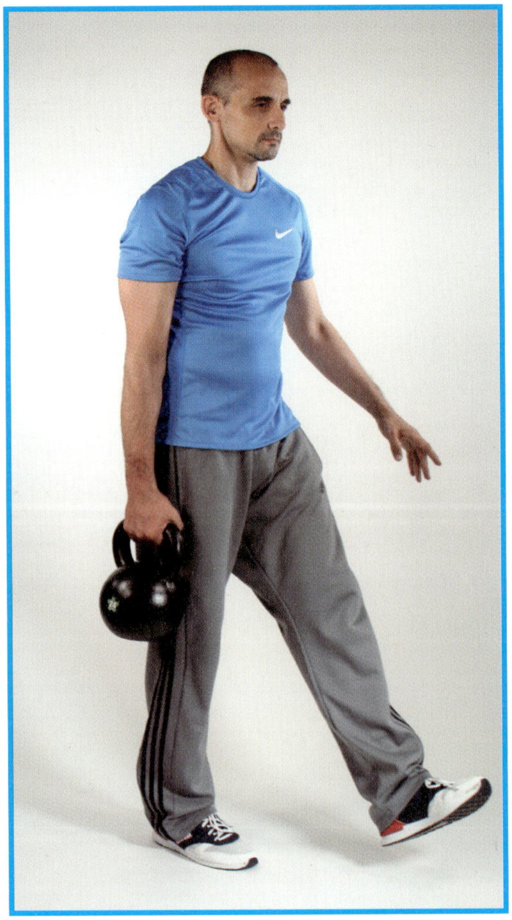

압박, 긴장 및 전단(토크)

『힘 · 훈련 · 해부학』(3권), 제롬 마일로

'밀기'란 힘이 가해지는 지점에서 우리 몸의 중심으로부터 얼마나 멀어지는지를 의미한다. 이 경우 멀리 이동하는 것은 상지의 힘으로 밀어내는 무게이다. '프레스'를 예로 들어보면, 이 운동은 '통합' 시스템으로 생각할 수 있으며 하중과 운동 방향의 힘이 합쳐져 손목, 팔꿈치, 어깨를 압박시키게 된다. 특히 어깨에 대한 경우, 아래로 향하는 하중과 위로 가해지는 미는 힘에 의한 압박을 견디게 된다. 결과적으로 두 힘이 같은 선상에서 작용하고 합쳐지면서 압박이 발생하며, 마치 눌린 케이크처럼 가로 방향 길이는 늘어나고 세로 방향 길이는 줄어들게 된다.

케틀벨은 몸을 누르려는 힘에 관련이 있으며, 이 힘은 적용된 표면과 평행하게 작용하여 관절에 회전을 유도하려는 특징이 있다. 이것이 바로 토크의 공식적인 정의이며, 관절 축을 중심으로 회전을 유발하려는 힘의 효과이다.

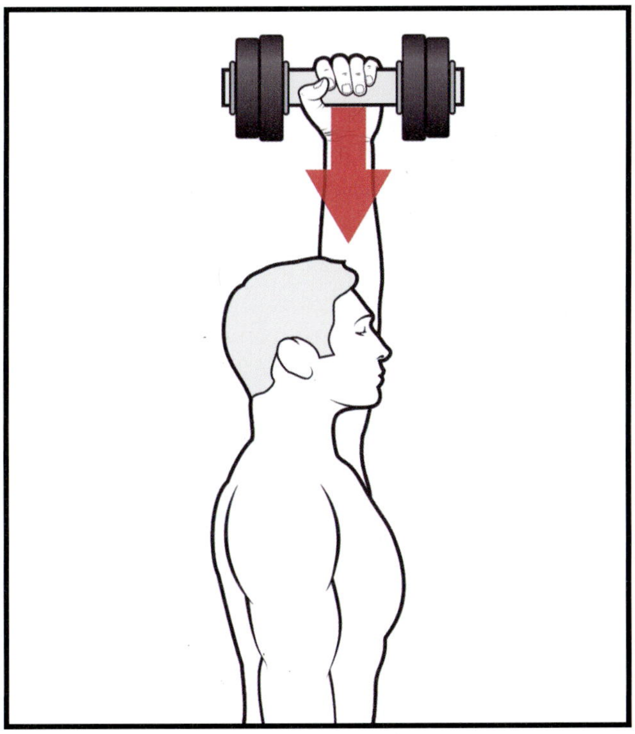

그림에서 우리는 외력 중 무게의 힘이 어깨관절과 주변 조직을 압박하는 것을 볼 수 있다.

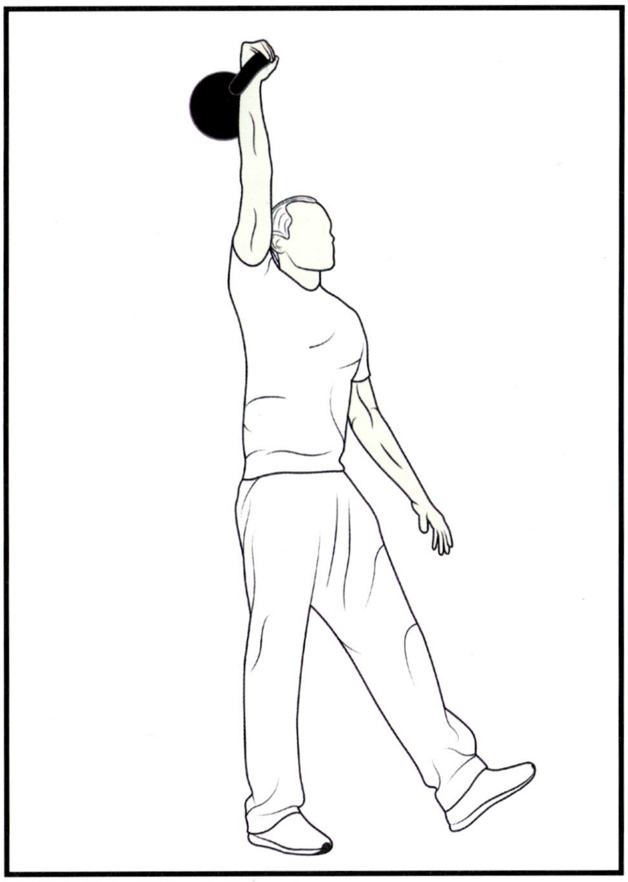

당기는 힘은 무게중심을 향해 힘이 가해지는 지점에 가까워지는 것으로 이해할 수 있다. 이 경우 가까워지는 것은 당기는 힘을 발생시키는 상지가 된다. 따라서 무엇인가를 당기는 행동을 예로 들면, 상지를 구성하는 요소(손목, 팔꿈치, 어깨)를 늘리는 스트레칭 상태가 된다. 이때 어깨는 늘어나려는 힘에 의한 긴장을 견디고 있다.

이러한 긴장은 두 힘이 서로 다른 방향으로 작용하는 경우에 발생한다. 서로 다른 방향으로 작용하는 두 힘이 만나면 '신장성 긴장'이라 불리는데, 이는 늘어나는 형태로 변형을 유발한다.

세 가지 힘은 '쿡의 걷기' 운동에서 아주 잘 나타나 있다. 이 운동은 어깨를 강화하기 위한 것으로, 그레이 쿡과 댄 존이라는 전문가들의 이름에서 따온 것이다.

이 운동에서는 상지를 3가지 힘에 노출시키려고 노력하는데, 180도 범위의 움직임뿐만 아니라 머리 위에서 발생하는 압박 힘, 케틀벨을 들고 있는 상태에서의 긴장, 그리고 팔을 들거나 내릴 때 발생하는 토크 힘까지 모두 고려한다. 이렇게 하면 운동 중에 상체에 가해지는 밀어내기, 당기기, 그리고 토크 힘에 효과적으로 대응할 수 있게 된다.

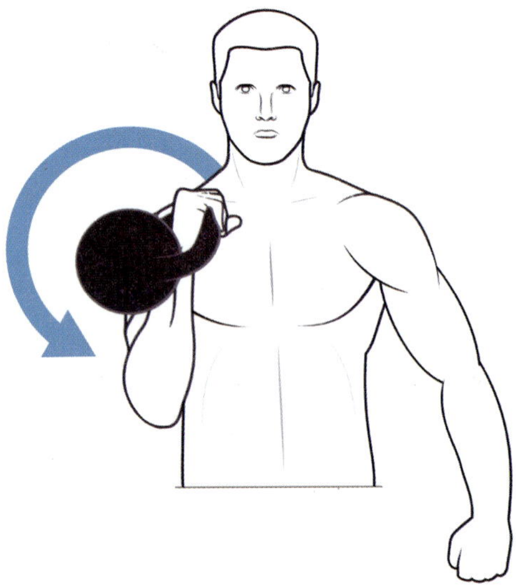

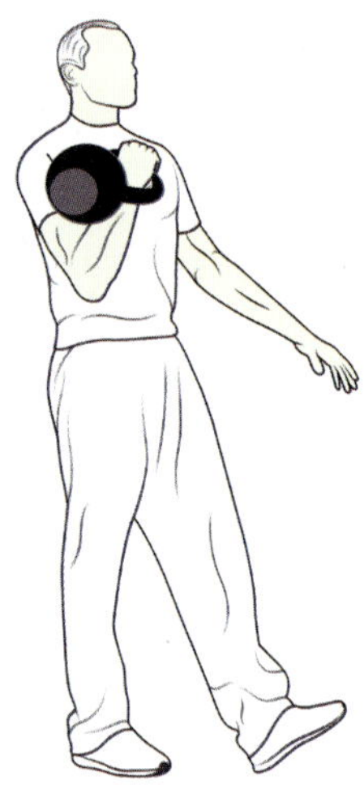

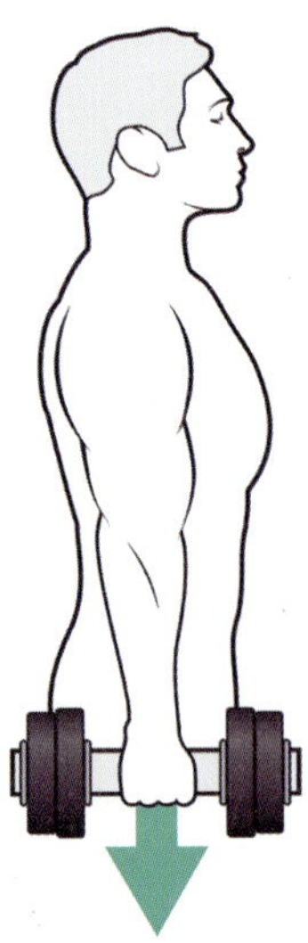

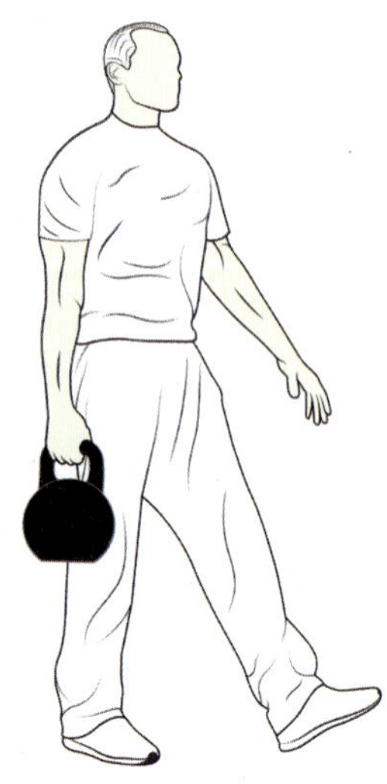

5. 스윙

스윙(진자 움직임)은 케틀벨 운동에서 가장 잘 알려진 동작 중 하나다. 또한 스윙은 클린과 스내치와 같은 끌어올리기 동작의 원동력이 된다. 스윙 운동은 주로 후방 사슬에 부하가 가해진다. 즉, 하중이 주로 햄스트링과 둔근 및 등 근육에 분산된다. 스윙의 진행은 힙 힌지를 기본 동작으로 시작하고 이후에는 중량을 끌어올리는 데드리프트 동작으로 이어진다. 또 다른 보조 운동으로는 스틱을 사용하는 힌지 운동이 있다. 이 운동은 고관절에서 안정적인 움직임을 만들도록 유도하고 동작에 대한 움직임 제어 능력을 향상시킨다. 동시에 허리 부위는 안정적으로 유지할 수 있다. '굿 모닝'과 '고트 스윙Swing of the Goat'과 같은 운동은 해당 부위와 조직을 활성화시키는 데 도움이 된다. 한쪽 다리로 하는 데드리프트와 같은 더 복잡한 운동은 신체에 가해지는 불균형을 추가하고 고유 감각 조절 능력을 향상시킨다.

스윙 동작은 다양한 종류가 있다(러시안 스윙, 아메리칸 스윙, 한 손으로 하는 스윙, 얼터네이트 스윙 등). 이러한 다양한 스윙 동작은 힙 힌지 동작을 통해서 보다 무거운 중량으로 운동하기 위한 목적이 크다.

스윙은 점진적으로 더 무거운 중량으로 운동할 수 있게 해주는 간단한 운동이며, 더 복잡한 운동으로 나아가기 위한 기초를 다지는 데 도움이 된다. 스윙은 후방 체인의 중요한 운동으로 이해하는 것 외에도 운동 중에 발생하는 중량의 가속으로 인한 부하에 저항하는 데 효과적인 스탠딩 플랭크로 이해해야 한다. 즉, 중량의 위치가 이동하면서 발생하는 앞쪽으로 나아가려는 힘에 대항하기 위해 굴곡하는 근육 그룹을 활성화시켜야 한다. 이러한 이유로 스윙은 동적인 코어 운동으로 간주되기도 한다.

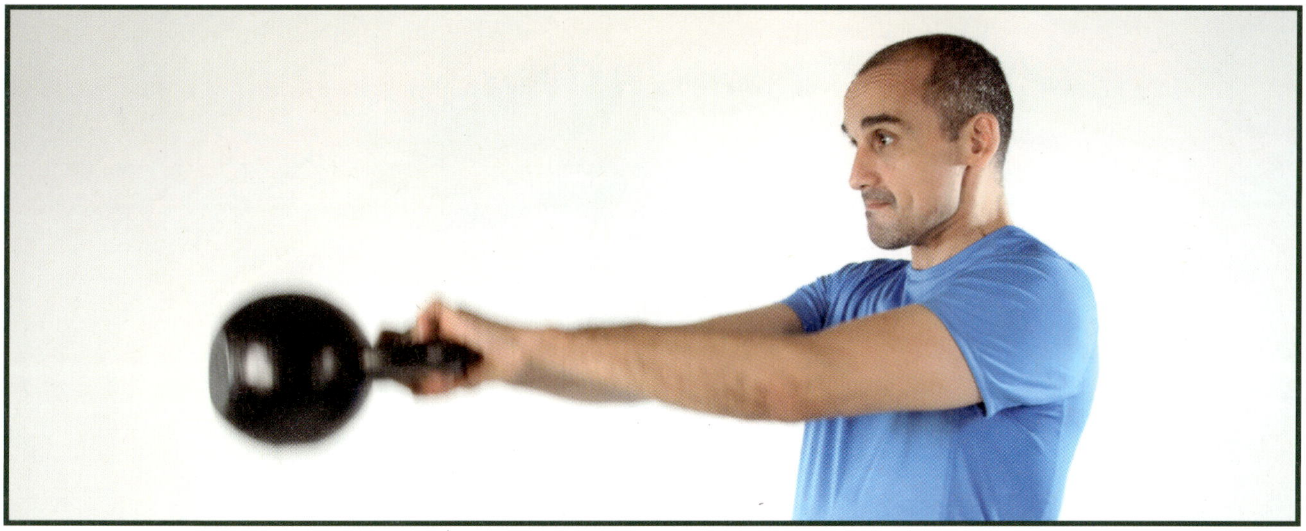

스윙의 원리

아래 그림은 스윙의 기계적 작용과 기능을 이해하는 데 중요한 역할을 한다. 이를 이해하기 위해서는 먼저 '하중 위치' 개념을 이해해야 한다. 중량을 움직이면서 근육이 긴장을 할 때 하중이 우리 앞이나 뒤에 위치할 때, 이를 앞뒤로 떨어진 하중이라고 한다. 스윙은 고관절이 신전되면서 중량을 앞으로 밀고 올릴 때 하중이 앞으로 떨어지고, 그 후 중량이 두 다리 사이를 지나가고 뒤로 향할 때(우리가 후방 아치를 저항하고 안정성을 유지하기 위해 힘을 줄 때) 하중이 뒤로 떨어진다.

그래서 스윙은 단축성 단계, 즉 중량이 다리를 지나 몸 앞에 위치하는 지점에서 일어나는 상승 단계와 다른 하나인 신장성 단계, 즉 중량이 다리를 지나 몸 뒤에 위치하는 지점에서 일어나는 하강 단계를 포함한다고 말한다. 중량은 우리 몸 앞뒤로 이동할 것이다. 따라서 움직임을 생성하기 위해 고관절을 사용하는 것이 중요하다. 고관절은 앞뒤로 모두 움직일 수 있는 유일한 부위이기 때문이다. 무릎을 주로 사용하여 움직인다면, 중량은 단순히 위에서 아래로 이동할 것이다. 이렇게 무릎을 사용하는 유형의 동작은 수직 저항에 반응하는 운동에 더 적합하며, 스윙처럼 앞뒤의 하중을 움직여야 하는 운동에는 크게 도움을 받을 수 없다.

미리 언급하면 스윙은 특별한 역동성을 가지고 있다. 단축성 수축 단계에서는 점프와 같이 폭발적이며, 신장성 수축 단계에서는 감속하는 경향이 있다.

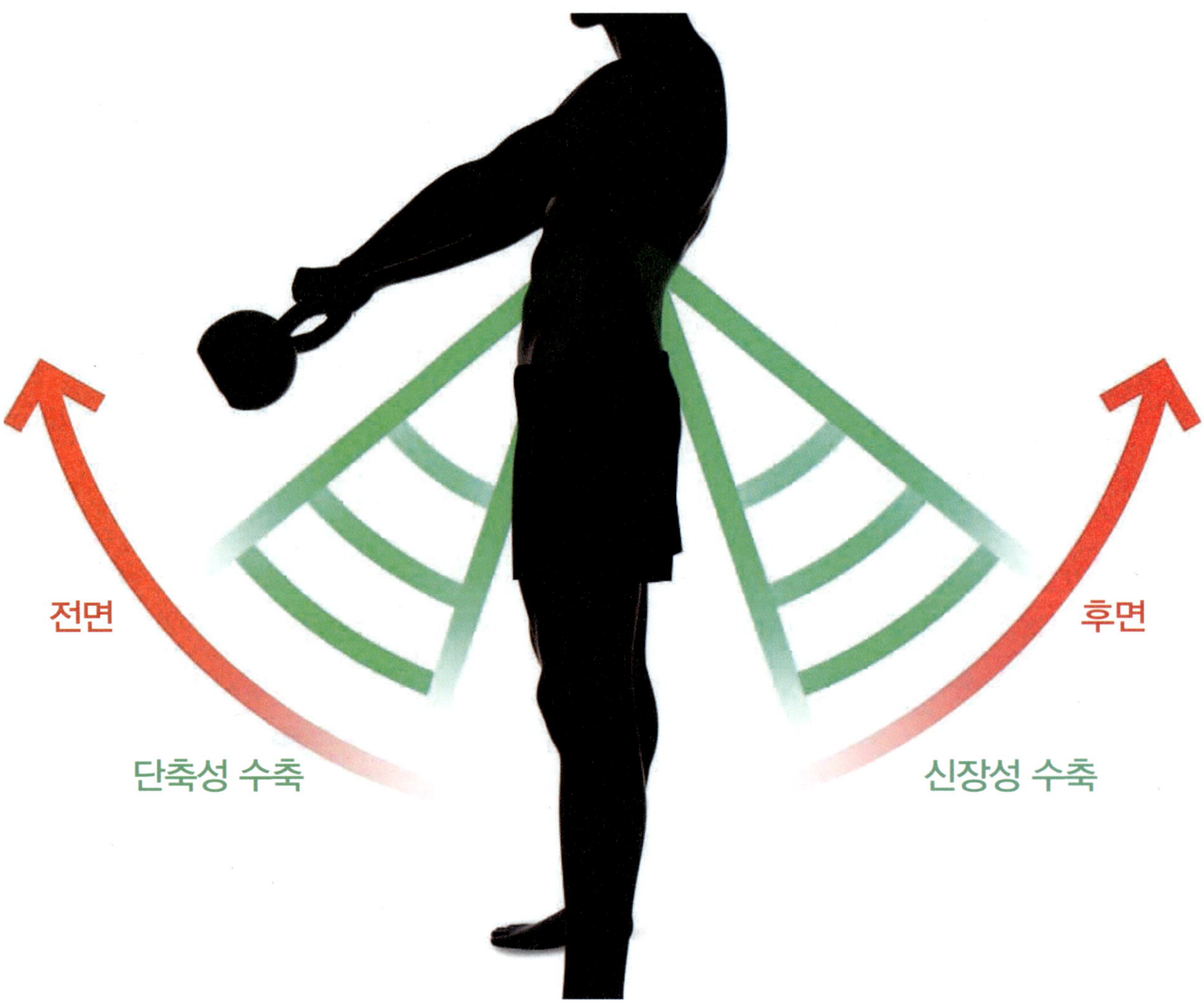

둔근 테스트

시작하기 전에 후방 근육들의 활성화 순서가 적절한지 확인하는 것이 좋다. 이 간단한 테스트는 엎드리거나 누워서 진행할 수 있다. 어떤 자세에서든 고관절을 신전할 때, 햄스트링과 둔근 중 어떤 근육이 먼저 활성화되는지 확인한다.

이론적으로는 둔근이 먼저 활성화되어야 한다. 그러나 둔근 대신 햄스트링이 먼저 활성화된다면 근육 활성화 순서가 잘못되었을 수 있다는 것을 의미할 수 있다. 따라서 이 테스트는 우리에게 둔근을 먼저 의식적으로 활성화하고 나서 햄스트링을 활성화하는 방법을 알려준다.

햄스트링 위에 한 손, 엉덩이 위에 다른 손을 두고 고관절을 신전하면서, 어떤 근육이 먼저 활성화되었는지 확인한다. 이 시퀀스에서는 엉덩이가 먼저 활성화되어야 한다. 그렇지 않다면 근육 활성화 순서에 문제가 있을 수 있다.

힙 브릿지

이전 테스트를 기반으로 하여, 우리는 힙 브릿지 운동을 기본 동작으로 둔근 우세 및 활성화하는 입문 운동으로 사용할 것이다. 이 동작에서는 등을 바닥에 붙이고 무릎을 구부린 채로 누워 엉덩이를 들어 허리 부위에 보상이 발생하지 않고 둔근을 활성화하도록 노력해야 한다. 허리의 보상이 발생하는지 확인하기 위해서는 허리 아치의 변화나 필요 이상 발생하는 힘에 주의를 기울이면 된다.

고관절을 신전하면 둔근을 활성화하는 것뿐만 아니라, 이 동작을 수행하기 위해서 장요근이 늘어나고 이완되어야 하는 것이 기본적인 조건이다. 장요근이 너무 긴장(경직)된 경우, 아마도 둔근 활성화가 억제된 상태일 것이며, 이러한 문제에 대처하기 위해 다양한 방면에서 해결책을 찾아야 한다. 둔근을 활성화하는 동시에 햄스트링이 활성화되지 않도록 주의하고, 장요근의 유연성을 회복하고 이완시키려고 노력해야 한다.

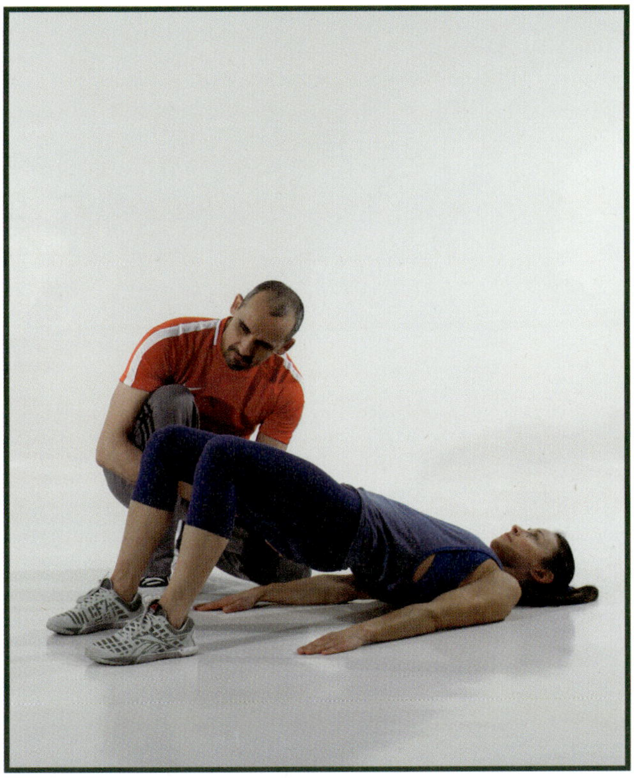

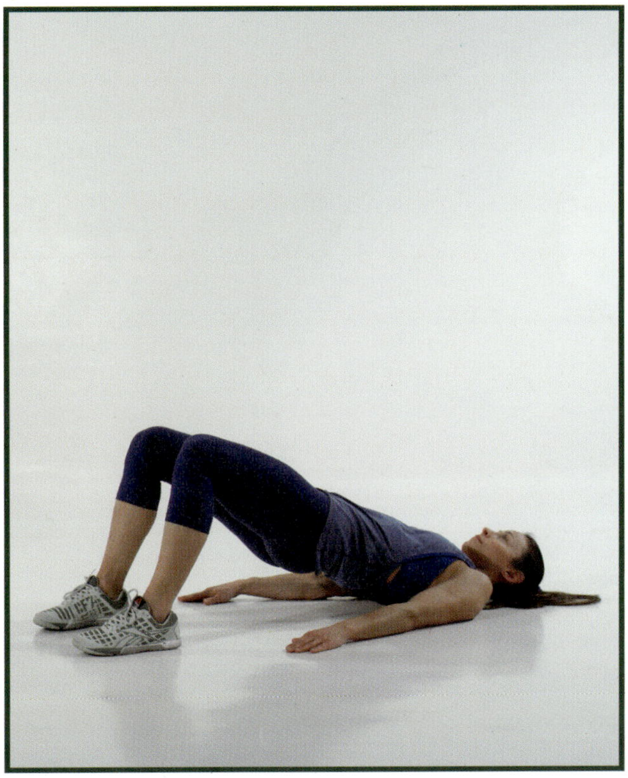

스틱을 활용하는 힙 힌지 연습

시작하기 전에, 허리 부위에서의 보상(요추 전만 커브 상실) 없이 골반의 유연성을 최소한으로 확인하는 것이 중요하다. 바닥에 누워 엉덩이를 들어 허리 부위에 보상이 발생하지 않도록 하는 힙 브릿지 동작을 통해 움직임을 이해하고 인식하는 것이 중요하다. 중점은 둔근의 수축과 고관절의 신전에 있으며, 이때 허리 부위는 안정적으로 유지되어야 한다.

이를 이해한 후에는, 서 있는 자세에서 척추의 정상적인 만곡이 유지되고 있는지 확인해야 한다. 모든 사람이 사용할 수 있는 간단한 해결책은 척추 만곡의 과도한 전만이나 후만을 찾기 위해 스틱를 사용하는 것이다. 다리를 적절히 벌리고 바르게 서서 요추와 경추 부위가 자연스러운 전만을 가지도록 해야 한다. 이렇게 바르게 정렬하는 과정에서 척추의 과도한 전만과 후만이나 만곡의 결여는 병적인 상황에 처해 있을 수 있고 적절한 처방이 필요할 수도 있다.

모든 것이 정상인지 확인되면, 스틱을 등에 대고 고관절에서만 굴곡과 신전 움직임을 만들어보고 동작을 수행하는 동안 해당 움직임의 메커니즘을 이해하는 것이 중요하다. 또한 무릎과 발목의 움직임은 최소화해야 한다. 자연스러운 만곡을 유지하고 확보되면 데드리프트 동작을 반복한다. 반복을 하는 과정에서도 등 뒤에 있는 스틱은 몸에서 떨어지지 않도록 유지한다.

고관절에서의 움직임 메커니즘을 이해하고 잘 수행한다고 확신할 때, 스틱을 활용하지 않고 동작 수행을 할 수 있도록 한다. 그럼에도 정렬된 자세가 무너지지 않고 고관절의 움직임을 잘 활용한다면 혼자서도 충분히 반복 연습을 할 수 있다.

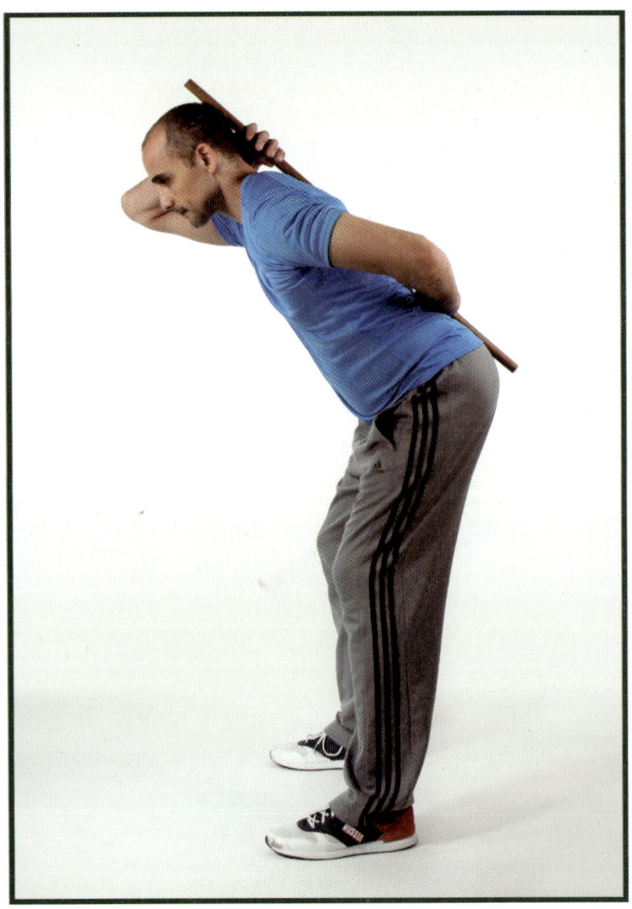

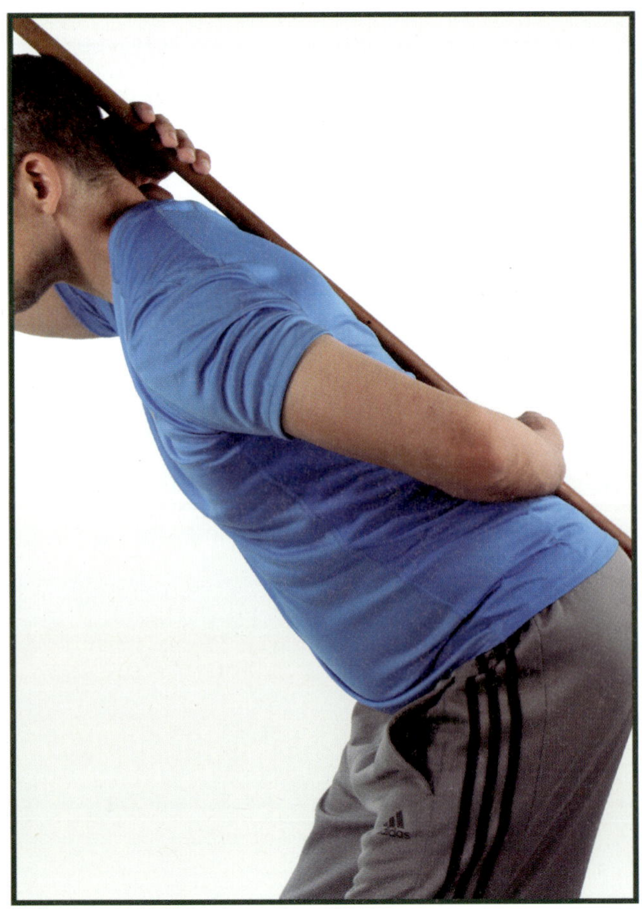

6. 움직임 패턴

모든 케틀벨 운동은 '움직임 패턴' 범주에 포함시킬 수 있다. 여기서는 운동을 임의로 묘사하는 대신, 신체가 수행하는 주요 기능에 따라서 분류한다. 이렇게 하면 케틀벨을 기능별로 더 쉽게 구분하고 이해할 수 있으며, 효과적인 기능을 가진 훈련 순서를 구성하는 것이 더 수월해진다.

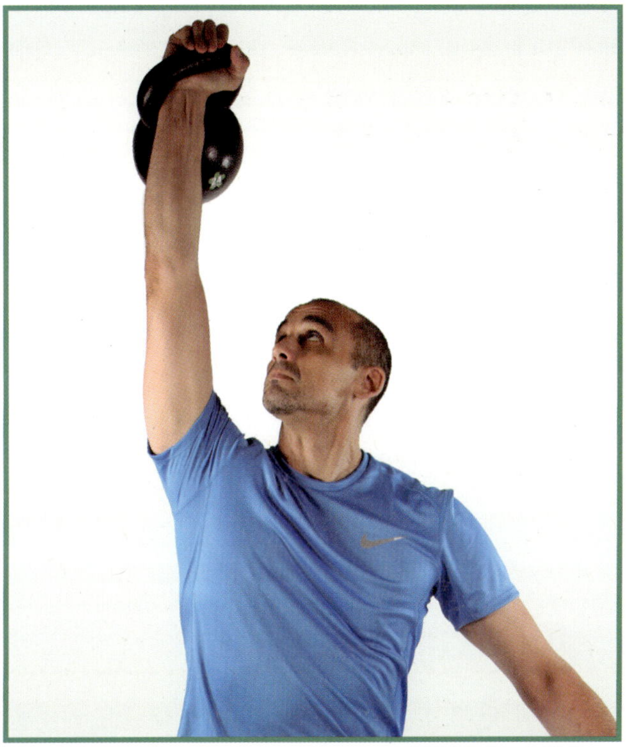

상지 밀기 패턴

여기에는 미는 형식(팔꿈치 신전 및 어깨 굴곡)으로 상지를 사용하여 수행되는 운동이 포함된다. 팔꿈치의 주요 신전근(상완삼두근, 주근)뿐만 아니라 어깨의 굴곡근과 외근, 그리고 주변 부위를 안정화하는 다른 근육들도 작용하게 된다. 케틀벨로 수행하는 이러한 패턴의 가장 일반적인 운동으로는 프레스, 푸시 프레스, 저크, 벤트 프레스, 사이드 프레스, 케틀벨을 이용한 푸시업 등이 있다.

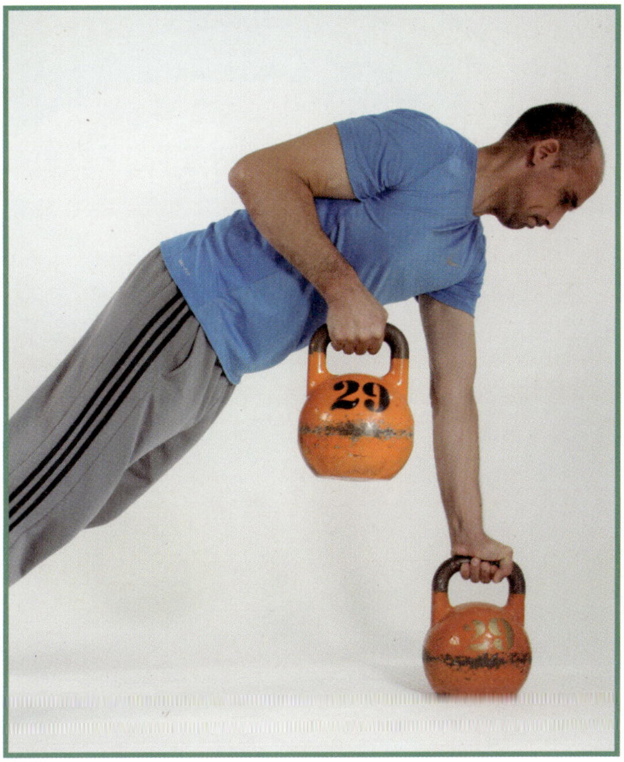

상지 당기기 패턴

상지 밀기 패턴의 반대 움직임은 상지를 사용한 당기기 패턴이다. 이 패턴에서는 상체의 중심으로 상지를 가까이 끌어당긴다. 이를 위해 팔꿈치의 굴곡근(상완이두근, 상완근, 회외근), 어깨의 신전근(상완이두근, 대원근, 삼각근 후면 부분) 및 적절한 안정화 근육들이 활성화된다. 가장 일반적인 운동으로는 로우, 레니게이드 로우, 무게를 사용하는 풀업, 클린, 하이풀 등이 있다.

무릎 우세 패턴

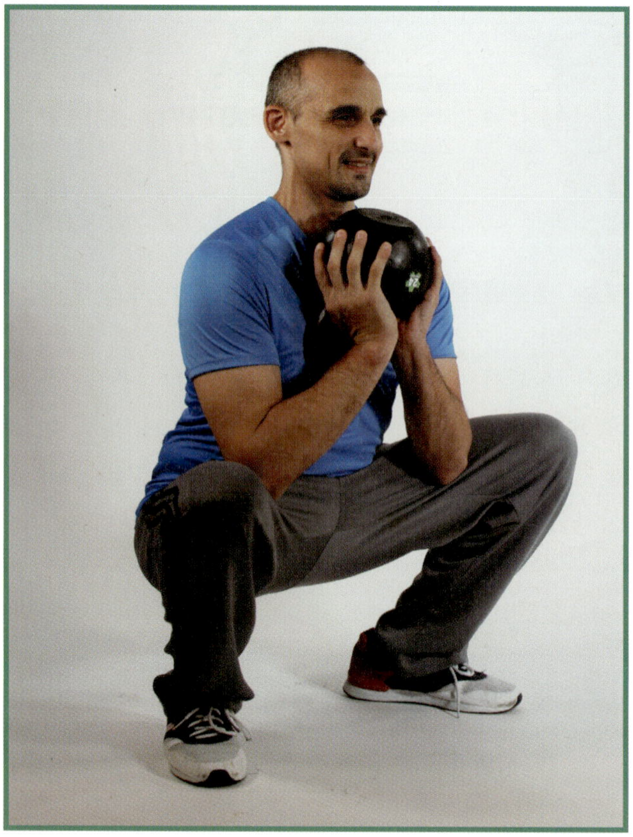

하지를 이용해 바닥으로부터 밀어내는 것으로 해석되는 무릎 우세 패턴은 엉덩이와 발목의 확장을 동반한 무릎관절의 신전을 기반으로 한다. 이 동작은 대퇴사두근의 주도적인 조절에 의해 움직이며 햄스트링과 대퇴사두근 사이의 협력적인 관계에 의해 이루어진다. 무릎 지배의 가장 대표적인 운동은 스쿼트이다. 전체 움직임에서 무릎이 개입하고, 깊이 내려가는 과정에서는 하강을 제어하기 위해 엉덩이와 공유된다.

이러한 패턴이 나타내는 대표적인 운동에는 고블릿 스쿼트, 스모 스쿼트, 랙 스쿼트, 오버헤드 스쿼트, 푸시 프레스, 저크, 코사크 스쿼트, 런지, 피스톨 스쿼트, 스러스트 등이 있다.

고관절 우세 패턴

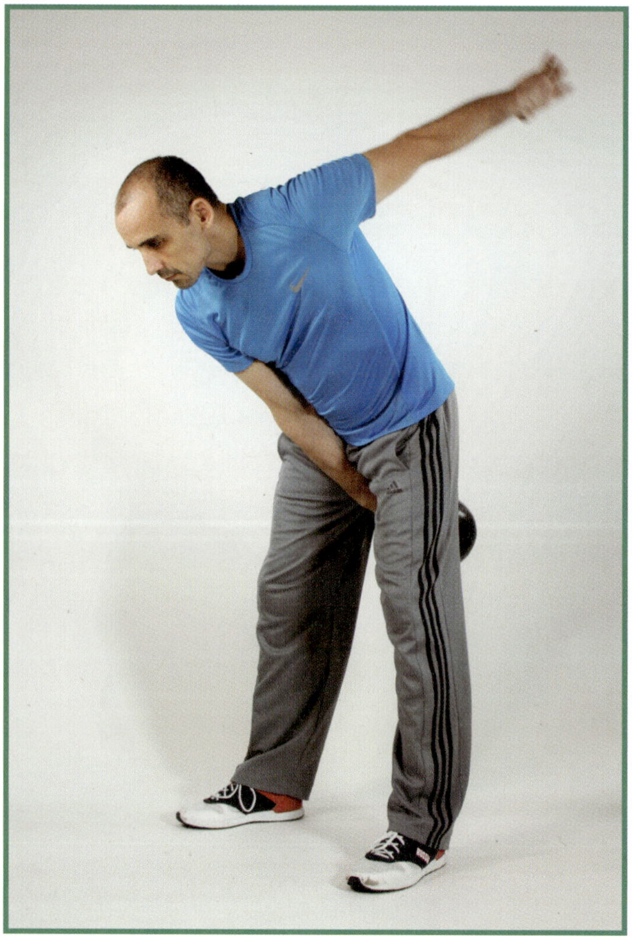

하지에서 당기기 동작은 고관절 우세 패턴을 의미한다. 여기서 우리는 둔근을 주동근으로 사용하여 신전을 목표로 하고, 특히 동작의 수축 단계에서 둔근이 주요 움직임을 담당한다. 또한 고관절 우세 패턴은 무릎과 발목의 신전을 어느 정도 사용하기 때문에 무릎 우세 패턴과 유사한 점이 있다. 이로 인해 종종 두 메커니즘, 즉 고관절 우세와 무릎 우세 패턴 사이에서 혼동이 발생하기도 한다.

이러한 패턴의 가장 일반적인 운동으로는 스윙, 원레그 데드리프트, 윈드밀, 굿모닝, 클린, 스내치 등이 있다.

코어 패턴

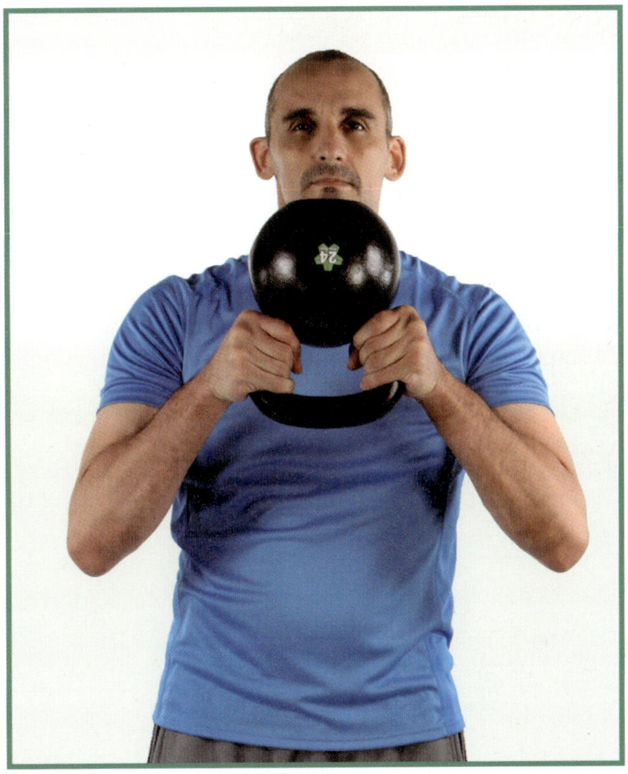

이전에 해당 챕터에서 코어core에 대해 상세히 이야기했다. 코어를 하나의 패턴으로 포함시키는 이유는, 코어가 모든 안티-무브먼트anti-movements를 대표하기 때문이다. 많은 사람들이 회전이나 기울임을 하나의 패턴으로 언급하지만, 사실상 몸통에서는 항상 안티-무브먼트를 추구한다. 즉, 코어 근육들은 움직임을 생성하는 것보다는 (가속화된 무게를 들어 올리는 상황에서) 움직임을 제어하는 역할을 더 많이 한다. 이러한 코어가 활성화되는 패턴이 다른 패턴들에 대한 많은 요구사항 중 첫 번째여야 한다고 생각한다.

이 패턴에 속하는 몇 가지 운동은 터키쉬 겟업, 케틀벨 어라운드, 헤일로, 윈드밀 헤일로, 파머스 워크 등이 있다.

운반 및 옮기기 패턴

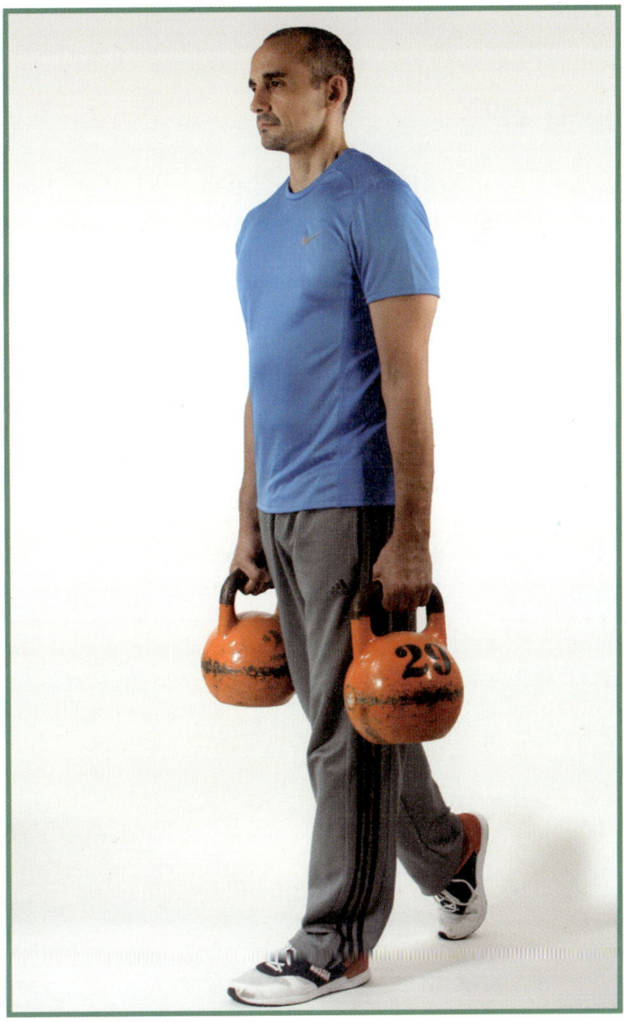

파머스 워킹 섹션 및 파머스 워킹 매뉴얼에서 운반에 대해 설명하고 필요성을 설명했다. 여기서 가장 중요한 것은 무언가를 운반하는 동안 신체의 구조적 안전성을 유지하는 것이며, 이를 동적 코어 운동이라 한다.

이동 운동에 속하는 몇 가지 운동은 파머스 워크, 케틀벨 운반 등이 있다.

회전 패턴

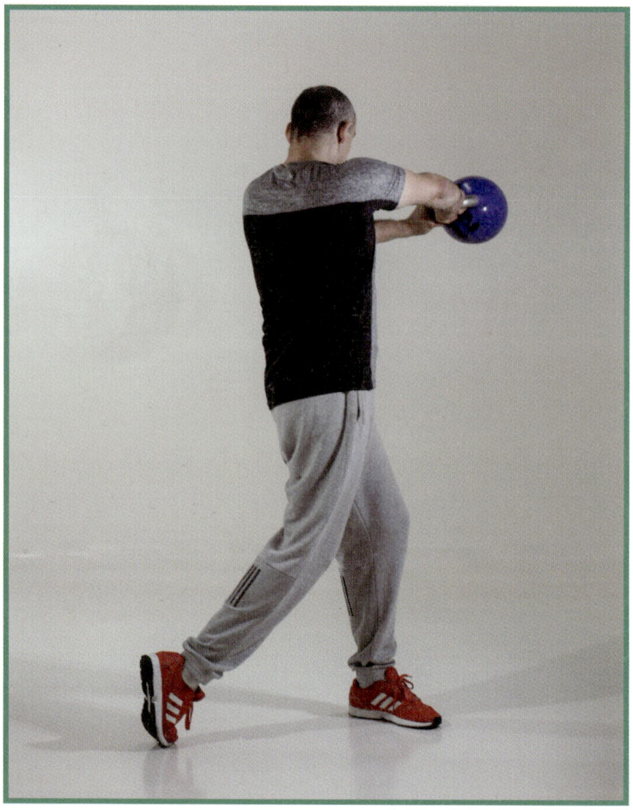

이 패턴은 수평면에서 발생하는 움직임들을 정렬하는 것을 말한다. 주로 엉덩이, 어깨, 팔뚝과 같은 이러한 움직임을 생성할 수 있는 관절에서 발생하며, 또한 흉추 부위에서도 나타난다. 예를 들어 이 패턴에는 던지기, 타격 및 투척과 같은 스포츠 운동이 포함된다.

전통적으로 케틀벨에서는 이러한 패턴을 구현하는 많은 운동이 없었지만, 최근 몇 년 동안 다른 도구에서 회전 패턴의 필수적인 움직임을 '모방'하고 적응하고 있다. 여기에는 인디언 클럽, 클럽벨, 메이스벨, 망치 등의 장비들이 포함된다.

혼합 패턴

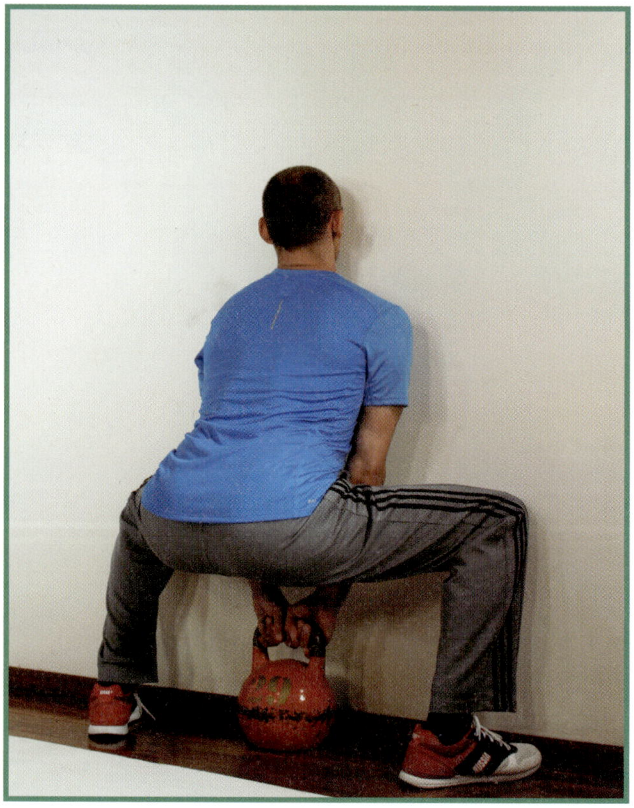

운동이 더 복합적일수록, 즉 신체의 여러 부위가 하나의 동작을 수행하기 위해 통합될수록, 이를 개별 패턴으로 구분하는 것이 더욱 어려워진다. 따라서 패턴을 결합하는 과정에서 혼합 패턴이 나타난다. 좋은 예로 데드리프트나 스모 스쿼트가 있다. 일부는 이를 엉덩이 우세 패턴으로, 또 다른 일부는 무릎 우세 패턴으로 정의해왔다. 이 동작을 보다 철저히 분석해보면, 첫 번째 단계에서는 무릎 우세가 나타나고, 두 번째 단계에서는 무릎과 엉덩이의 복합적인 우세가 나타나며, 마지막 단계에서는 엉덩이 우세가 주도한다는 것을 알 수 있다. 이와 동시에 코어는 계속 활성화되어 있고 약간의 밀어내기 패턴이 동작을 수행하는 동안 계속 작용한다.

7. 상지를 이용한 밀기

우리는 펜듈럼 동작이 무게를 들어 올리는 데 필요하고, 랙 포지션이 무게를 지탱하는 데 사용되며, 그 위치에서 무게를 오버헤드 포지션으로 이동시킬 수 있다는 것을 배웠다. 따라서 랙 포지션에서 시작되는 거의 모든 운동은 상지를 포함한 능동적인 밀기 패턴의 동작을 수행하게 된다.

파벨이 그의 저서에서 프레스와 관련해서 전달하는 중요한 조언 중 하나는 풀업에서의 견갑골(날개뼈) 메커니즘을 이해하는 것이다. 이는 상체 운동에서 안정성과 힘을 극대화하는 데 중요한 역할을 한다. 밀기 운동이 주된 역할을 하는 운동에서 당기는 요소가 중요한 역할을 한다는 것이 모순적으로 들릴 수 있지만, 실제로는 그렇다. 이 두 가지 움직임은 상호 보완적이며, 밀기 운동의 효율성과 안전성을 높이기 위해 당기는 메커니즘을 이해하는 것이 중요하다. 머리 위에서 무게를 안정적으로 유지하기 위해서는, 앞서 언급한 것처럼, 두 가지 상반된 동작을 조화롭게 활용해야 한다. 상지의 밀기 동작과 견갑골의 당김을 함께 사용해야 한다. 밀기 동작은 팔꿈치를 신전하고 어깨를 굴곡시킬 것이며, 당기는 동작은 견갑골을 아래로 당겨 흉곽에 밀착시켜 안정화시킨다.

기본적이고 필수적인 운동 중 하나는 풀업 바에 매달린 상태에서, 상지를 고정된 지점으로 두고 견갑골을 하강시키는 강한 힘을 주는 것이다. 이는 견갑골의 안정화와 당기는 힘을 기르는 데 중요한 운동이다. 이렇게 하면 주로 전거근과 승모근 하부 섬유가 활성화된다. 이는 견갑골의 안정성과 상체 움직임의 효율성을 높이는 데 중요한 역할을 한다.

이 개념을 이해하고 견갑골을 낮은 위치에서 안정적으로 유지하면서 팔꿈치를 신전하는 기술을 숙달하지 않으면, 머리 위에서 케틀벨을 안정적으로 지탱하려는 시도는 사실상 시간 낭비에 가깝다. 견갑골의 올바른 조절이 상체 운동의 핵심이다. 따라서 이 개념에 대해서 정리하면, 팔은 밀지만 견갑골은 반대 방향으로 당긴다는 것을 이해하는 것이다. 이는 상체의 안정성과 힘을 효과적으로 조화시키는 중요한 원리이다.

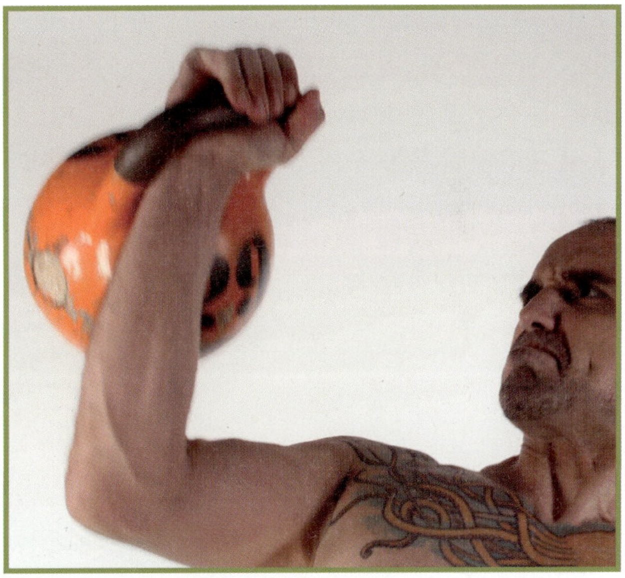

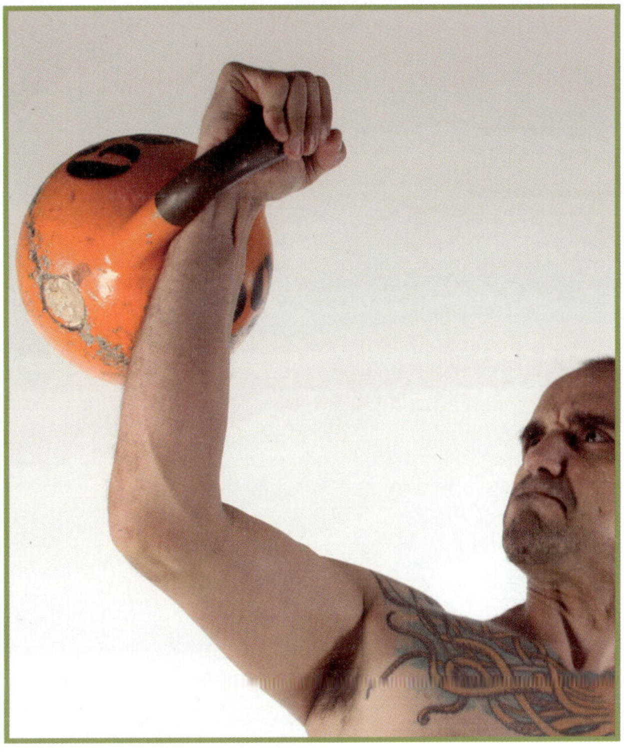

케틀벨을 이용한 다양한 프레스

아래 사진에서 몸의 횡단면을 상단에서 본 관점으로 살펴보면, 프레스를 실행할 수 있는 다양한 각도를 확인할 수 있다. 각각의 각도는 서로 다른 목적을 가지고 있으며, 우리가 필요로 하는 것에 따라 이를 활용할 수 있다.

우리는 다양한 기능에 맞춰 여러 가지 랙 포지션을 소개했으며, 이제 이 모든 포지션을 활용할 수 있다. 우리는 어떤 랙 포지션이 더 높은 수준의 가동성과 안정성을 요구하는지, 그리고 어떤 포지션이 실행하기에 더 쉬운지 이해해야 한다. 이 네 가지 포지션은 이미 랙 챕터에서 학습한 바 있다. 각각의 포지션은 특정한 운동 목적에 따라 다르게 사용되며, 이를 잘 활용하면 운동 수행 능력을 향상시킬 수 있다.

1. 스트릭 프레스 각도
2. 30도에서 프레스 각도
3. 사이드 프레스 각도
4. 벤트 프레스 각도

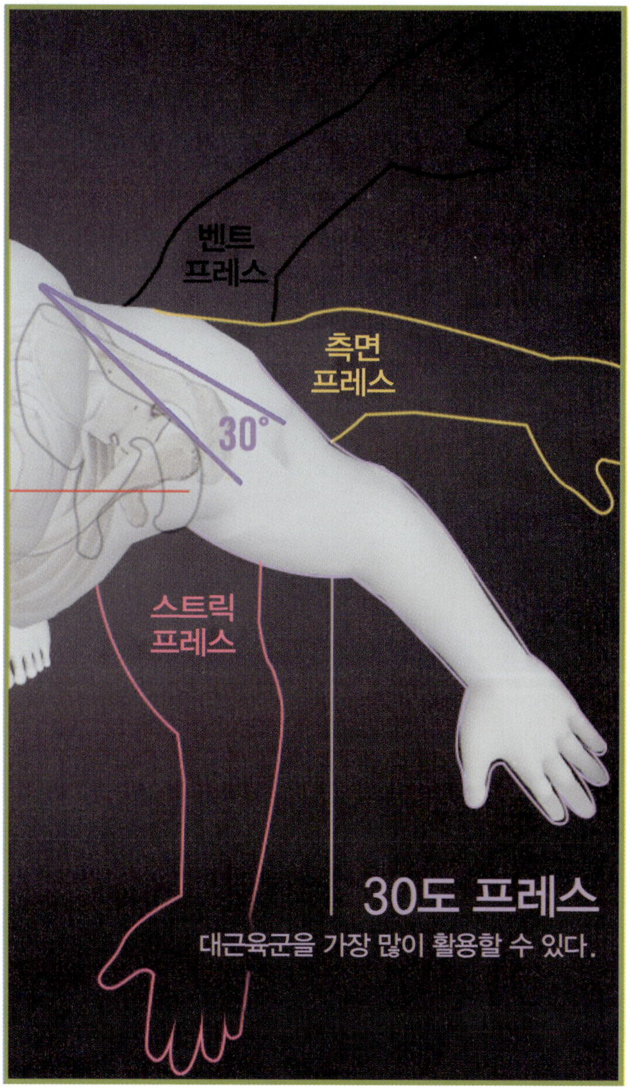

1. 스트릭 프레스의 각도는 어깨의 해부학적 회전이 0도일 때, 즉 손이 앞쪽을 향한 상태에서 수행된다. 이 각도에서는 무게를 들어 올리는 동작이 주로 어깨의 굴곡에 의해 이루어지며, 삼두근과 전면 삼각근 섬유가 주요하게 작용한다. 삼두근은 팔꿈치를 신전시키고, 전면 삼각근 섬유는 어깨를 굴곡시키면서 무게를 들어 올리는 데 중요한 역할을 한다. 이로 인해, 이 프레스 동작은 가장 수행하기 어려운 프레스 중 하나로 간주된다.
2. 30도 각도는 (등과 평행한 시상면과 비교했을 때) 어깨관절에 매우 친화적인 프레스 동작이다. 이 각도는 어깨에 가해지는 스트레스를 줄여주며, 더 많은 근육 그룹을 동원할 수 있어 효율적이다. 특히, 이 각도에서는 전면 및 측면 삼각근뿐만 아니라 대흉근도 적극적으로 관여하여, 보다 안정적이고 힘 있는 프레스가 가능해진다
3. 사이드 프레스에서 90도의 각도는 측면 삼각근 섬유를 더 많이 동원하며, 몸통의 나머지 부분과 협력하여 작용한다. 이 방식은 무게를 들어 올리는 동안 몸통의 안정화와 보상 동작이 함께 이루어져, 더 무거운 하중을 들어 올리는 것을 쉽게 만든다.
4. 벤트 프레스의 각도는 높은 수준의 이동성을 요구하지만, 신체가 무게 아래로 들어갈 수 있게 하여 결과적으로 더 큰 하중을 들어 올릴 수 있다.

스트릭 프레스

이 운동을 통해 우리는 첫 번째 머리 위로의 리프팅을 구축하게 된다. 협응 부족이나 낮은 힘과 이동성 때문에 동작 수행에 어려움이 있다면, 다음 페이지에 있는 30도 프레스로 시작하는 것을 강력히 권장한다.

랙 포지션에서 시작하여, 팔뚝을 바닥과 천장에 수직으로 유지한 상태로, 팔꿈치의 신전, 어깨의 굴곡, 그리고 견갑골의 당김을 통해 케틀벨을 위로 밀어 올리게 된다.

스트릭 프레스 또는 밀리터리 프레스는 긴장 측면에서 전신을 가장 통합적으로 사용하는 운동 중 하나다. 이 운동에서는 케틀벨을 밀어 올리는 순간, 몸 전체가 하나의 단단한 긴장된 기둥이 되어야 한다는 것을 배우게 된다.

그러므로 기본적인 기술적 세부 사항 외에도 다음 사항들을 언급한다.

- 전완을 수직으로 유지하고, 허벅지와 같은 선상에 두는 것이 중요하다.
- 팔꿈치를 완전히 신전시키는 것이 중요하다.
- 어깨가 기울어지지 않도록 유지하는 것이 중요하다.
- '오버헤드' 자세에 대한 모든 교정 포인트에 주의를 기울이는 것이 중요하다.
- 팔꿈치와 전완이 동일한 선상에 있도록 유지하는 것이 중요하다.

이러한 간단한 기술적 세부 사항들 외에도, 신체의 한 부분만 움직이는 운동이지만, 나머지 신체에서도 많은 긴장을 만들어내야 한다.

- 케틀벨을 들고 있지 않은 반대 손을 주먹으로 꽉 쥐고 긴장시키는 것이 중요하다.
- 코어를 강하게 조여서, 마치 '생애 마지막으로 하는 일'처럼 최대한 강하게 긴장시키는 것이 중요하다.
- 횡격막을 수축하면서 공기를 머금거나, 또는 휘파람 소리처럼 천천히 내쉬는 방식으로 호흡을 조절하는 것이 중요하다.
- 둔근과 회음부(골반저 근육)를 조이고, 발바닥을 바닥에 강하게 밀착시키되, 움직임을 일으키지 않도록 주의하는 것이 중요하다.

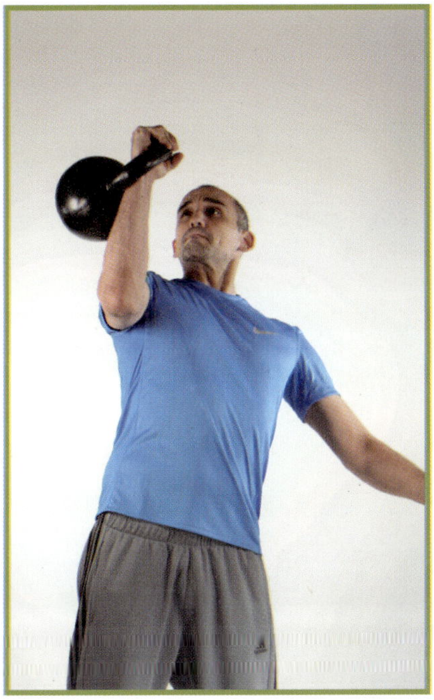
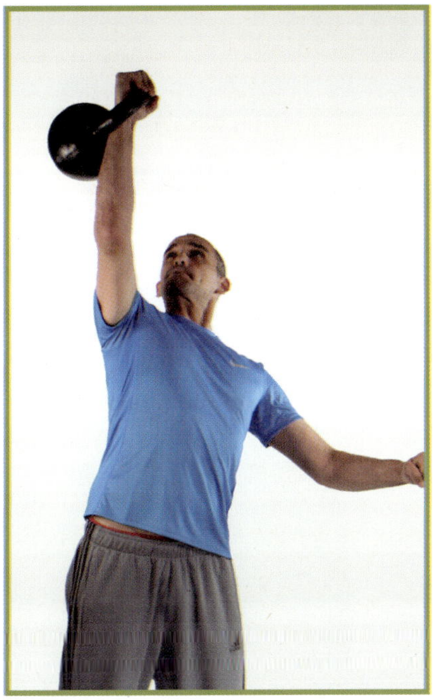
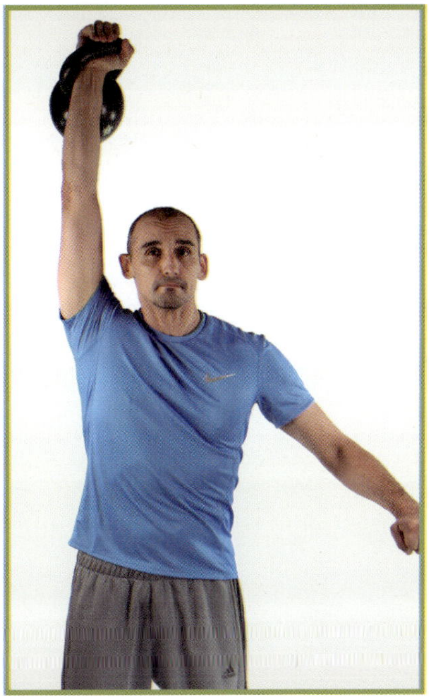

30도 프레스

이 운동은 프레스 동작을 더 편한 방식으로 접근할 수 있을 뿐만 아니라 생체역학적 관점에서도 가장 균형 잡힌 운동이다. 우리가 본 바와 같이, 팔뼈(상완골)와 이어지는 견갑골은 완전히 측면을 향하고 있지 않고 신체의 시상면을 기준으로 약 30도 기울어 위치하고 있다. 이 경우 우리가 할 일은 팔을 정면으로 두는 것(스트릭 프레스처럼)이 아니라, 견갑골이 위치한 방향에 맞춰 팔을 정렬하는 것이다. 이렇게 함으로써, 관절에서 더 나은 적합성을 얻을 수 있으며, 회전근개 근육들 간의 균형을 이루게 된다. 이는 더 안정적인 위치에 가까워지기 때문에, 어깨관절의 균형 잡힌 상태를 유지할 수 있다.

이러한 균형은 케틀벨 프레스를 수행할 때 우리가 더 편안하고 안정적이며 안전한 느낌을 갖게 해줄 것이다. 또한 어깨의 굴곡과 외전과 같은 움직임을 혼합하면 더 많은 근육 그룹이 동작에 통합된다.

이 프레스를 기술을 배우는 과정에서나, 새롭고 더 도전적인 무게로 연습하려고 할 때 사용할 수 있다. 그렇게 함으로써 우리는 최상의 생체역학적 이점을 활용하여 도전에 맞설 수 있게 된다.

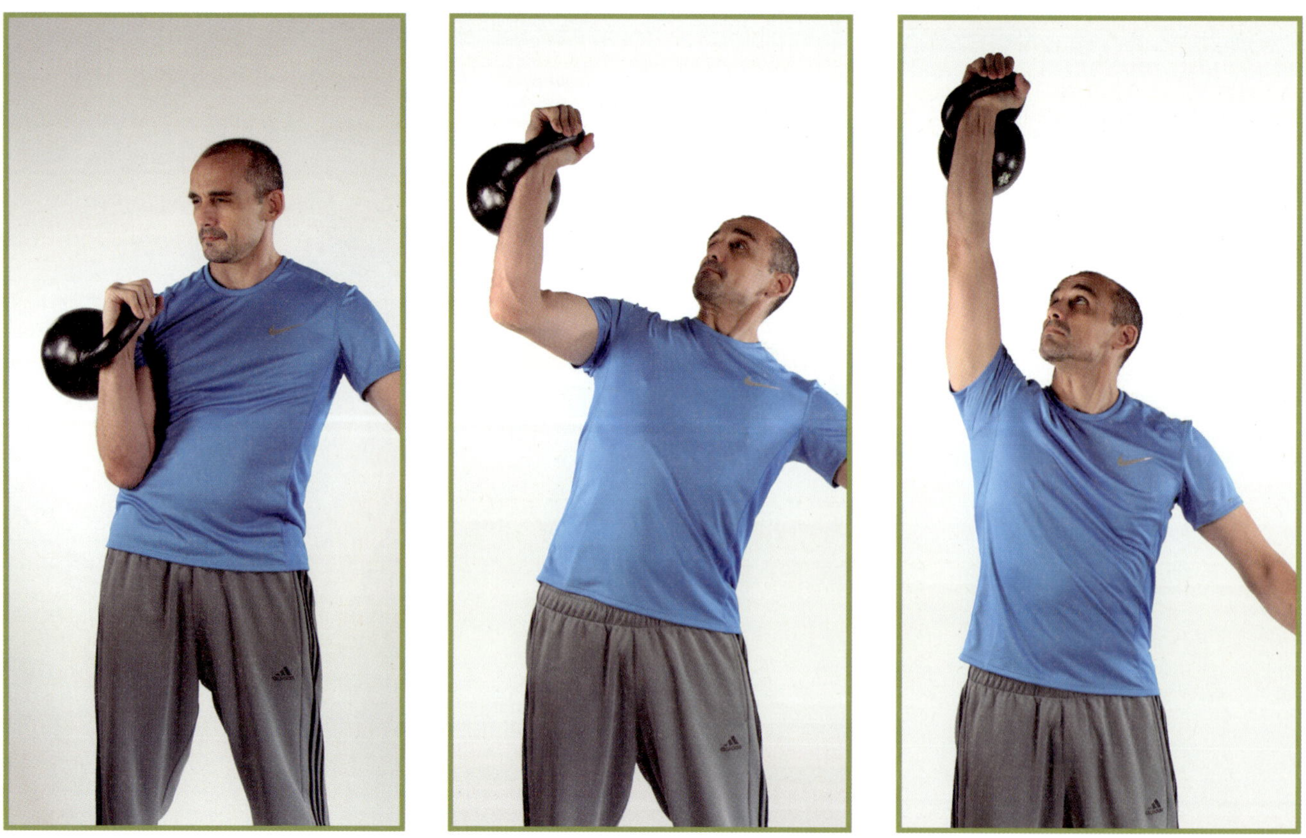

사이드 프레스

이 프레스 버전은 모든 프레스 중에서 '트릭' 또는 '쉬운 버전'으로 이해할 수 있다. 이 방식에서는 몸 옆에 측면 랙 포지션으로 시작하여, 케틀벨을 밀어 올리기 시작한다. 그러다가 더 이상 힘을 발휘할 수 없다고 느낄 때, 몸을 옆으로 기울이기 시작하여 무게를 계속해서 들어 올리는 방식이다. 이러한 동작은 더 많은 움직임을 만들어주며, 케틀벨 자체는 움직이지 않지만 우리가 케틀벨에서 멀어지게 된다. 이 동작은 팔꿈치가 점점 더 신전되고, 몸이 케틀벨에서 멀어지게 하며, 결과적으로 몸에 가해지는 하중이 감소한다. 항상 기억해야 할 점은, 옆으로 기울이는 동작은 골반에서부터 이루어져야 하며, 절대로 척추를 구부리는 방식으로 기울이면 안 된다는 것이다. 이 기술은 내 매뉴얼에서 설명한 밀링Molino 운동에서 사용하는 기술과 유사하다.

사이드 프레스는 과거 스트롱맨들이 스트릭 프레스로 들어 올릴 수 있는 것보다 더 많은 무게를 들기 위해 사용했던 기술이다. 실제로 오늘날까지 전해지는 아서 색슨Arthur Saxon의 사진들 대부분은 그가 이 기술을 영리하게 활용하여 무거운 하중을 들어 올리는 모습을 보여준다. 이 동작을 통해, 실제로 팔꿈치를 신전하는 힘을 사용하지 않고, 단순히 무게에서 몸을 멀어지게 함으로써 팔꿈치를 신전할 수 있다. 이는 벤트 프레스나 저크에서 볼 수 있는 동일한 원리를 사용한 것이다.

이 기술은 더 많은 무게를 들 수 있게 해줄 뿐만 아니라, 스트릭 버전보다 동일한 무게로 더 많은 반복 횟수를 수행할 수 있게 해준다. 이 기술은 우리가 아직 다룰 수 없는 더 무거운 무게로 점진적으로 무게를 늘려가는 데 효과적으로 사용할 수 있으며, 또한 프레스 훈련을 하지 않는 날에 과부하 훈련을 위해 사용할 수도 있다. 예를 들어 우리의 스트릭 프레스 또는 30도 프레스의 한계가 24kg이라면, 사이드 프레스로 26kg 또는 28kg을 들어 올릴 수 있다. 이렇게 함으로써 밀기 동작을 더 강하게 수행하고, 더 큰 무게를 다룰 수 있는 능력을 향상시킬 수 있다.

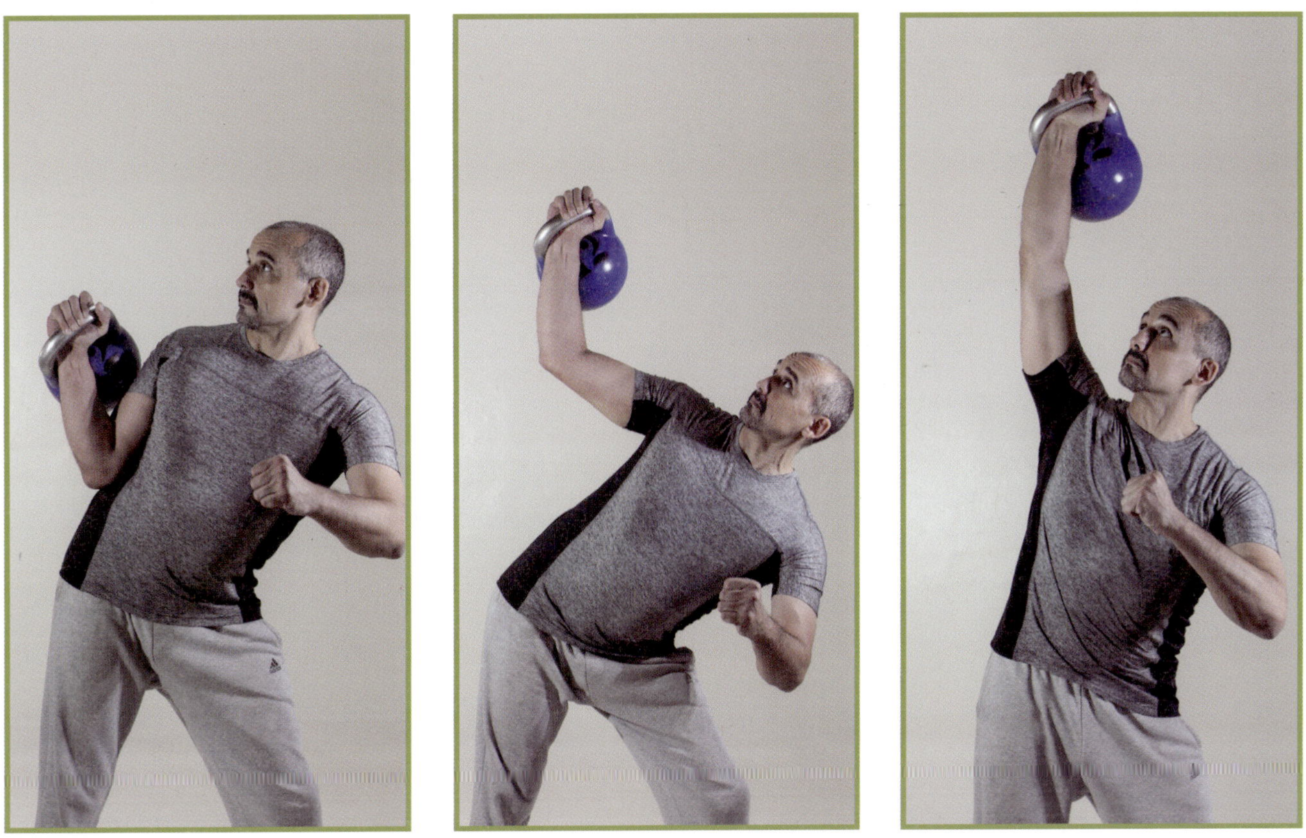

프레스 보조 운동

이 운동은 일반적인 프레스로는 움직일 수 없는 더 무거운 무게를 밀어 올리는 데 실질적인 도움이 된다. 단순히 자유 손을 사용하여 보조하면, 케틀벨을 들고 있는 손을 밀거나 직접 케틀벨을 밀어 올려 프레스 동작을 완성할 수 있다. 이 방법을 사용하면 더 어려운 하중도 성공적으로 들어 올릴 수 있다.

이러한 유형의 프레스는 자신의 최대치를 넘는 무거운 무게에 대한 자극으로 사용할 수 있다. 또한 최대치 이상의 무게로 과부하 연습을 수행하여, 무게에 대한 추가 자극을 받을 수 있다.

이 프레스는 터키쉬 겟업, 숏 프레스, 또는 추가적인 도움이 필요한 다른 밀기 동작에서도 활용할 수 있다.

보조하는 손의 밀기 강도를 조절하여, 이 동작이 완전한 두 손 프레스가 되지 않도록 할 수 있다. 시간이 지남에 따라 보조하는 손의 도움을 점점 줄여 나가면서, 결국에는 한 손으로만 케틀벨을 밀어 올릴 수 있게 된다. 그 후에는 더 무거운 무게로 나아가, 다시 보조 손의 도움을 받으면서 훈련을 이어갈 수 있다.

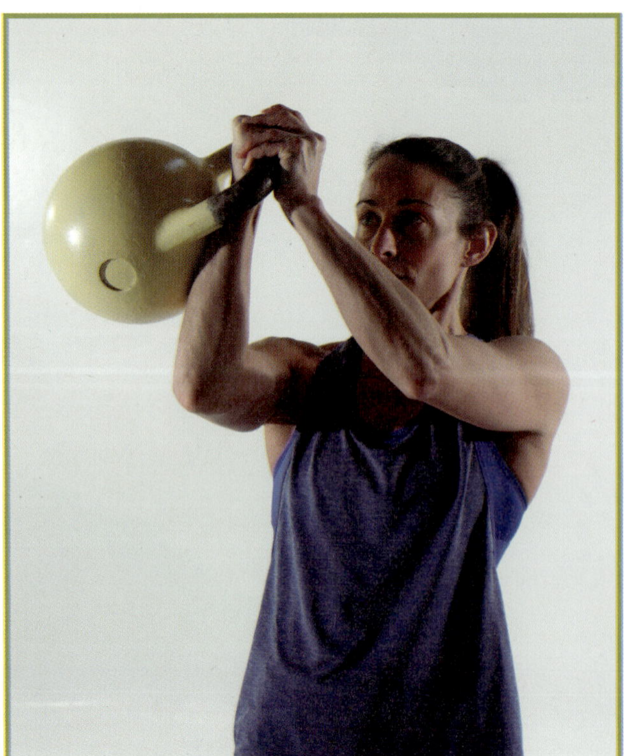

신장성 프레스

백 업 프레스 후에 신장성 프레스를 수행할 수 있다. 기억해야 할 점은, 천천히 통제하고 감속하며 내리는 동작이 프레스에서 자신의 최대치보다 훨씬 더 무거운 무게를 지탱할 수 있게 해준다는 것이다. 이 신장성 동작은 근육의 강화를 도와 더 큰 하중을 다룰 수 있는 능력을 길러준다.

이 방법은 프레스의 부하를 받는 하강 단계(네거티브 동작)를 활용하여 간접적으로 프레스를 향상시키는 간단한 방식이다. 또한 우리가 제어할 수 있는 중량에서 동작을 수행하고 하강하는 구간에서 감속하는 데 추가 시간을 투자하여 신장성 자극을 받을 수 있다.

백업 프레스와 신장성 프레스는 함께 운동할 때 완벽하게 조화를 이룬다. 그 결과, 이전에는 다루기 어려웠던 무게를 더 잘 통제할 수 있게 될 것이다.

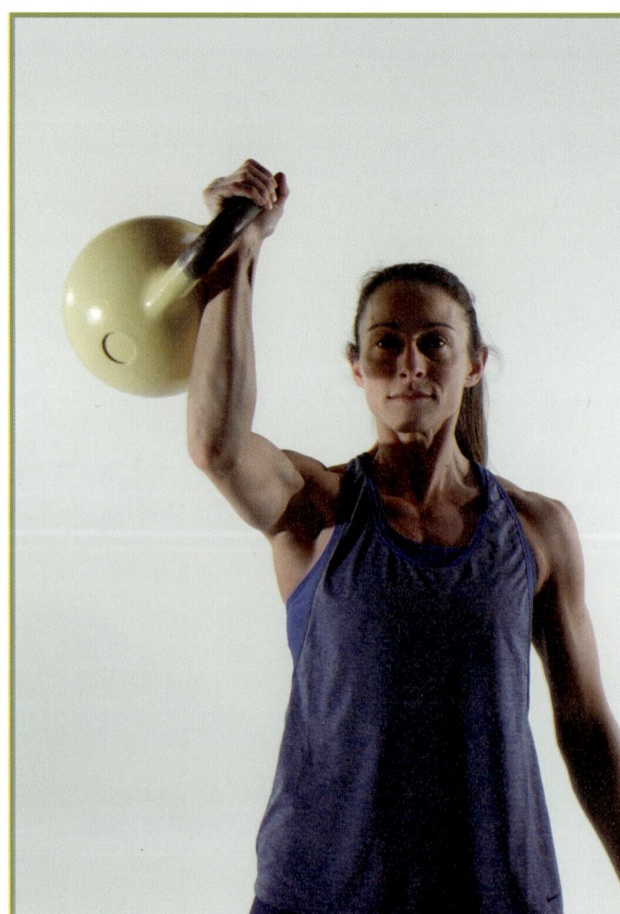

전거근 펀치

이 간단하고 효과적인 운동은 크레이그 리벤슨Craig Liebenson에 의해 대중화되었다. 이 간단한 운동은 바닥에서 수평 프레스를 수행한 후, 견갑골의 전인protraction 동작을 통해 케틀벨을 조금 더 밀어 올린다. 이를 통해 전거근serratus anterior에 대한 자극을 더욱 증가시킬 수 있다. 팔꿈치를 신전된 상태로 유지하여 부게가 견갑골에 걸리도록 하고, 전거근이 활성화되도록 한다. 이 동작은 우리가 준비 챕터에서 수행했던 푸시업 플러스의 반 오픈 사슬 버전으로, 케틀벨 연습에 더 특화된 형태이다.

이 운동은 플로어 프레스나 터키쉬 겟업과 같은 다른 수평 밀기 운동을 시작하거나 보조하는 데 아주 좋은 운동이다.

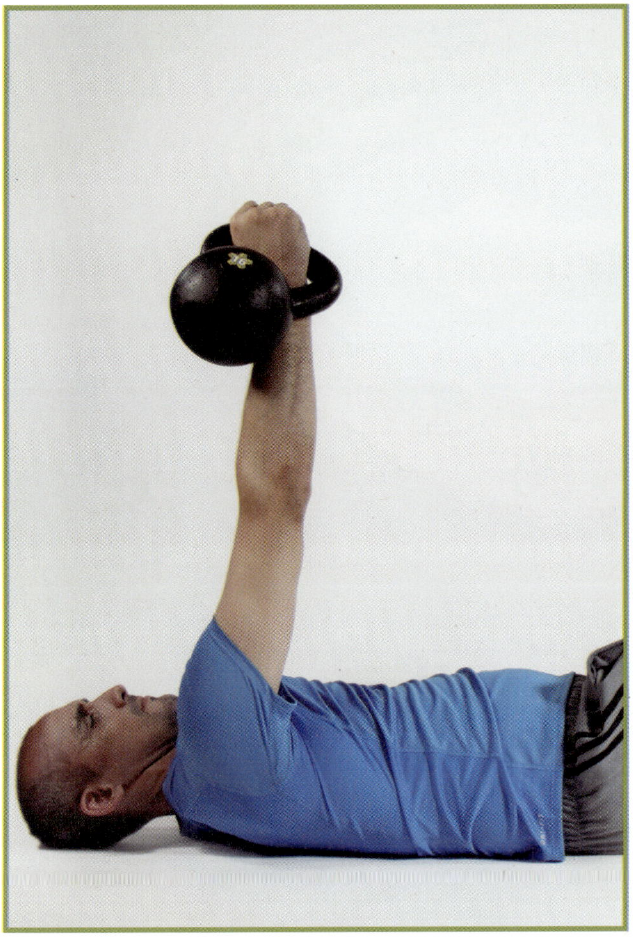

수평 프레스

이것은 우리가 바닥이나 벤치 위에서 할 수 있는 고전적인 운동이다. 이 운동은 내가 수년간 과소평가하고 심지어 비웃기까지 했지만, 매우 실용적인 운동이다. 서서 하는 프레스보다 더 많은 무게를 들어 올릴 수 있을 뿐만 아니라, 케틀벨 시스템에서 거의 찾아볼 수 없는 수평 밀기를 훈련하는 데도 유용하다.

우리는 바닥에서 한 개 또는 두 개의 케틀벨을 사용하여 밀기 동작을 수행할 수 있다. 개인적으로는 바벨 버전을 추천하지만, 케틀벨이 우리가 사용할 수 있는 유일한 도구라면 이를 활용하여 훈련할 수 있다. 이때 안정화 요소의 추가적인 이점을 얻을 수 있지만, 들 수 있는 하중의 한계로 인해 무게에 제한이 있을 수 있다.

이 운동은 수직 프레스보다 훨씬 더 많은 하중을 들어 올릴 수 있기 때문에, 이를 과부하 훈련으로 사용하여 수직 프레스를 향상시키는 데 활용할 수 있다.

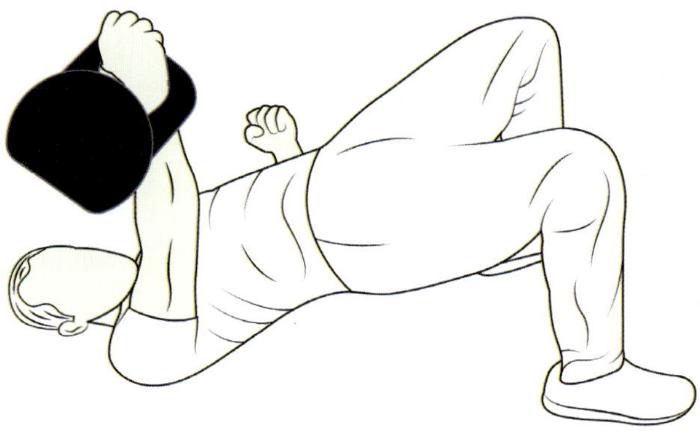

프레스 연습 프로토콜

여기서 설명할 것은 파벨이 대중화한 5주간의 유명한 프로토콜이다. 이 방법을 따르면 확실한 개선을 얻을 수 있을 것이라고 확신한다. 이 프로토콜은 프레스에서 더 이상 발전이 없을 때나 무거운 하중을 들어 올리는 것이 어려울 때 매우 유용하다. 이 프로토콜은 주로 러시안 피라미드 개념을 사용한다. 여기서 우리는 세션마다, 그리고 주가 바뀔 때마다 반복 횟수를 점진적으로 증가시킨다.

먼저, 훈련할 중량을 정해야 한다. 이 중량은 5~8회 정도 밀어 올릴 수 있어야 하며, 마지막 반복에서 거의 힘들게 도달할 정도여야 한다. 이 중량은 더 무거운 무게를 들어 올릴 수 있도록 개선하기 위한 목표로 사용할 중량이다. 이를 통해 점진적으로 힘을 키우고, 이후 더 큰 하중을 다룰 수 있게 된다. 예를 들어 32kg 프레스를 개선하려고 한다면, 28kg의 케틀벨을 사용하여 이 진행 프로그램을 따르는 것이 적합할 것이다.

첫 번째 주에는 각 팔로 한 번씩 반복을 수행하며, 다음 두 가지 옵션을 사용할 수 있다.

- 세트 사이에는 충분히 휴식을 취하면서 반복 동작을 수행해야 한다.
- 한 팔로 프레스를 수행하는 동안 다른 팔이 휴식하는 형태로 진행하여 전체적인 운동 강도를 유지할 수 있다.

그다음으로는 2회 반복을 수행하고, 마지막으로 3회 반복으로 마무리한다. 그 후, 운동한 시간만큼 상대적으로 충분한 휴식을 취한 다음, 2세트를 추가로 수행하여, 첫 번째 주에는 총 18회 반복을 달성하게 된다. 두 번째 주에는 동일한 방식을 사용하되 4세트를 수행한다. 세 번째 주에는 5세트로 늘려 진행한다. 네 번째 주에는 반복 횟수를 4회로 늘리고, 여전히 5세트를 유지하여 총 50회 반복을 수행한다. 마지막 주에는 최대 5회 반복으로 5세트를 진행하여 총 75회 반복을 수행한다. 이는 상당한 볼륨을 제공하며, 체력과 근력 발달에 큰 도움이 되는 훈련이다.

적절한 중량을 선택하고 올바르게 훈련을 진행한다면, 프레스 능력이 눈에 띄게 향상된 것을 느끼게 될 것이다.

1주차	(1, 2, 3회)×3세트 = 총 18회
2주차	(1, 2, 3회)×4세트 = 총 24회
3주차	(1, 2, 3회)×5세트 = 총 30회
4주차	(1, 2, 3, 4회)×5세트 = 총 50회
5주차	(1, 2, 3, 4, 5회)×5세트 = 총 75회
	테스트 및 휴식

8. 상지를 이용한 당기기

간단하지만 효과적인 운동

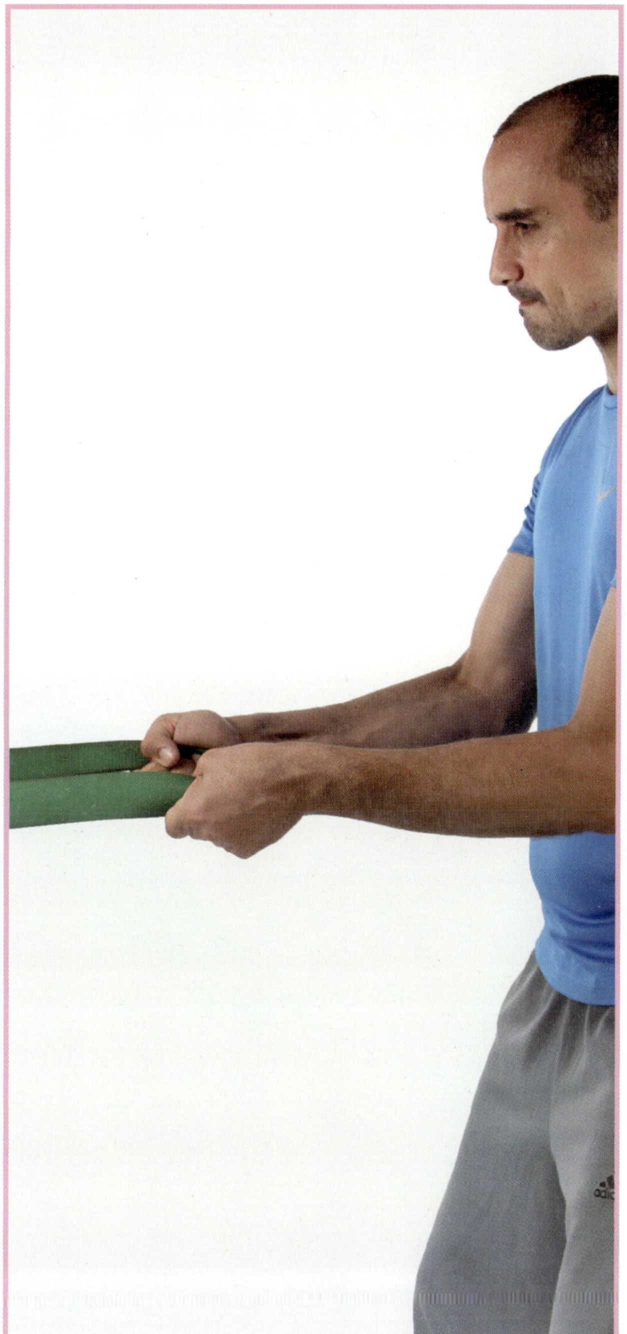

상지를 이용한 당기기 동작은 기본적으로 로우와 케틀벨로 하는 당기기 운동 같은 몇 가지 운동으로 축소된다. 이 운동들은 당기는 동작에 관여하는 모든 근육들(광배근, 상완근, 이두근, 등)을 단련할 뿐만 아니라, 밀기 운동과 몸통 전면 근육의 과도한 발달을 균형 있게 보완하는 가장 효과적인 방법이다. 당기기 동작은 밀기 동작의 과도한 우세를 균형 있게 맞추고, 더 나아가 밀기 동작도 개선해준다. 앞서 본 것처럼 견갑골의 안정성이나 등 근육의 활성화는, 예를 들어 서서 하는 프레스와 같은 밀기 동작의 자세를 개선하는 데 도움이 된다.

당기기 동작은 케틀벨 운동인 클린, 스윙, 스내치에서 무게가 몸에 가하는 견인력을 견딜 수 있는 모든 구조적 능력을 개발하는 데 필수적이다.

먼저 견갑골을 뒤로 모으는 동작(견갑골 내전)을 수행한 후, 팔꿈치를 굽히고 어깨를 신전하면서 밴드를 당기는 동작을 해야 한다. 이때, 몸통의 나머지 부분에서 보상 동작이 일어나지 않도록 주의한다.

원암 로우

이 운동에는 여러 가지 변형이 있으며, 여기서 보여주는 것은 비대칭 자세를 사용하는 변형이다. 앞쪽 무릎은 굽힌 상태, 뒤쪽 다리는 펴진 상태로 비대칭 자세를 취하며, 굽힌 쪽 무릎에 반대쪽 손을 올려 지탱한다. 이때 로우 동작은 뒤쪽 다리와 같은 쪽의 손으로 수행한다.

또한 발을 평행하게 두고 자유로운 손을 랙이나 안정된 표면에 올려 지탱하는 자세를 취할 수도 있다. 이 운동의 핵심은 케틀벨을 몸에 최대한 가깝게 당기고, 팔꿈치를 최대한 뒤로 보내 당기는 동작에 관여하는 근육들을 최대한 활성화하는 것이다. 항상 주의할 점은 몸통을 직사각형 모양으로 고정하여 움직이지 않도록 하는 것이다.

더블암 로우

이 동작에서는 발을 평행하고 좌우 거리를 떨어뜨린 상태로 유지한다. 상체는 엉덩이 굴곡 90도보다 약간 위로 위치시키고, 척추 기립근을 활성화하여 허리 부위가 굴곡되지 않도록 주의한다. 두 개의 케틀벨을 당기는 동안, 몸통의 구조를 유지하고 불필요한 움직임을 발생시키지 않도록 주의한다.

팔꿈치를 몸에 밀착시켜 유지하고, 들고 있는 무게로 인해 척추가 굽혀지지 않도록 주의해야 한다.

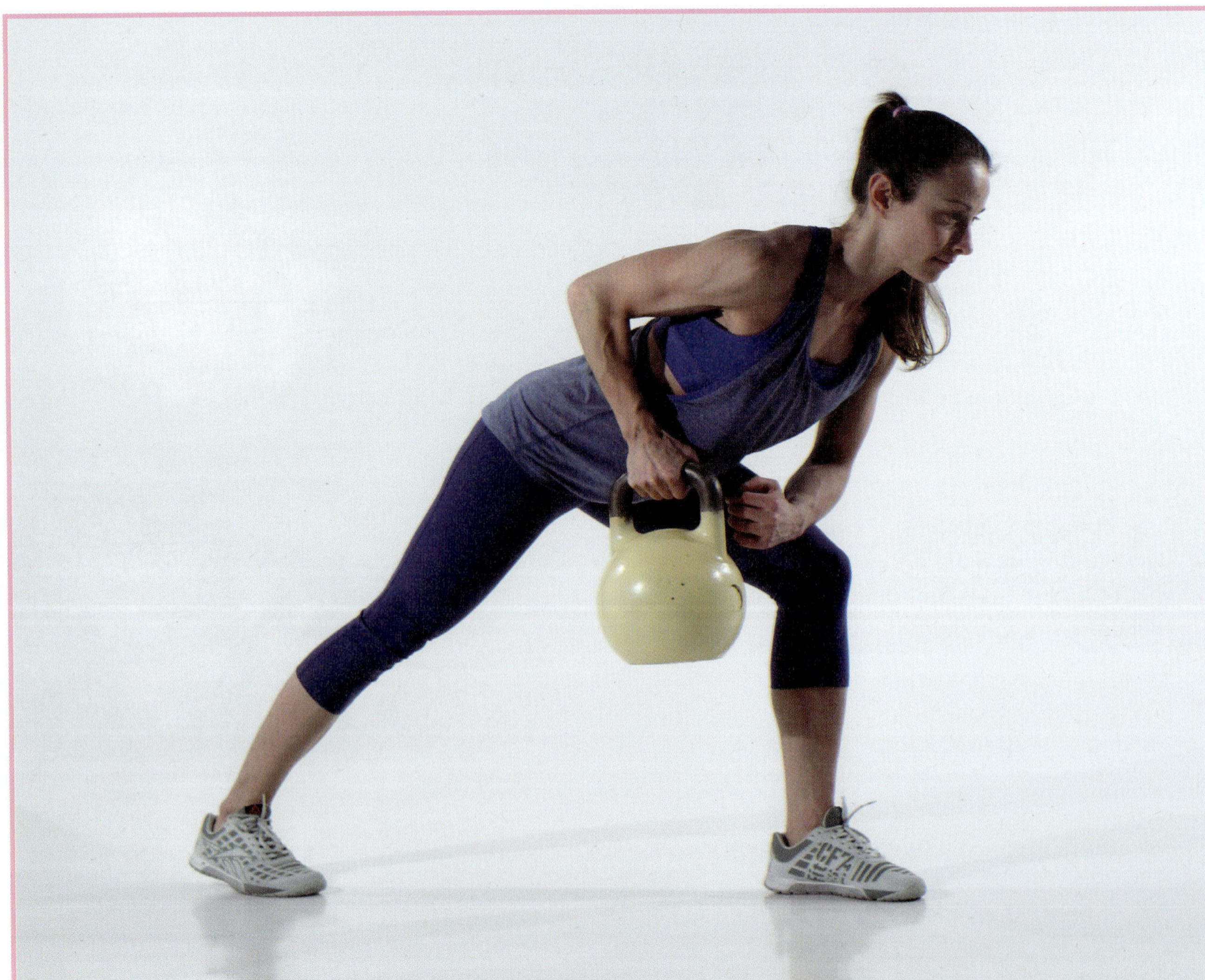

풀업

바를 이용한 풀업은 다양한 도구나 덤벨, 중량을 사용하여 수행할 수 있지만, 여기서는 케틀벨을 사용한 풀업을 소개한다. 케틀벨은 견갑골 안정화에 중요한 역할을 하며, 전체 케틀벨 시스템에서 매우 중요한 도구이기 때문이다.

이 경우 케틀벨을 몸에 걸고 풀업을 수행하며, 이때 풀업은 스트릭 풀업으로, 즉 반동 없이 정확한 폼으로 수행하도록 해야 한다.

'언더 그립'이나 '뉴트럴 그립'으로 하는 것이 좋다. '언더 그립'은 팔꿈치 굴곡의 주동근인 상완이두근의 작용을 용이하게 하며, '뉴트럴 그립'은 상완이두근과 상완근 등 팔꿈치를 구부리는 근육 작용을 용이하게 한다.

풀업의 기본을 익히고 나서 상당한 무게를 다룰 수 있게 되면, 프레스에 사용했던 동일한 프로그램을 풀업에도 적용하는 것을 추천한다.

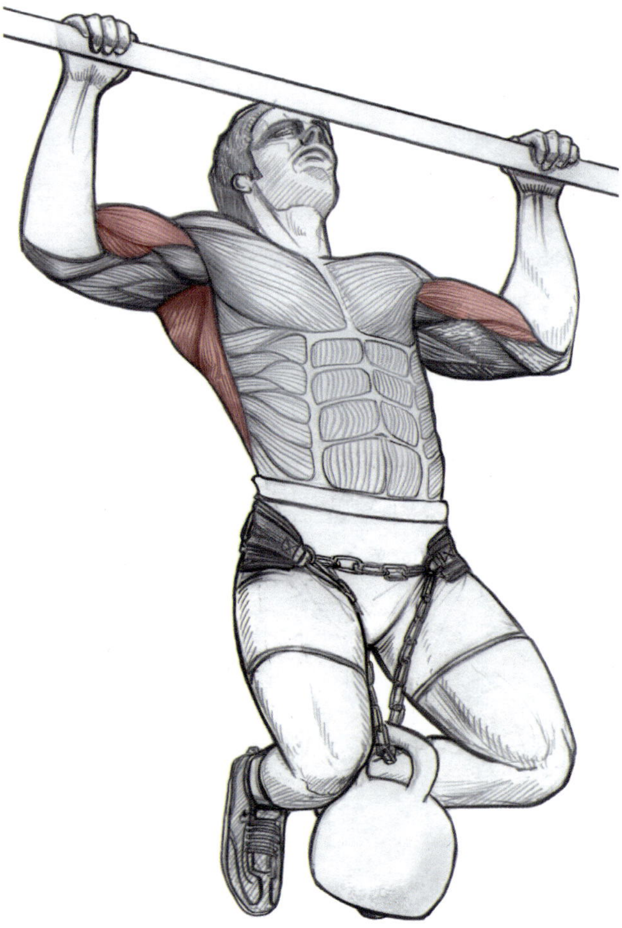

연습 방법

1RM의 70~80%

2회 – 짧은 휴식

3회 – 짧은 휴식

5회 – 휴식

3세트

파워풀한 하이풀

이 운동은 상지를 이용한 전통적인 당기기 운동으로, 폭발적인 방식으로 수행할 수 있다. 바닥에서 시작하거나 스윙 동작에서 시작하여, 케틀벨을 위쪽과 뒤쪽으로 당기면서 손잡이가 얼굴선에 도달할 때까지 당긴 후, 그 지점에서 속도를 제어하여 멈춘다. 그런 다음, 케틀벨을 다시 바닥에 놓거나 스윙 동작으로 다시 되돌린다.

동작을 처음 시작하는 경우에는 움직임이 수월하지 않지만, 중량을 움직이기 시작할 때 폭발적인 힘으로 중량을 움직여야 한다. 반면에, 두 번째 움직이는 과정에서는 중량이 이미 이전 움직임에 의해 가속된 상태이므로 동작 수행이 상대적으로 수월해진다.

모든 케틀벨을 이용한 폭발적인 운동에서처럼, 케틀벨을 멈출 때는 코어를 강화하여 케틀벨의 무게가 우리를 뒤로 기울이지 않도록 해야 한다.

수평 하이풀은 복합 운동과 연계된 동작에 이상적이다. 이미 케틀벨 손잡이를 잡고 있는 자세에서 바로 수평 당기기 동작으로 연결할 수 있기 때문이다. 또한 수평 하이풀은 그 자체로도 폭발적인 당기기 운동으로 매우 효과적이다.

수평 하이풀은 위로 당기지만 뒤쪽으로 당기는 동작이기 때문에, 스내치Snatch를 가르치는 방법으로는 추천하지 않는다. 비록 수평 하이풀이 케틀벨의 당기는 저항에 대한 근지구력을 향상시키는 데 유용할 수 있지만, 그 동작 경로는 스내치와는 크게 다르다. 하이풀은 위로 당기면서도 뒤쪽으로 움직이기 때문에, 스내치처럼 '하나의 연속적인 동작'으로 정의할 수 없다.

연습 방법

- 10번 하이풀 후 손 바꾸기
- 8번 하이풀 후 손 바꾸기
- 6번 하이풀 후 손 바꾸기
- 4번 하이풀 후 손 바꾸기

3세트

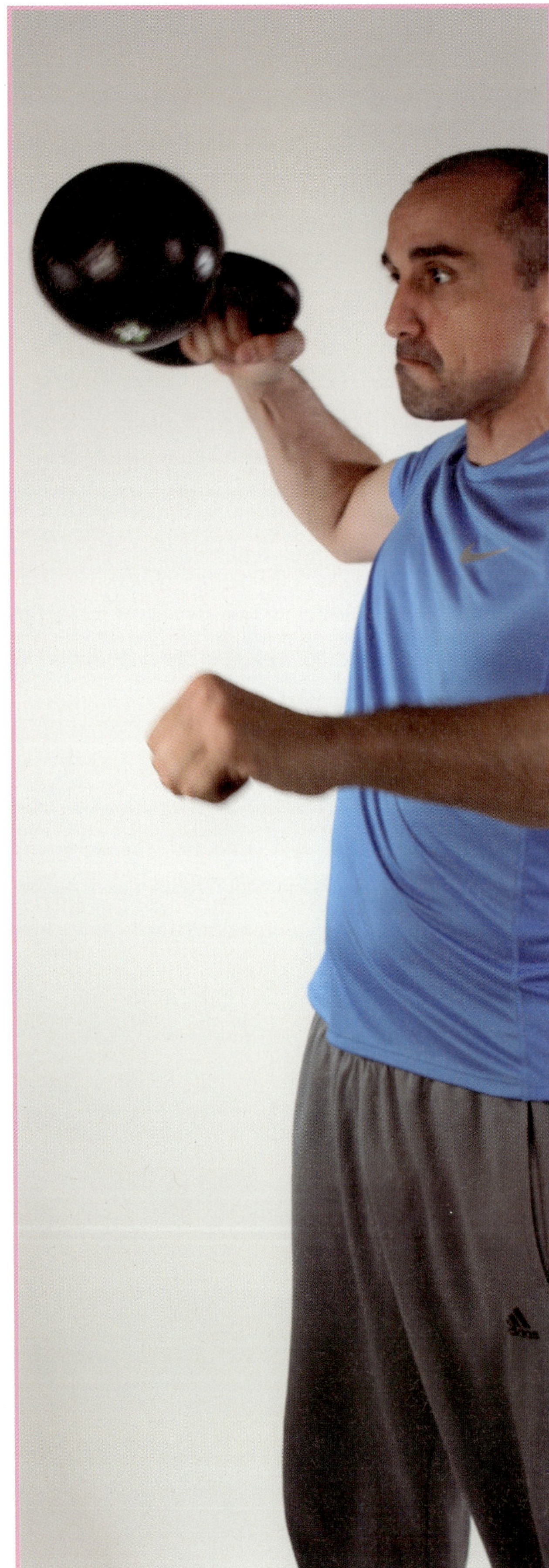

레니게이드 로우

확실히 이 운동은 마치 파머스 워크와 같이 당신이 훈련에 아직 포함하지 않았을 수도 있는 훌륭한 운동이다.

원래는 헥사곤 덤벨로 수행하던 운동이지만, 케틀벨로도 충분히 적응할 수 있다. 이때 중요한 점은 케틀벨의 바닥이 안정적이어야 하며, 균형을 유지하면서 안전하게 운동을 수행하는 것이다.

레니게이드 로우는 한 손에 든 덤벨을 끌어 올리는 팔과, 다른 손으로 몸을 지탱하면서 덤벨을 밀어내는 팔의 협응력을 키우는 동시에, 코어 근육을 극도로 강하게 일하게 한다. 이 운동은 코어 근육의 힘을 유지하고 활성화하는 데 필수적이다.

응용 및 전이 관점에서 레니게이드 로우는 한쪽 팔이 밀기 동작을 수행하는 동시에 다른 팔이 당기기 동작을 하도록 가르치는 운동이다. 동시에 코어는 이 두 동작 사이에서 힘을 전달하면서도 신체 구조를 유지해야 한다. 확실히, 이 능력은 유도, 주짓수, 레슬링과 같은 격투 시스템에서 매우 필수적인 기술이다.

이 운동은 매우 강도가 높고 유용할 뿐만 아니라, 연속 동작이나 복합 운동에 완벽하게 맞아떨어진다. 케틀벨이 이미 손에 들려 있기 때문에, 바닥으로 내려가거나 다시 올리는 동작을 쉽게 결합할 수 있어 효율적이다.

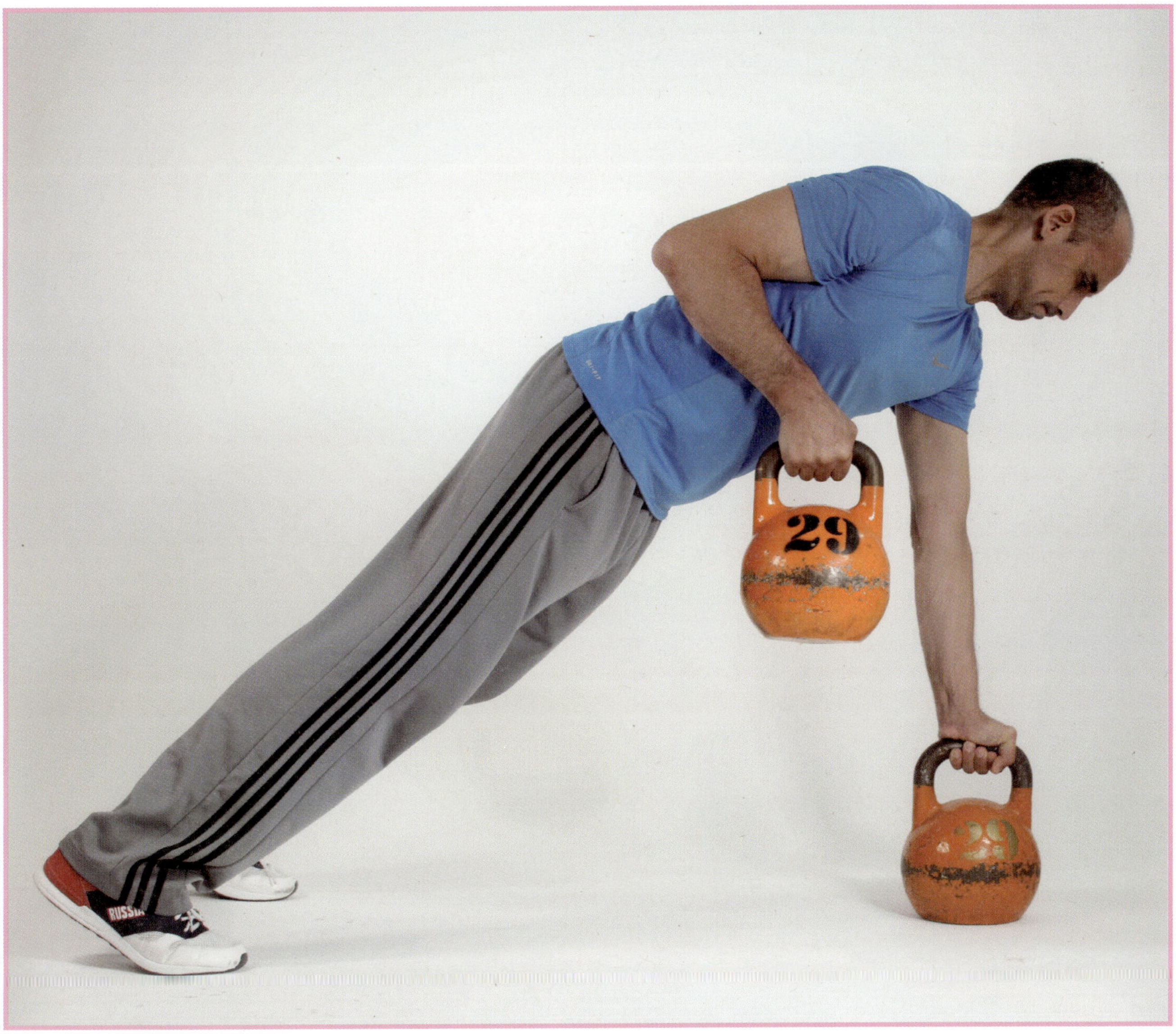

레니게이드 로우 진행 단계

레니게이드 로우는 여러 가지 움직임 패턴과 동시에 많은 능력을 요구하는 운동이기 때문에, 논리적이고 체계적인 진행 과정이 필요하다. 이 운동은 올바른 수행을 위해 체계적이고 순차적인 진행 단계(또는 후퇴 단계)를 필요로 한다. 이러한 진행 단계는 나이, 수준 및 다양한 특성에 따라 다양한 운동 단계를 필요로 하는 학생들과 함께 훈련할 때 유용하게 사용할 수 있다. 또는, 이 기능을 달성하기 위해 다른 운동을 사용할 수도 있다.

레니게이드 로우를 이렇게 완벽한 운동으로 만드는 가장 큰 특징은, 당기는 동작을 수행하는 동시에 코어의 활성화와 더불어 지속적인 밀기 동작이 있다는 점이다. 이때 당기는 패턴이 운동에서 가장 중요한 역할을 한다. 따라서 회귀 단계에서는 가장 먼저 각 능력을 개별적으로 분리하여 훈련하는 것이 필요하다.

우리는 이 운동의 핵심 동작이자 이름을 부여한 당기기 동작(로우)부터 시작할 수 있다.

몸통이 상체의 강성과 안정성을 유지할 수 있다고 가정하면, 무게를 당기기 전에 상지와 몸통을 연결하는 부위를 먼저 잘 제어할 수 있어야 한다. 두 개의 뼈가 서로 접촉하는 유일한 관절 요소는 흉쇄관절이다. 그러나 우리가 주목해야 할 것은 견갑골이 척추 및 흉곽 후면과 연결되면서 가장 큰 기계적 연결과 힘의 전달을 담당한다는 점이다.

가장 먼저 해야 할 일은 견갑골의 후인(뒤로 당김)과 하강(내림) 동작에 대한 좋은 운동 제어 능력을 갖추는 것이다. 이 모든 움직임을 잘 이해하고 각각을 독립적으로 제어하는 것이 중요한다. 이를 통해 견갑골이 하중을 받을 때도 중립 위치를 잃지 않도록 할 수 있다.

탄력 밴드를 사용하여 견갑골의 후인(뒤로 당기는 동작)을 확장된 자세에서 먼저 제어한 후, 어깨의 신전과 팔꿈치의 굴곡을 추가할 수 있다. 이 세 가지는 기본적인 수평 당기기 동작의 핵심 요소다.

파머스 워크Farmer's Walk는 훌륭한 '안티-당기기' 운동이다. 이 경우, 중력 방향으로 하중이 우리를 당기려 할 때 그 힘을 저항해야 하며, 견갑골 부위의

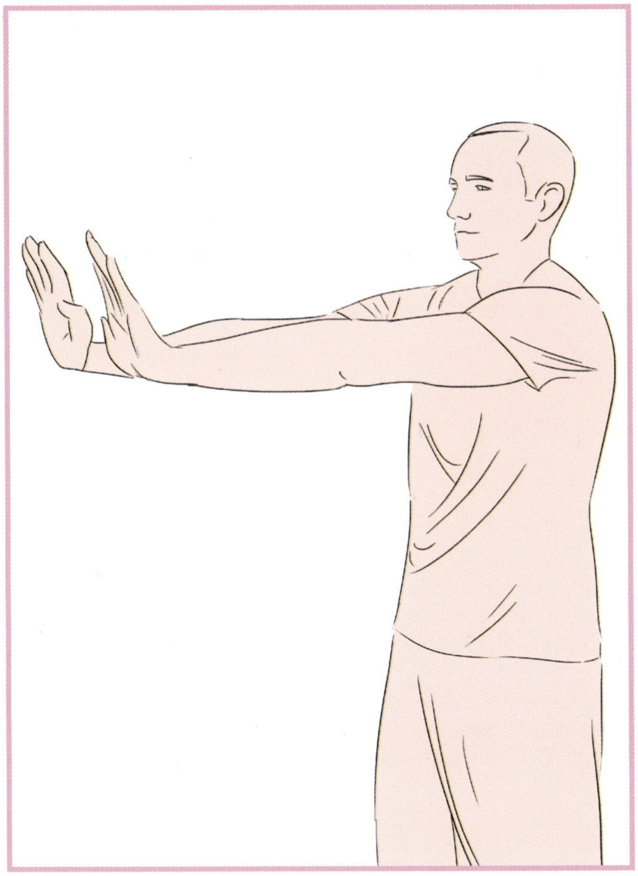

전인 후인

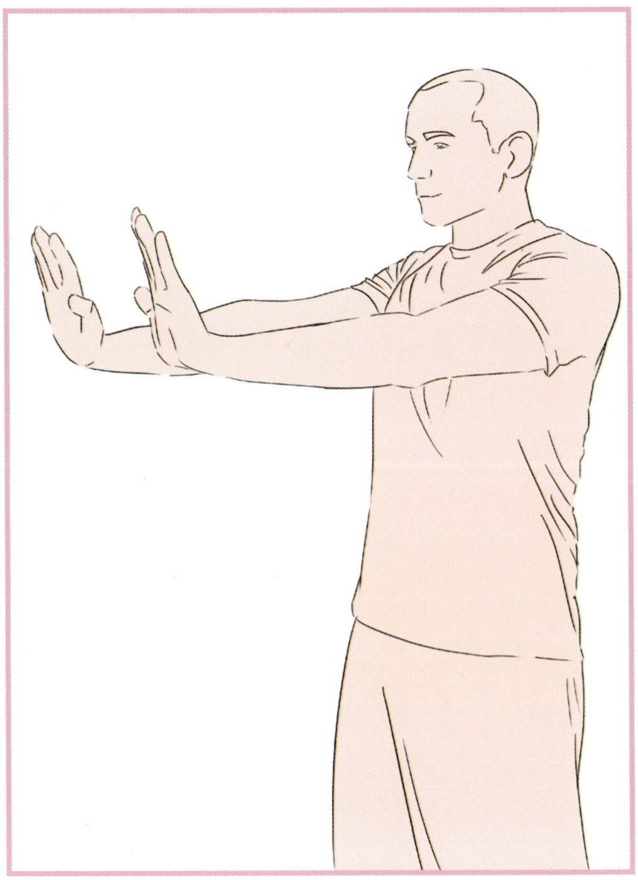

중립성을 유지해야 한다. 동시에 하체와 상체를 몸통을 통해 연결하여 전체적인 안정성을 유지하는 것이 중요하다.

좀 더 진화적인 관점에서, 내가 추천하는 첫 번째 접근 방식은 자연스럽게 매달릴 수 있는 능력을 기르는 것이다. 이때, 견갑골을 활성화하여 중립적이고 안정된 위치를 잃지 않도록 유지하는 것이 중요하다.

이 자세는 우리가 수행하려는 운동을 완료하는 데 걸리는 시간만큼 유지해야 한다. 예를 들어 20번의 풀업을 목표로 하여 반복당 2초가 걸린다면, 최소한 40초 동안 매달린 자세를 유지해야 한다. 이렇게 하는 것은 그립의 힘과 지구력을 과소평가하지 않기 위함이다.

그립은 운동에서 제한 요소가 될 수 있으므로, 이를 강화하는 것이 중요하다. 이러한 그립과 견갑골 제어가 이루어지면, 덤벨이나 케틀벨을 사용한 수평 또는 대각선 로우 같은 클래식 로우 동작으로 넘어갈 수 있다.

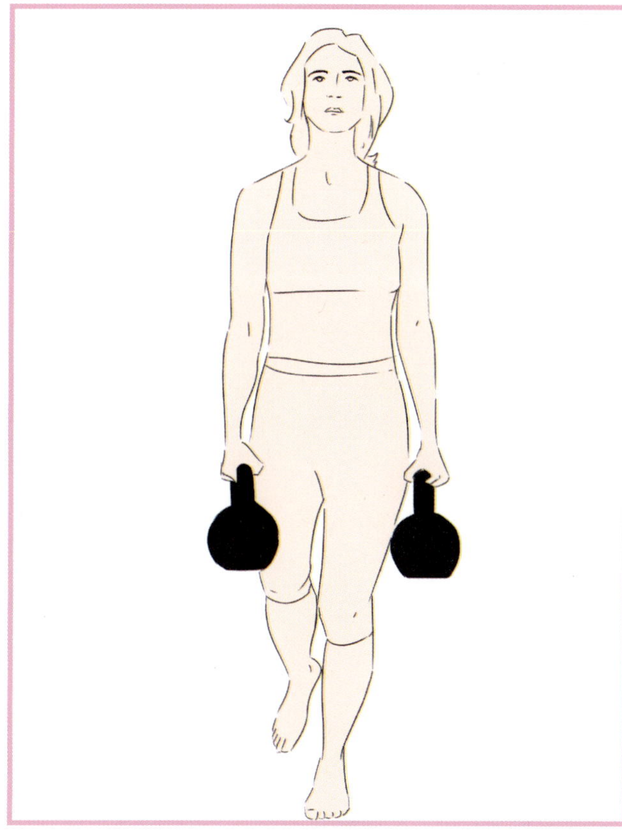

파머스 워킹

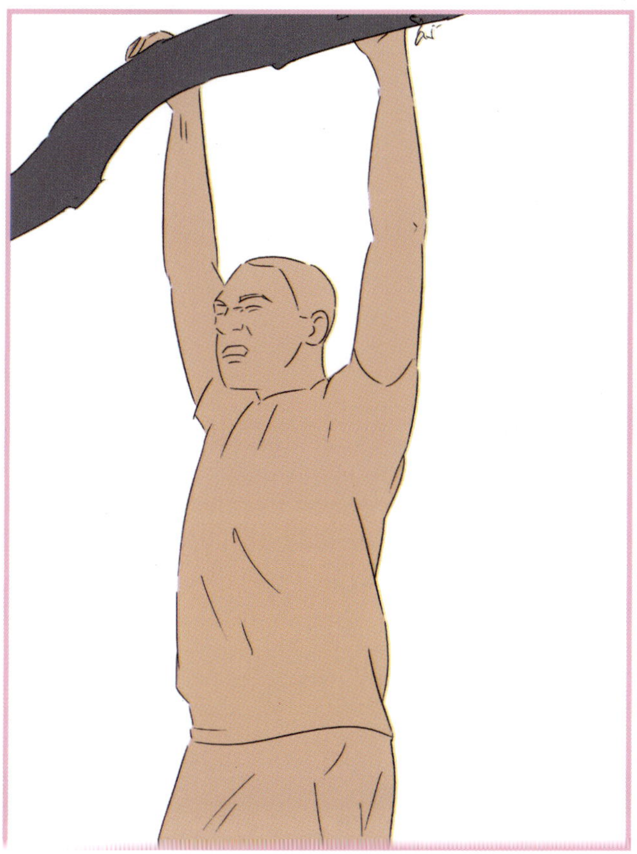

매일 매달리기!

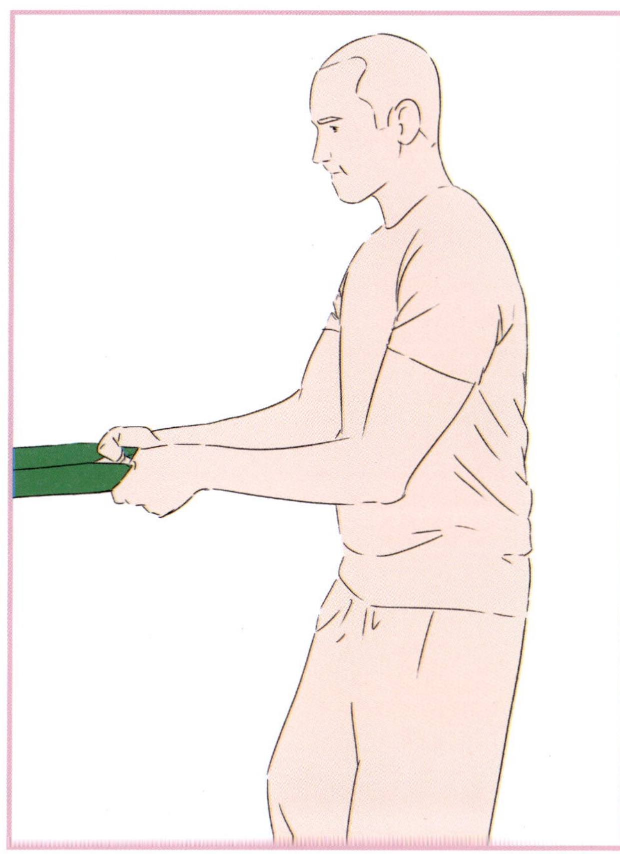

파머스 워킹

견고한 구조적 힘이 기초로 마련되면, 로우 동작과 유사하지만 더 쉽게 수행할 수 있는 동작으로 진행할 수 있다. 높은 표면(구조물)을 이용해 상체의 기울기를 줄이고, 발의 지지대를 더 가깝게 두어 수행할 수 있다.

몸통과 관련해서는, 먼저 양쪽 팔로 지지하는 플랭크 자세에서 시작하여, 한쪽 팔만으로 지지하는 플랭크로 점진적으로 발전할 수 있어야 한다.

수행자가 바닥에서 수평 플랭크를 할 수 없다면, 먼저 벽에 기대어 플랭크를 시작하고, 점차 박스나 높은 지지대를 사용하여 서서히 플랭크의 높이를 낮추면서 진행해야 한다. 몸통의 안정성과 상지의 밀기 동작이 충분히 자리 잡으면(이는 코어와 연결되어 지지 역할을 한다), 이제 당기기 동작을 점차적으로 포함시킬 수 있다.

먼저 상대적으로 몸을 기댈 수 있는 웨이트 벤치와 같은 도구에 팔을 올려 플랭크 자세를 할 수 있다. 이렇게 하면 발과 손의 지지점 사이의 거리가 줄어들어, 모멘트 암이 감소하고 우리 몸 구조에 가해지는 부정적인 토크를 줄일 수 있다. 그런 다음 완전히 수평적 자세가 될 때까지 높이를 내리면서 자세를 만들 수 있고, 지지대로부터 상체를 지지하는 팔과 다리의 간격을 좁혀서 팔과 다리의 거리로 발생하는 모멘트 암을 줄일 수 있다.

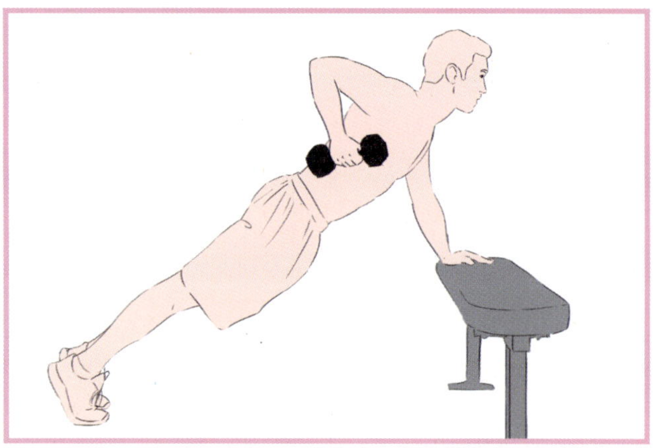

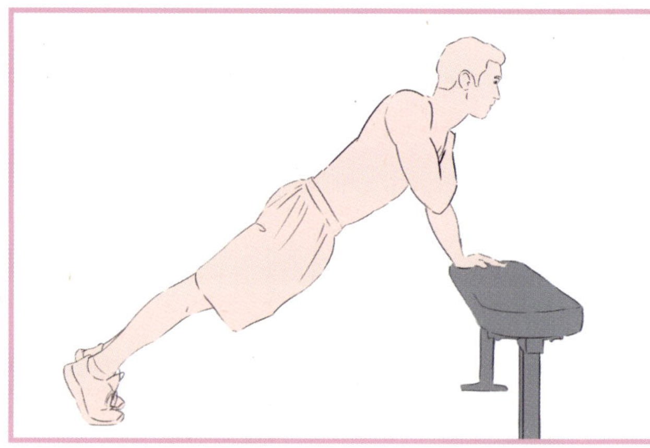

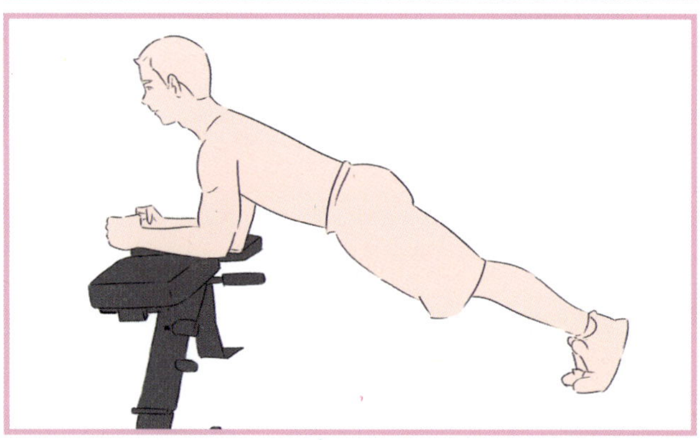

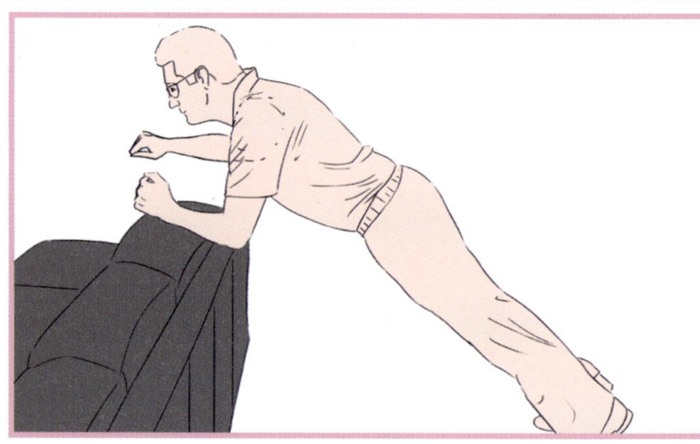

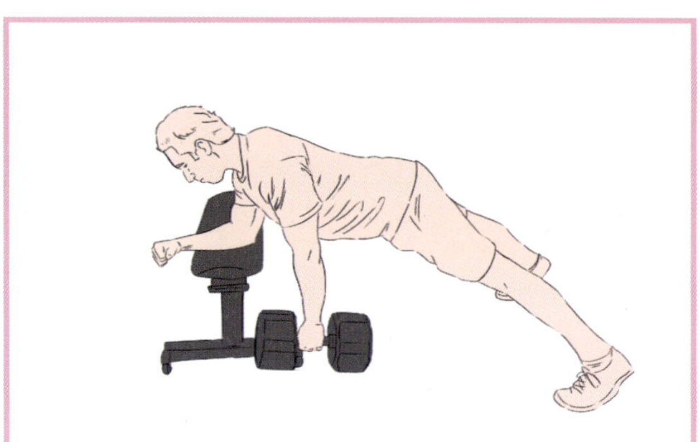

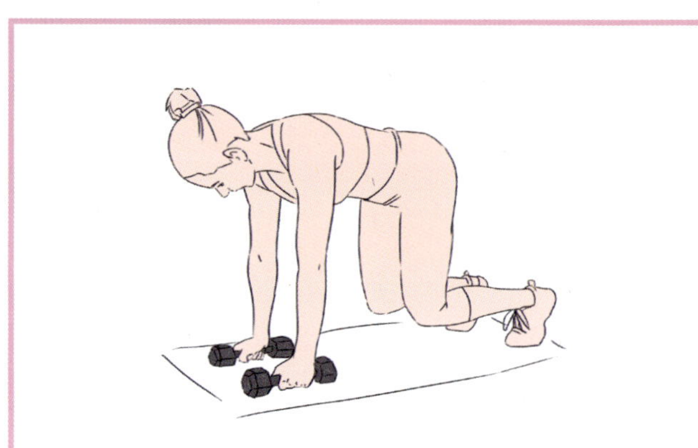

9. 고관절 우세 운동

피라미드: 데드리프트/스윙/클린/스내치

앞에서 보았듯 스윙은 전후 하중을 머리 위 아래 하중으로 전환하는 폭발적인 운동이다. 원래 스윙은 스내치 혹은 클린의 한 부분에 불과했지만, 그 후 그 자체로 하나의 운동으로써 자리매김했다. 스윙을 통해 우리는 팔의 개입 없이 고관절의 운동만으로 중량을 들어 올릴 수 있으며, 이것은 우리에게 더 많은 횟수를 반복하거나 더 큰 중량을 효율적으로 들어 올릴 수 있도록 한다. 올바른 고관절 신전 움직임을 통해 중량을 클린까지 쉽게 들어 올릴 수 있게 되며, 더 확실한 움직임을 통해서는 (클린보다 더 높은) 스내치 포지션까지도 적은 힘을 통해 들어 올릴 수 있게 된다. 여기서 중량이 도달하는 높이는 아무렇게나 설정되는 높이가 아니라 우리의 고관절 신전을 통한 힘의 결과로써 이해해야 한다.

그리고 이 주기적 굴곡/신전 움직임은 사실 우리가 이전에 데드리프트를 통해 습득한 부분을 이해하고 전달하는 능력에 의해 뒷받침된다는 점 역시 잊어서는 안 된다. 한편, 데드리프트나 스윙 같은 혼합 동작에 더 많은 부하를 통한 자극을 줌으로써 클린 혹은 스내치를 간접적으로 개선할 수 있다. 다시 말해, 스내치 한계가 20kg이라면, 데드리프트나 스윙에 중량을 증가시켜 운동의 여러 단계에서 자극을 줌으로써 결과적으로 더 적은 기술적 요구와 짧은 움직임 거리를 통해 더 많은 중량을 들 수 있게 될 수 있다는 것이다. 다음 장에서는 이 세 가지 주요 운동 사이의 거리, 힘, 가속력의 관계에 대해 살펴보겠다.

데드리프트 - 스윙 - 클린 - 스내치

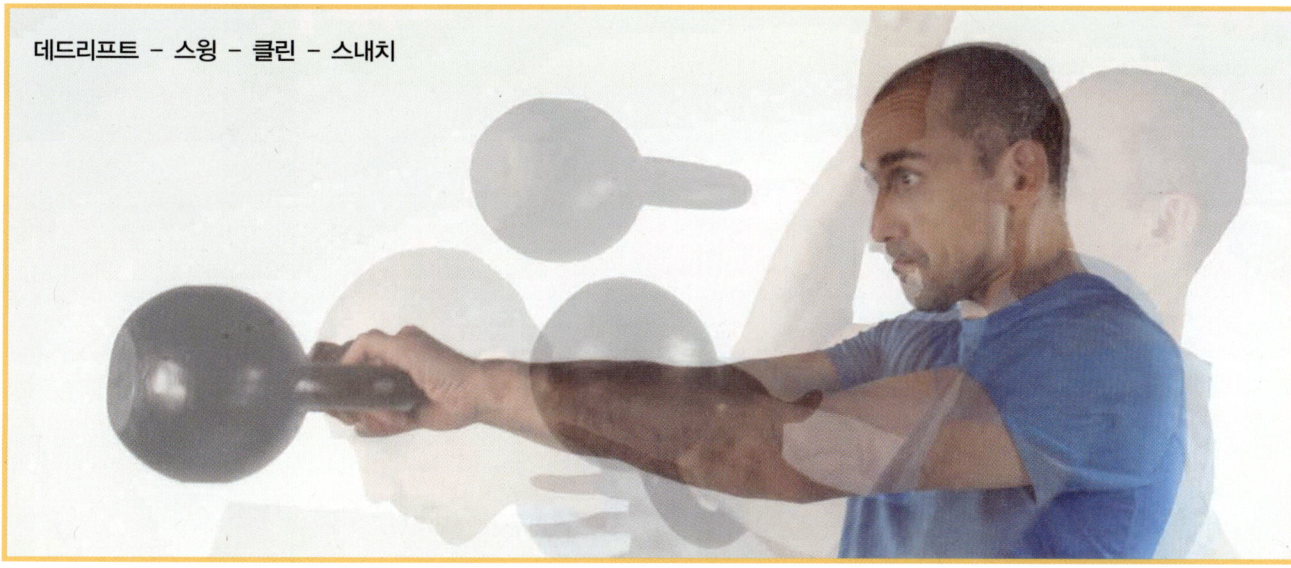

데드리프트

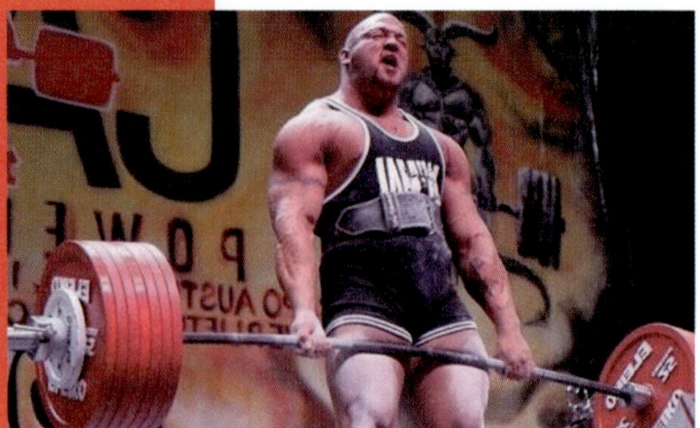

레이지 스윙

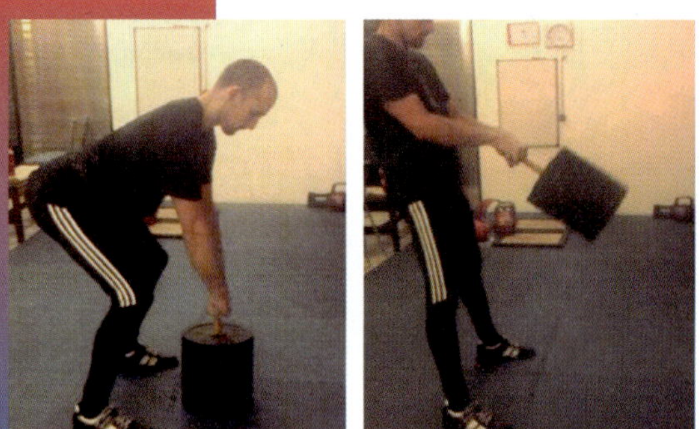

스윙

클린

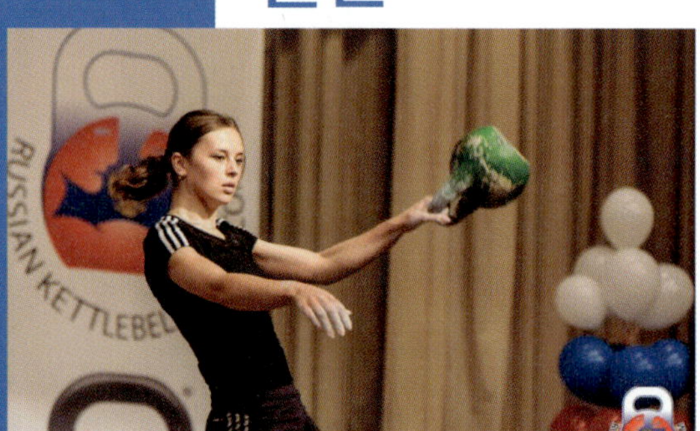

하이 레이지 스윙
케틀벨 스위치

더 무거움
더 느림
더 큰 이동 질량
더 간단함
더 짧음
최대 근력

더 가벼움
더 빠름
더 작은 이동 질량
더 복잡함
더 긺
속력/폭발력

운동 전 세팅

중량을 이용해 운동을 실시하기 전에 고려할 세팅을 다시 한 번 살펴보자.

- 요추 부분의 너무 큰 보상작용(요추 만곡에서 관측 가능한 전방경사) 없이 고관절 굴곡/신전에 대한 최소한의 컨트롤이 있는지 체크한다. 바닥에서 고관절 신전을 해보면 움직임을 이해하고 파악하는 데 도움을 줄 것이다. 초점은 둔근의 수축과 고관절의 신전에 둔 채로 요추 부분의 안정성을 유지하면서 앞 준비 단계에서 본 운동을 실시한다.

- 서 있는 자세에서부터 생리학적 만곡을 제 위치에 유지한다. 긴 막대를 통해 만곡의 부족함 또는 과다함을 측정할 수 있다(요추와 경추의 생리학적 전만을 유지하면서). 엉치뼈, 등, 두개골이 직선이 되지 않으면 다음 단계로 넘어가지 않는다.

- 자연적인 만곡을 확실히 한 상태에서 일직선을 유지하면서 데드리프트 동작을 먼저 중량 없이 반복한다. 그다음, 하중을 조금 주어 실시한다.

- 위 세팅에서 문제가 없는 경우, 등 부분에 자연적인 만곡을 기준으로 삼고 케틀벨 동작을 수행한다. 이때 무릎의 개입은 최소화하고 고관절 우세의 굴곡과 신전만을 이용해 움직임을 만들어 낸다.

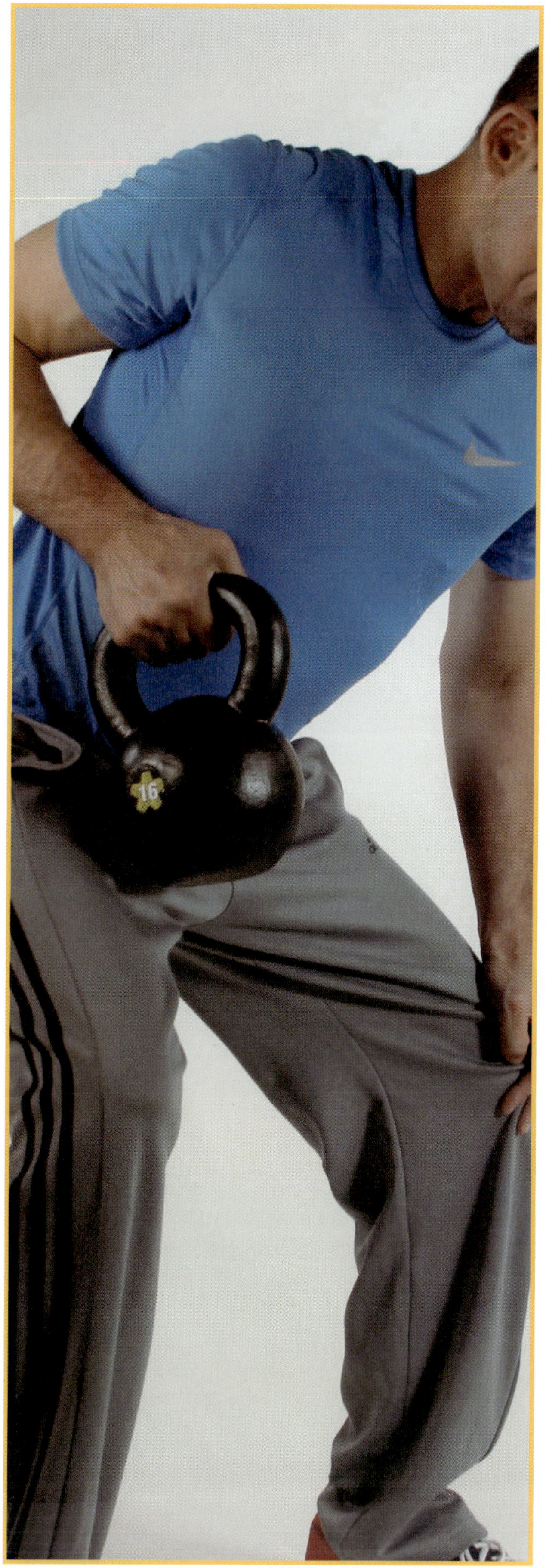

고트백 스윙

이 운동은 중량을 몸의 앞에 놓아 전통적인 '굿모닝' 운동을 대체하기 좋은 운동이다. '굿모닝' 동작은 몸의 후면 운동을 위해 이용되는 반면, '고트백 스윙'은 '굿모닝'과는 다르게 중량이 몸의 전면에 배치되어 스윙 동작에서 역학적으로 요구되는 움직임과 닮아 있다.

스윙 동작과 유사한 고정된 자세에서 케틀벨의 손잡이 부분을 양손으로 잡고 복부 쪽에 댄다. 이 자세에서 케틀벨의 위치는 그대로 유지한 채 고관절을 구부리고(굴곡) 펴는(신전) 동작을 수행한다. 내려갈 때는 햄스트링이 하중 전체를 느끼는 지점까지 내려가되, 90도 혹은 그 이상으로 내려가지는 않도록 하면서 햄스트링에 하중이 느껴지도록 하는 것에 초점을 두도록 한다. 우리 몸 후면의 유연성에 따라 하중이 몸의 뒤쪽으로 쏠리게 하여 무릎의 구부림을 더 줄일 수 있다. 이 훌륭한 운동의 기본적인 개념은 햄스트링의 신장성(혹은 편심성) 기능, 고관절의 신전을 위한 둔근의 힘, 그리고 스윙과 스내치 운동 수행에 필요한(그리고 전방굴곡에 대항하는) 척추 근육을 지속적으로 받쳐주는 데에 있다.

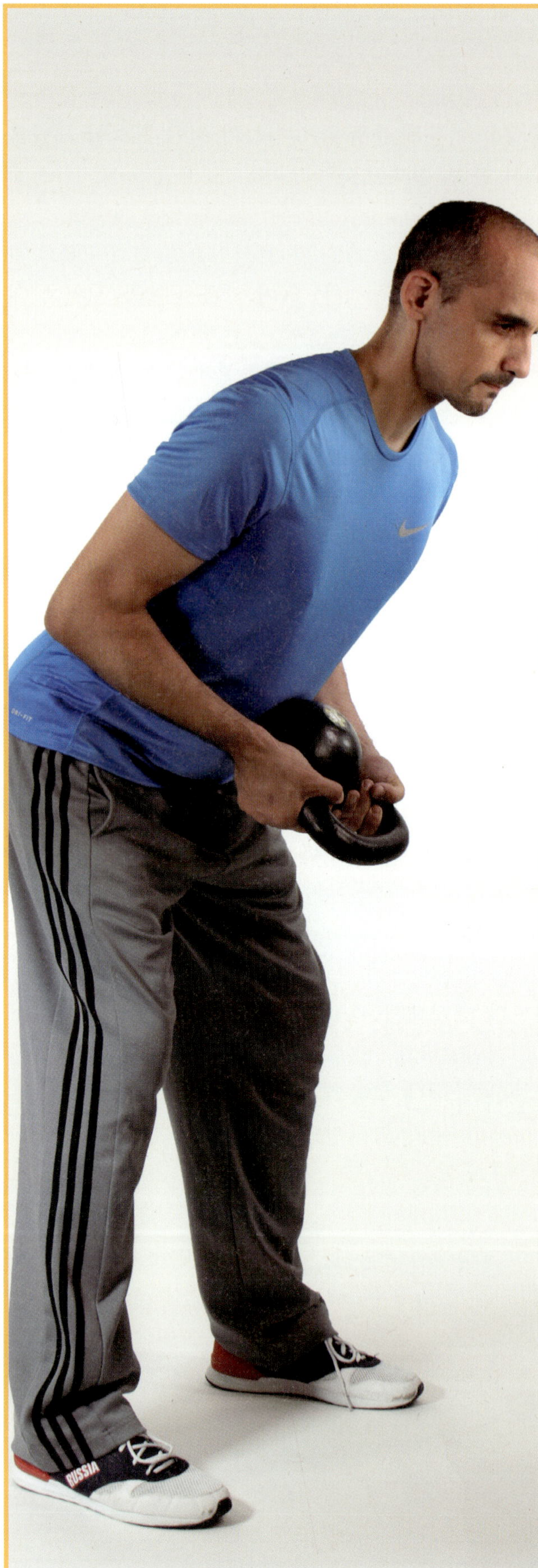

굿모닝

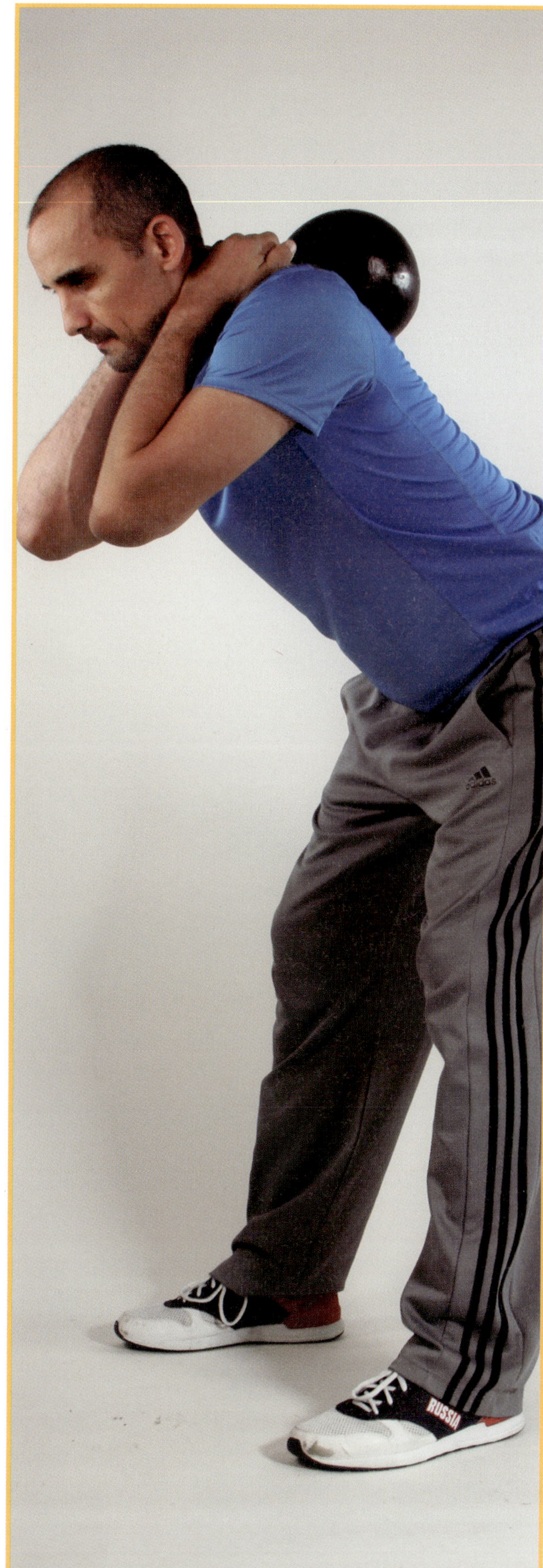

앞에서 '굿모닝'을 적용한 운동인 '고트백 스윙'을 추천했듯, 케틀벨을 이용한 전통적인 '굿모닝' 운동 역시 활용할 수 있다. 이것은 케틀벨을 몸 뒤에 매달아서 운동을 할지, 아니면 혼합해서 할지에 따라 달라지는데, 보통은 몸 뒤쪽에 케틀벨을 놓는 것이 편하다. 케틀벨을 손으로 잡은 채로 등 부위에 놓고 몸의 무게중심을 살짝 뒤쪽으로 이동시키면서 고관절을 구부린다. 무릎은 살짝만 구부린 채로 상반신은 과도한 커브를 만들지 않도록 고정한다. 요추 부분은 중립 상태를 유지하면서 햄스트링으로 하중이 전해질 때까지 내려간다. 하중이 느껴지지 않는다면 너무 가벼운 것일 가능성이 크다. 이 운동은 원래 바벨을 활용한 고하중을 위해 고안된 운동이며, 케틀벨은 이에 비해 가벼울 수 있다는 점을 기억하자.

하중의 문제가 아니라면 다음과 같은 요소들의 개입으로 보상작용이 일어났기 때문일 것이다.

- 과도한 무릎 굽힘
- 요추 및 흉추의 보상 굴곡
- 근육 후면사슬의 과도한 유연성
- 케틀벨의 중량에 비해 과도한 후면사슬의 근력
- 체중을 과도하게 뒤쪽으로 이동시킨 경우

케틀벨 데드리프트

고관절의 굴곡/신전 증가와 무릎의 굴곡/신전 감소를 위해 높이가 있는 플랫폼을 사용한다. 고관절에 움직임을 위치하고 요추의 자연스러운 생리학적 만곡을 고정시켜 유지하는 것이 중요하다.

이 점을 유의하여, 팔의 움직임 없이 고관절의 움직임만을 이용해 케틀벨을 들었다 내린다. 또한 척추의 만곡이 유지되어 풀리지 않도록 하며, 케틀벨 없이 데드리프트를 할 때와 마찬가지로 머리, 등, 엉치뼈가 직선을 유지하도록 유의한다.

바벨을 이용하는 것 역시 좋은 방법이다. 바벨은 더 많은 중량을 사용할 수 있도록 하며, 특히 그 중량을 앞에 놓음으로써 하중 또한 앞으로 가 둔근에 효과적으로 전달된다. 한 번에 케틀벨 두 개를 이용하는 것도 하중을 증가시키는 하나의 방법일 수 있으나 하중이 증가할수록 몸의 앞쪽에 놓고 운동을 수행하기에 불편하다. 따라서 최대근력 운동을 위해서는 바벨을 사용하는 것이 좋고, 케틀벨은 기초 단계에서나 역학적으로 자세를 익힐 때 사용하는 것이 좋다.

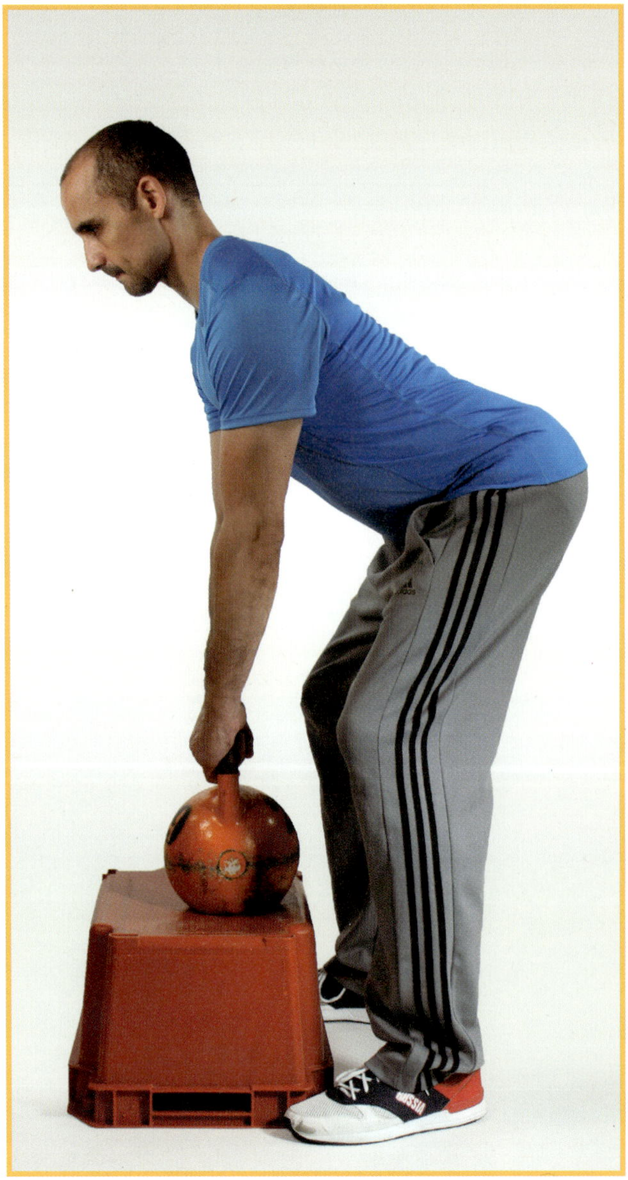

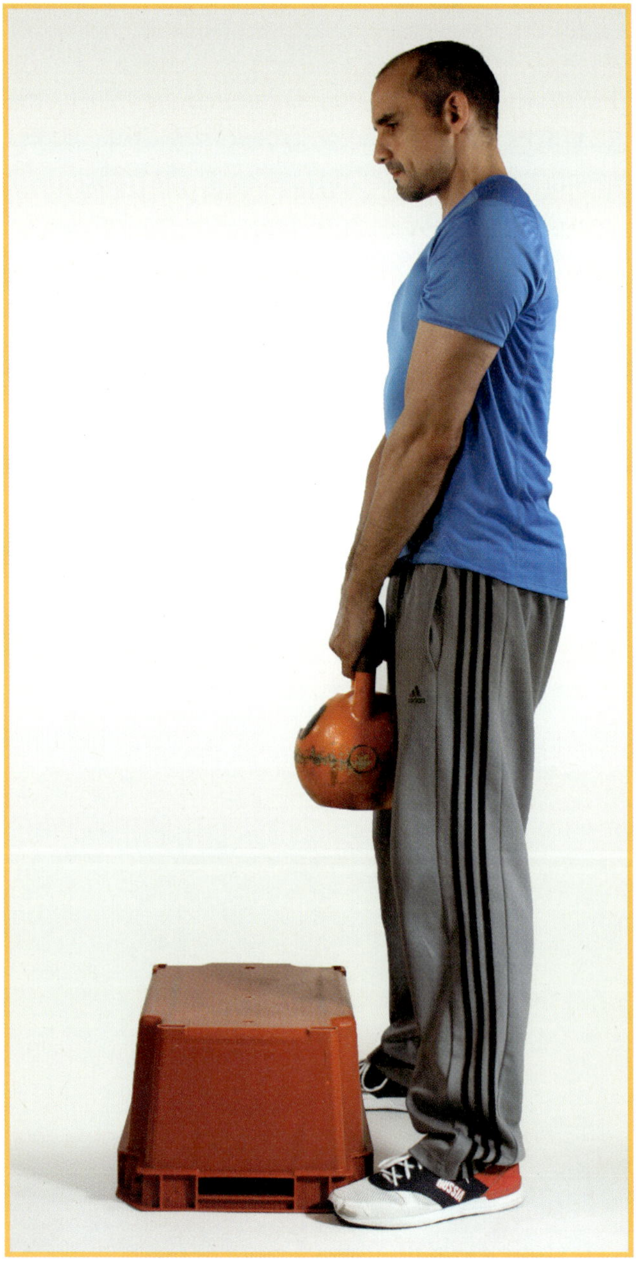

원레그 데드리프트

두 발 모두 지지한 상태에서 고관절의 움직임과 요추의 안정성을 이해하고 조절할 수 있는 경우에만 실시하도록 한다.

이 운동은 햄스트링의 발달과 유연성 증가에 탁월하다. 햄스트링의 신장성 근력과 둔근, 등 하부 부분을 강화시켜 스윙과 스내치를 잘할 수 있도록 도와준다. 또한 움직임과 자세의 안정성, 그리고 지각 능력 발달을 위한 고유수용성감각의 요소들을 포함한다.

한 발로 선 상태에서 고관절의 굴곡을 실시하는데, 몸은 내려가는 내내 곧게 유지한다. 고관절 굴곡 운동이지 스쿼트가 아니므로 지탱하는 다리의 무릎은 아주 조금만 굽힌다. 이 약간의 무릎 굽힘은 햄스트링에 하중을 조금 덜 주고, 고관절 굴곡 운동에 가장 중요하게 쓰이는 둔근에 하중을 더 주게 된다. 대신에 무릎을 많이 굽히게 되면 스쿼트에서처럼 대퇴사두근(혹은 넙다리네갈래근)으로 하중이 가게 된다. 이 자세에서 지지하고 있는 다리로 다시 똑바로 서면 된다. 각 양발로 5회씩 반복하면 된다.

케틀벨을 드는 방법으로는 세 가지가 있는데, 각각 다른 기능을 가지고 있다.

- 두 손으로 드는 방법은 케틀벨이 당기는 힘을 버티는 데에 양쪽 견갑골이 모두 사용되기 때문에 가장 쉬운 방법일 것이다.
- 케틀벨을 지탱하는 발과 같은 쪽의 손으로 들면 상체 양쪽 중 한쪽으로만 무게가 작용될 것이기 때문에 견갑골을 고정시키기 어렵다. 이 경우 중량은 몸을 안쪽으로 회전시키려 하는 경향이 있기 때문에 코어 강화가 추가된 운동으로 즉각 바뀌어 항회전(회전에 저항하는) 근육을 활성화시킨다.
- 케틀벨을 지탱하는 발의 반대 손으로 들어도 똑같이 견갑골 고정이 어렵고, 이 경우에는 몸을 바깥쪽으로 회전시키려 하기 때문에 항회전 근육도 똑같이 활성화된다.

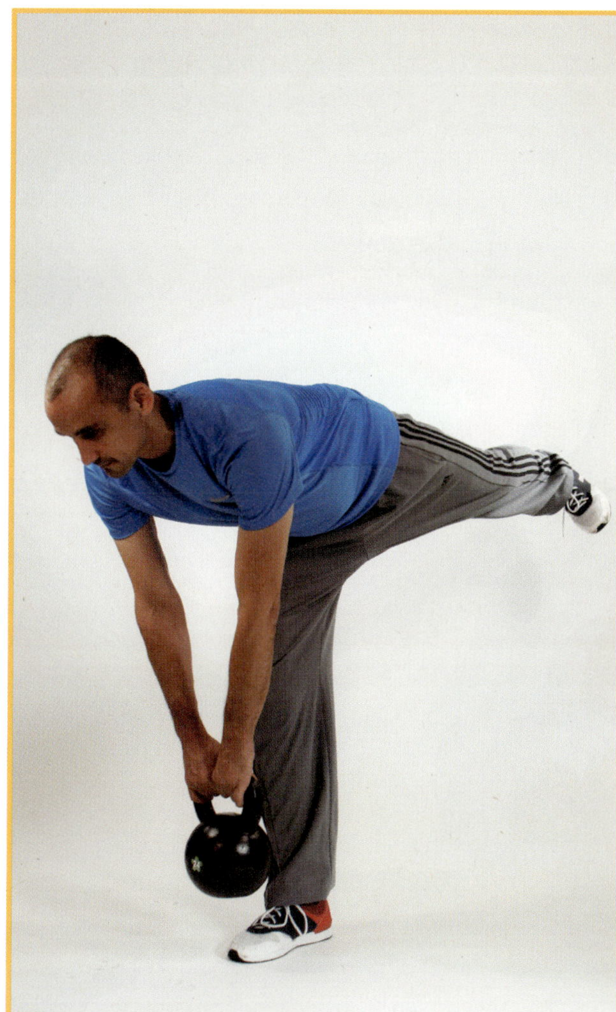

하이크 패스

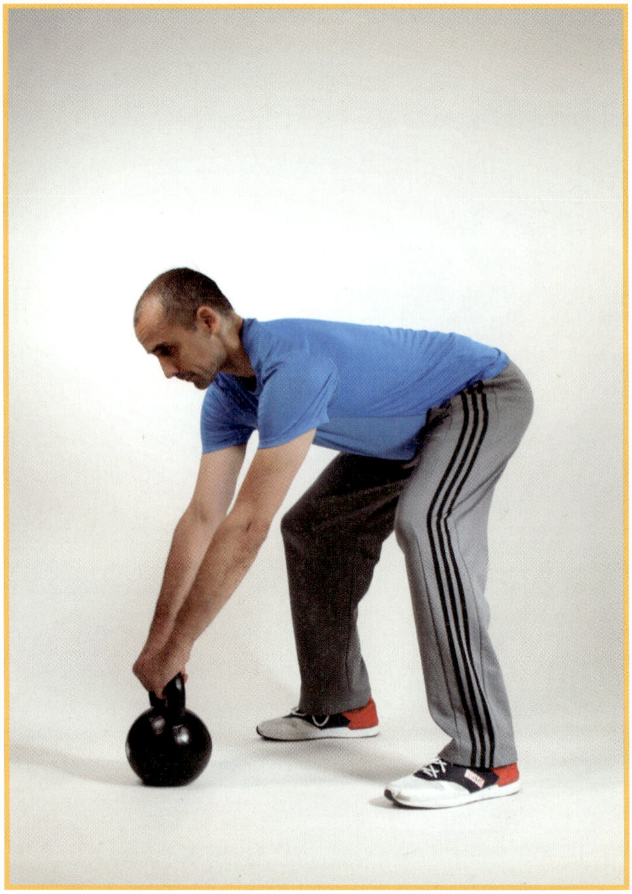

이 기본적이면서도 간단한 움직임에서는 케틀벨을 지탱하고 팔을 끌어올 때 등이나 다리의 자세로 인한 보상작용 없이 어깨 신전을 통해 케틀벨을 다리 사이로 가져오는 동작을 배우게 된다.

이 운동은 스윙의 시작(케틀벨을 집어들 때의) 자세 및 스윙의 마지막(케틀벨을 놓을 때의) 자세를 우리 신체 구조의 아무런 보상작용 없이 유지하는 법을 익히는 데 도움이 된다. 케틀벨을 다리 사이로 가져와 케틀벨이 흔들리는데 이를 지탱할 능력이 되지 않는다면 확실히 스윙 운동을 시작하거나 완수할 능력이 되지 않는 것이다. 이 때문에 하이크 패스를 반드시 해야 할 운동으로 권장하는 것이다.

또한 정말 중요한 요소 중 하나는 바로 광배근을 활성화시켜 어깨의 신전을 발생시키는 것으로, 팔이 끌어당겨지고 그 결과 케틀벨이 목표했던 위치까지 당겨진다. 등 근육의 강한 활성화는 팔이 몸과 다리 쪽, 정확히는 사타구니 쪽으로 잘 당겨지도록 한다.

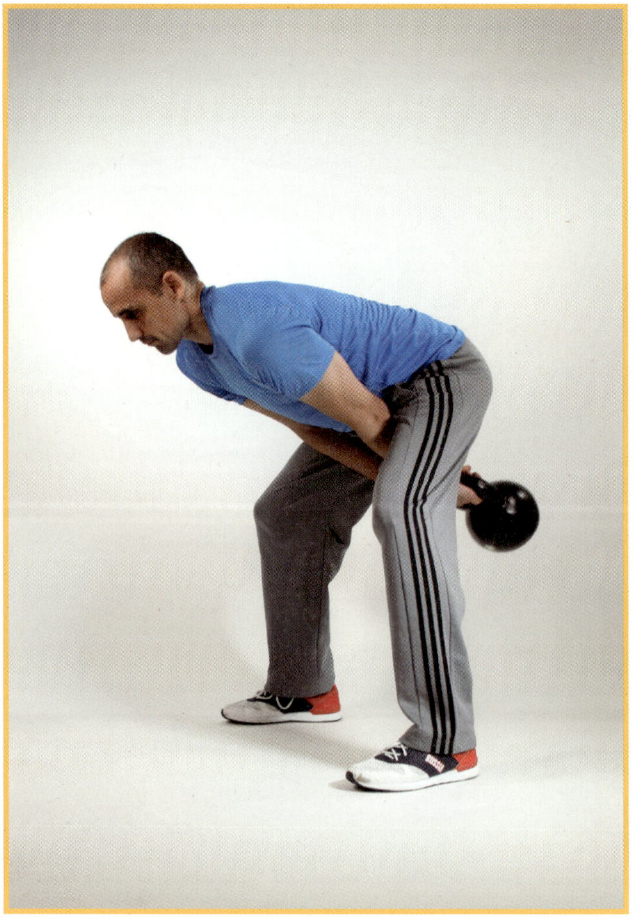

이 운동을 통해 자세와 구조를 바로잡을 뿐만 아니라 웜업, 그리고 바벨로 데드리프트를 할 때처럼 케틀벨이 우리의 몸에 붙도록 유지하는 데 쓰이는 근육들을 활성화시킨다.

이 운동은 '피겨에잇'처럼 정적인 자세와 '스윙'처럼 동적인 운동을 연결하는 탁월한 다리 역할을 한다. 고관절과 무릎 굴곡의 정도는 이 수행 능력을 어떤 운동에 적용하고 싶은지에 따라 달라질 것이다. 고관절이 우세한 운동이라면 고관절을 무릎보다 비교적 더 많이 구부리게 된다.

스윙

이 운동은 아마 이 시스템에서 가장 중요한 운동일 것이다. 이 운동의 연습 없이는 더 난이도가 높은 리프팅 동작을 해서는 안 된다. 스윙은 주가 되는 골반의 신전과 무릎의 보조적인 도움을 통해 중량을 들어 올리는 법을 익히게 해준다.

이는 어떤 시스템에도 끼워 넣기 좋은 쉬운 운동 중 하나이며, 다른 운동들의 보완적 요소로써 수업이나 서킷 프로그램에도 어울리고, 효율적인 간헐적 프로토콜에도 완벽하게 조화된다.

케틀벨을 양손으로 들거나 한 손, 혹은 번갈아가면서 들고 수행할 수 있으며, 상당히 높은 하중까지도 무게를 늘릴 수 있다(8kg에서 많게는 우리 체중에 상응하는 무게까지도 스윙을 할 수 있다).

이 가이드에서 우리는 스윙을 위한 준비 단계, 스윙의 기술, 그리고 스윙의 기본적인 여러 종류를 볼 것이다. 다리를 펴고 하는 스윙이나 양발 무게중심을 이동하면서 하는 스윙처럼 어려운 기술이 요구되는 스윙은 추후 스포츠 케틀벨 관련 부분에서 다루도록 하겠다.

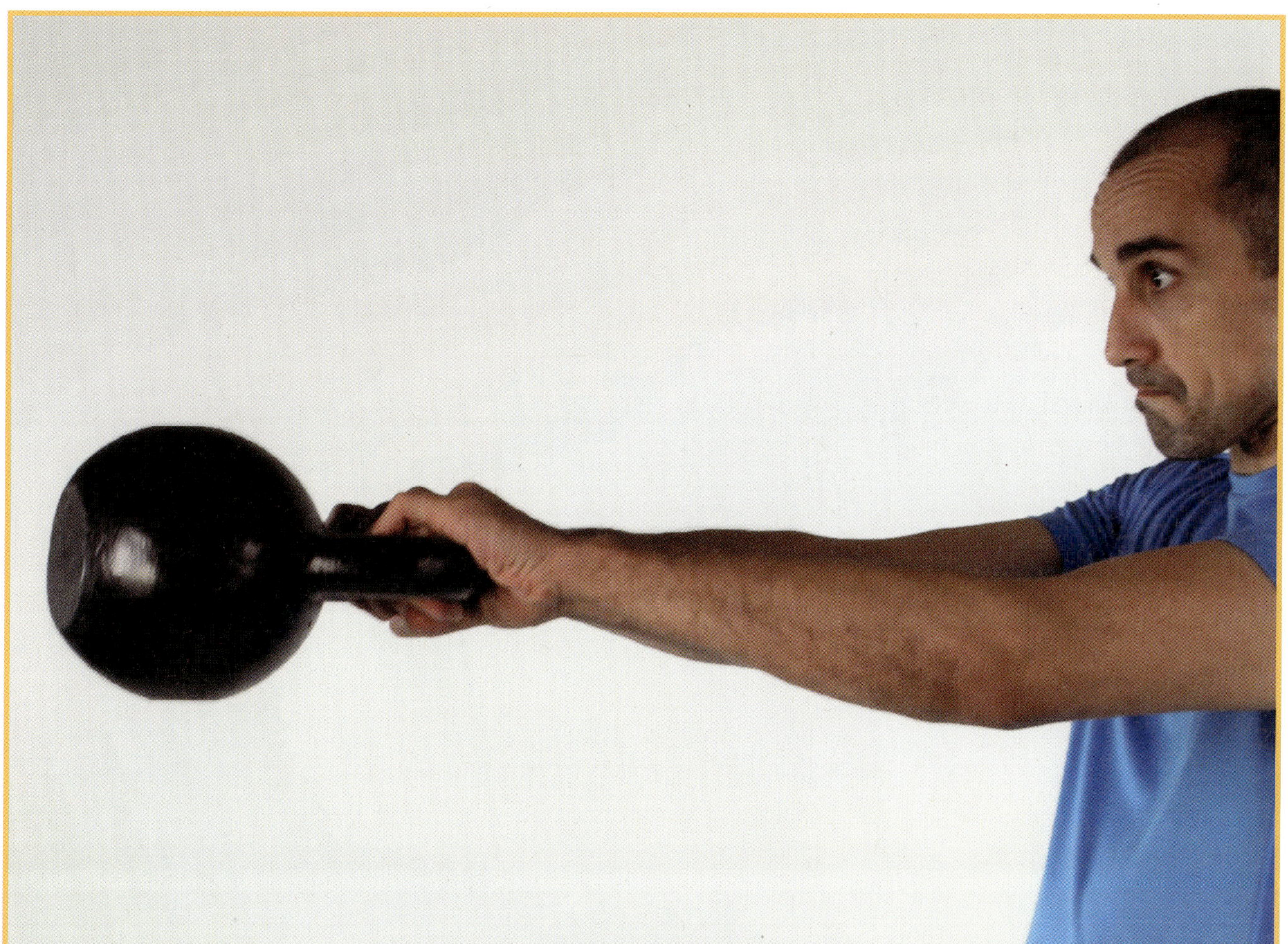

파트너 교정

우리가 누군가를 교정할 때, 우리는 이 사람이 우리 머릿속에 있는 정보와 개념을 다 알지 못한다는 문제에 직면한다. 대개 트레이너의 설명이 분명하더라도 이 사람은 그 설명을 트레이너가 갖고 있는 풍부한 지식과 연관 짓지 못한다. 가끔은 우리가 명확하게 설명하더라도 그것이 충분하지 않을뿐더러, 수강생은 고관절이 우세한 움직임이라든지 무릎이 우세한 움직임이라든지 하는 사실에는 전혀 관심이 없고 그저 좋은 기분을 느끼거나, 살을 빼거나, 허리 통증을 없애는 데에만 관심이 있을 수도 있다.

이런 경우, 우리는 우리 나름의 '도구 저장소'에 빠르고 효과적인 교정 수단을 가지고 있어야 한다.

다음에 소개할 운동은 적용하기 쉽고 사람의 몸에 직접적인 개입을 하게 되므로 교정 역시 즉각적이고 확실하다.

케틀벨을 들고 하든 케틀벨 없이 자세만 수행하든 상관없이 수강생이 스윙 동작을 실시할 준비가 되면 옆에 서서 조심스럽게 손을 등 위쪽 부분과 골반 앞쪽 부분에 대어도 괜찮겠냐고 양해를 구해야 한다. 뒤편의 손은 요추의 과신전을 제한하기 위해서인데, 이는 기술이 익숙하지 않은 사람에게서 종종 문제가 발생하기 때문이다. 그리고 앞의 손은 수강생이 어떻게 고관절을 신전해야 하는지, 그리고 어디로 에너지를 내야 하는지 알기 쉽게 하기 위함이다.

따라서 매 반복마다 뒤쪽의 손은 보상작용을 제한하며, 앞쪽의 손은 수강생이 몸의 어느 부분을 얼마나 큰 에너지로 신전해야 하는지 파악할 수 있도록 한다.

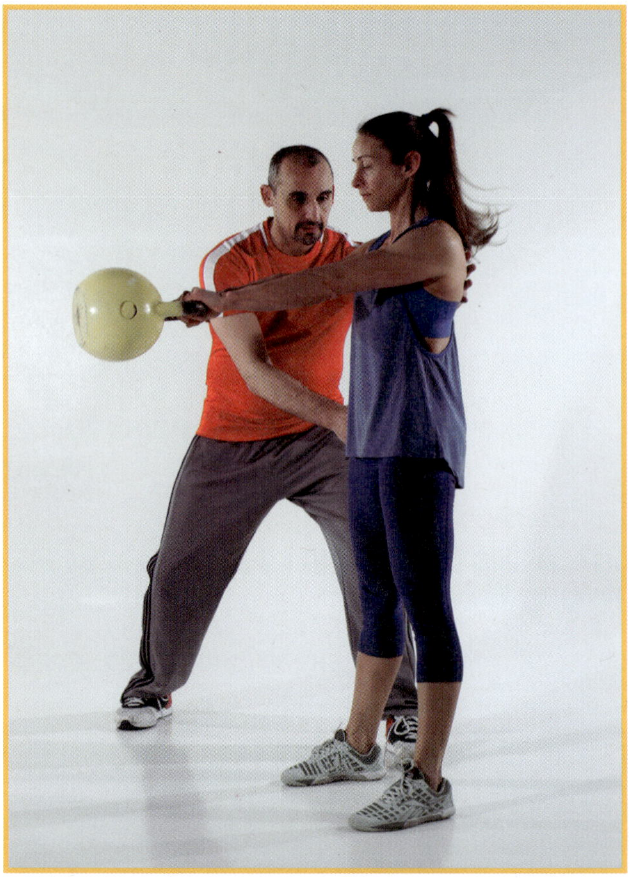

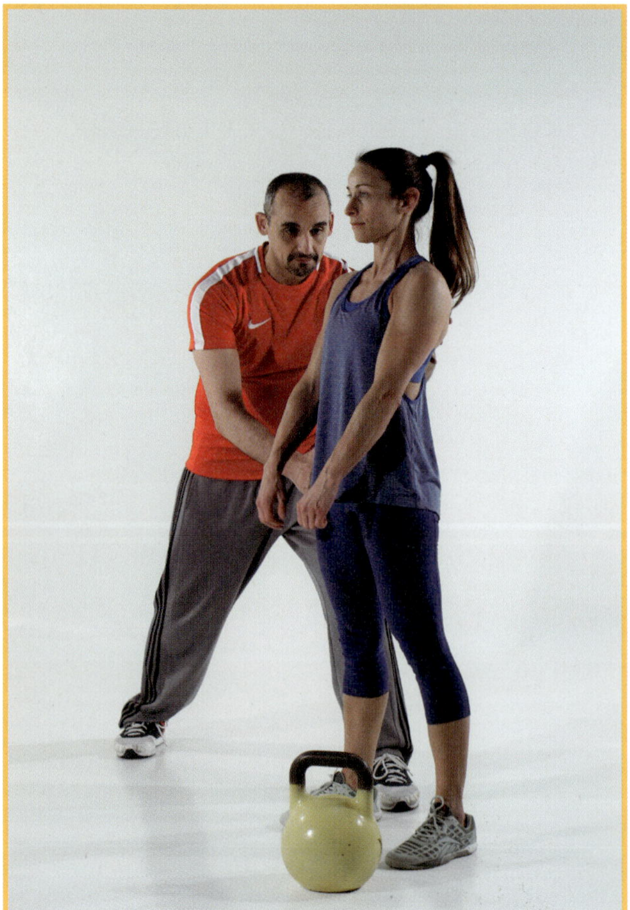

고관절 우세 스윙

이 운동은 모든 스윙의 종류 중에서 케틀벨이 움직이는 동일한 평면에 몸을 정렬시킬 수 있는 가장 효과적인 운동이다.

스윙은 그 자체로써 하나의 운동이지만 사실상 클린이나 스내치의 절반 동작이기도 하다는 사실에 유념하자. 기본적으로 이는 고관절의 신전을 통해 중량을 끌어올리는 동작인 것이다. 즉, 모든 초점은 몸을 접었다가 펴는 것에 두도록 한다.

발 넓이는 어깨너비를 넘지 않도록 하고, 먼저 케틀벨이 뒤쪽으로 넘어갔다가 그 반동에서 고관절 신전을 통한 움직임을 이용해 추진력을 실어 무게를 들어 올린다. 이 움직임은 주로 중량이 뒤로 빠질 당시 굴곡 상태였던 고관절의 신전을 통해 이뤄진다. 케틀벨이 몸에서 너무 멀리 멀어지지 않도록 하고 견갑골을 척추 가까이 단단히 잡아 유지한다.

백스윙 순간에는 무릎을 많이 굽히지 않도록 하는 반면, 고관절은 많이 접는다. 이는 우리의 햄스트링에 현저한 신장성 하중을 줄 것이다. 여기서 제한성이 느껴진다면 무릎을 조금 더 굽혀 햄스트링 부위의 텐션을 감소시키고 골반을 더 접을 수 있도록 한다. 대신, 무릎 우세 운동으로 바뀌지 않도록 주의해야 한다. 고관절(힙)의 활성화가 우세해야 한다는 사실을 잊지 말자.

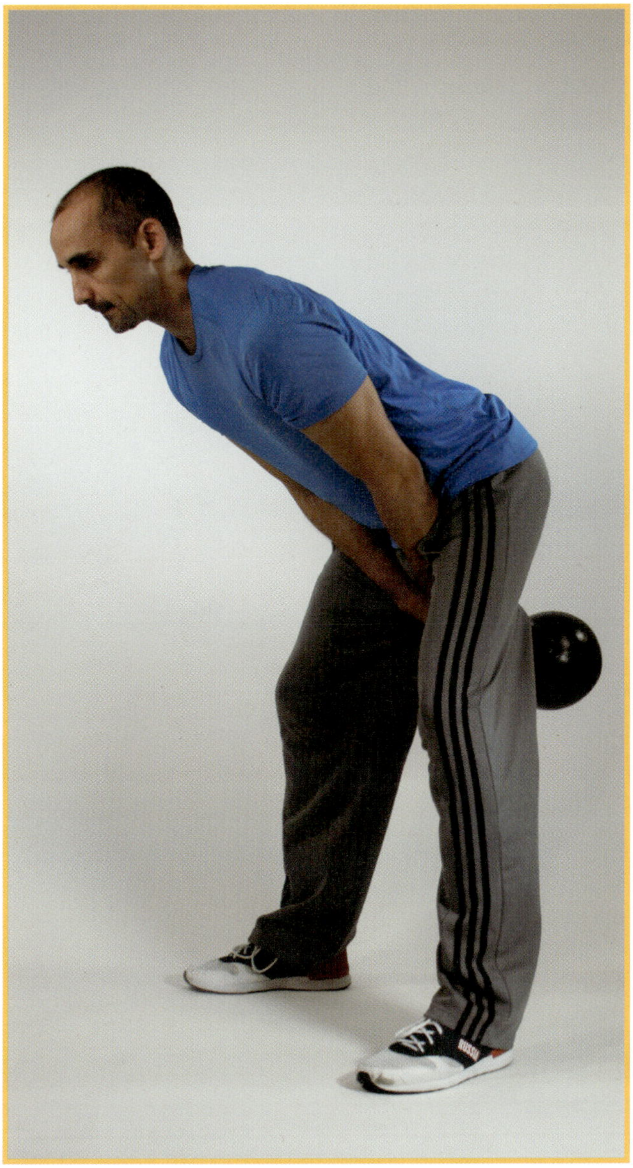

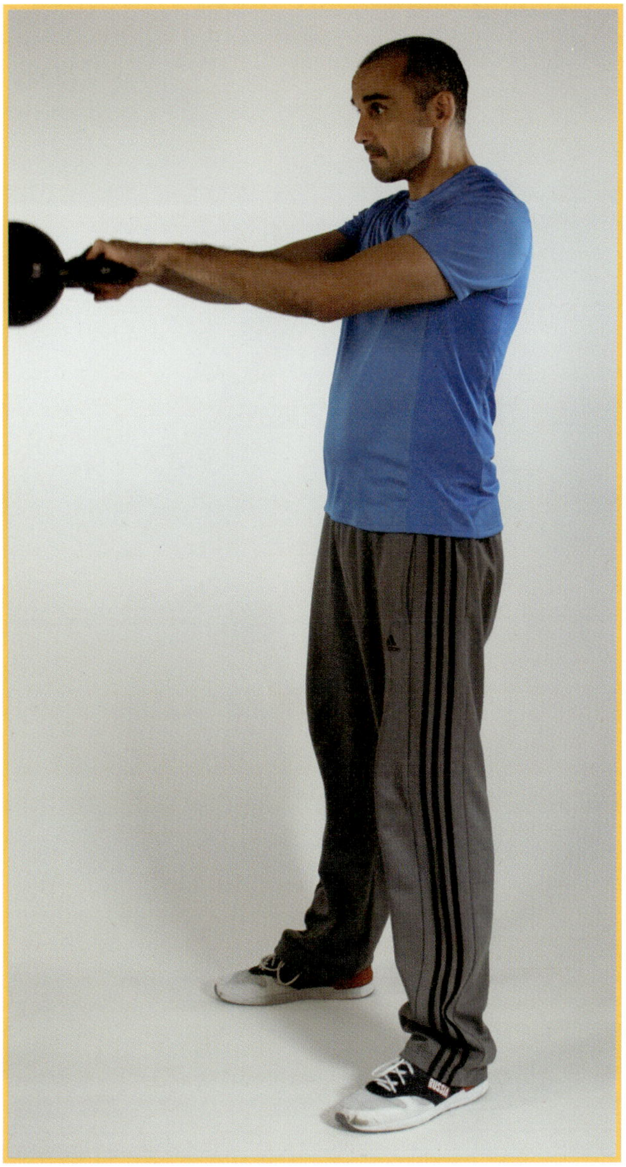

무릎 우세 스윙

이 스윙은 기능적으로 '잘 수행된' 스윙과 비교하기 위해 포함시켰다. 스윙은 진자 운동인데, 무릎의 과다한 굴곡은 움직임이 축 하중에 작용하도록 하는 반면, 진자운동은 전후 하중에 해당한다. 각각 다른 평면에서 다른 근육을 사용하기 때문에 이런 원형 움직임을 가진 스쿼트를 '스윙'이라고 부르는 것 자체가 꺼려지기도 한다.

고관절 스윙에서 움직임은 중량의 작용 평면에서 일직선을 이룬다. 반면, 무릎 스윙에서는 중량이 움직이는 작용 평면과 일직선을 이루지 않고, 따라서 이를 비효율적이라고 할 수 있겠다. 물론 예를 들어 수행자를 지치게 만들거나 세션 마무리로써 다리를 '태워버리는' 등 특정 기능을 위해 사용할 수는 있겠지만 말이다.

혼합 스윙

존재하는 모든 스윙의 변형 중에서 이 운동이 아마 가장 기본적이고 배우기 쉬운 운동일 것이다. 스윙을 안전하게 할 수 있으며, 빠르게 가르쳐서 부상 걱정 없이 이 운동의 이점들을 살려 즉각적으로 어떤 프로그램에든 적용시킬 수 있다.

다리는 어깨너비보다 조금 더 벌리되 너무 많이 벌리지는 않도록 하고, 바닥에서 케틀벨을 들어 해먹을 다루듯 케틀벨이 뒤쪽으로 당겨지도록 한다. 백스윙(뒤로 주는 반동)은 최소한의 힘으로 중량을 들어 올리는 데 필요한 추진력을 주기 때문에 상당히 중요하다는 사실을 기억하자. 이 경우, 50%의 무릎 신전과 50%의 고관절 신전을 사용한다. 가장 효율적이지는 않더라도 수강생은 이 기술에서 점진적인 향상을 이룰 수 있을 것이다.

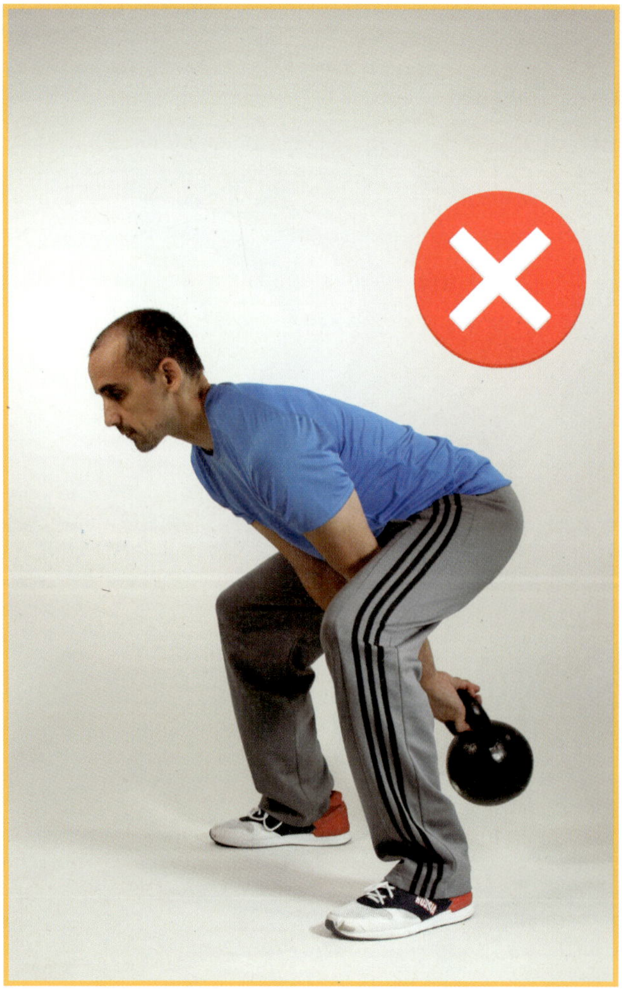

레이지 스윙(쇼트)

이 스윙은 고관절의 신전을 주로 사용해 중량을 들어 올리는 데 중점을 둔다. 신전의 주요 근육인 둔근의 수축에 의해 케틀벨이 움직인다. 여기서 케틀벨의 움직임은 하체 스윙의 움직임보다 작으며 이로 인해 '레이지(게으른) 스윙'이라고 불린다. 팔꿈치는 항상 몸에 닿아 있어야 하며, 이는 몸통 전체가 하나로써 움직여 상체의 개입을 막는다. 팔꿈치는 올라갈 때 약간의 굴곡, 내려갈 때 약간의 신전을 동반한다.

스윙을 실시하기 위해서는 내려갈 때 무릎을 아주 조금만 굽히고 고관절을 훨씬 많이 굽힌다. 더 적은 백스윙을 느낄 것이며, 폭발적인 둔근 수축을 통해(순수 고관절 우세) 상승 운동을 한다. 이 폭발적 움직임은 골반을 신전시켜 케틀벨을 명치 높이까지 들어 올리는 데 충분할 것이다. 그 후 중량이 우리 몸을 다시 굴곡시키도록 하고(보통 스윙보다 그 정도가 적을 것이다), 같은 동작을 다시 반복하는데 매회마다 항상 엉덩이에 매를 맞듯 둔근의 수축을 강조되게 한다.

이 스윙은 다음의 세 가지 목적을 가진다.

1. 미용 목적(힙 라인)이든 자세 교정 목적이든 생체역학적 목적으로든 간에 상관없이 움직임을 만들어내는 주요 근육으로써 둔근(엉덩이)에 초점을 둔다.
2. 기본적인 스윙보다 더 쉬운 움직임으로 구성되어 더 높은 중량과 낮은 반복으로 운동 수행이 가능하다.
3. 클린 처음 동작 연습이다.

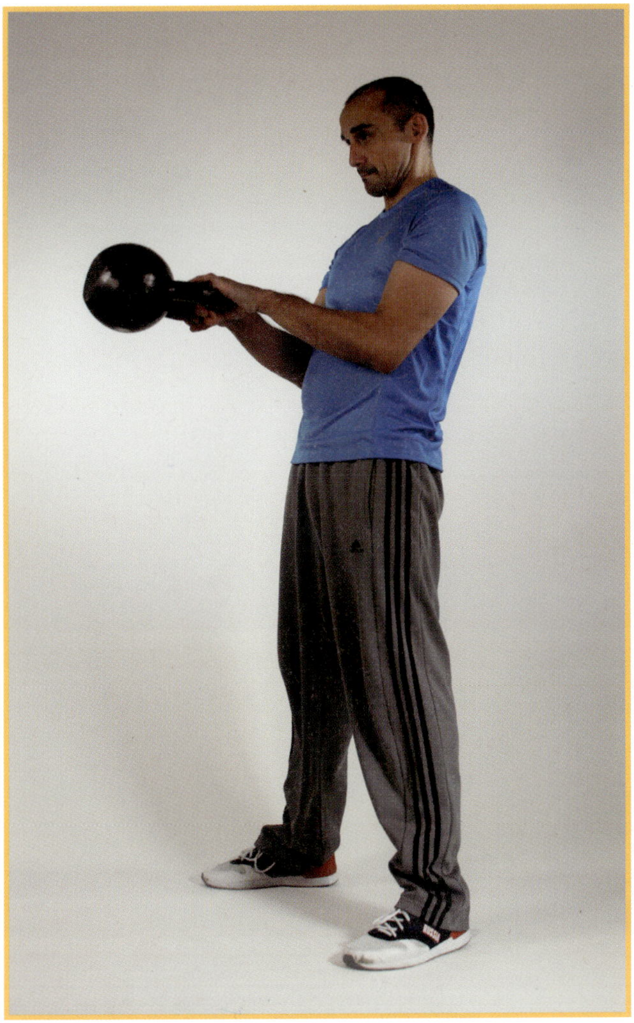

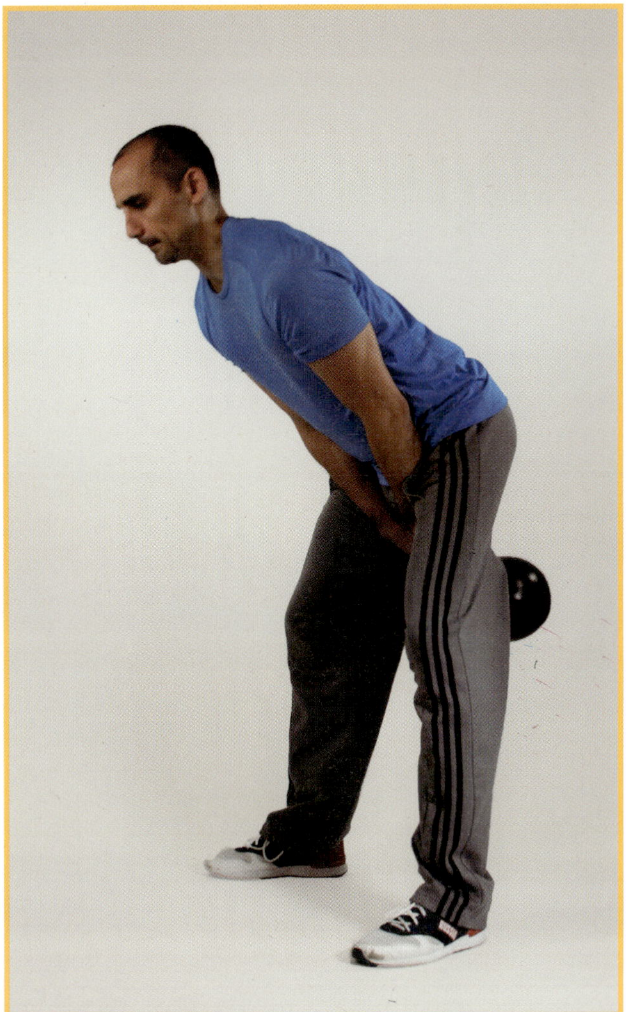

러시안 스윙

피트니스 분야 내 일어난 운동의 분화에 따라, 고관절 우세 스윙에서 본 것 중에서 중량을 배꼽과 어깨 높이 사이까지 들어 올리는 모든 기술과 원리를 러시안 스윙이라고 부른다. 이 두 지점(배꼽과 어깨)의 아래, 혹은 위로 벗어나지 않아야 한다. 스윙은 그 수행에 있어 부분별로 역학적으로 큰 차이를 보인다는 점을 잊지 말자. 올라갈 때는 점프를 하듯 빠르고 폭발적이다. 반면 내려갈 때는 중량에 몸을 맡겨 내려가며 상승할 때에 비해 활성되는 힘과 속도가 큰 차이가 난다. 더 능숙해져서 조절 능력이 있다면 하강 시(중량을 내릴 때)에도 가속을 낼 수 있을 것이다.

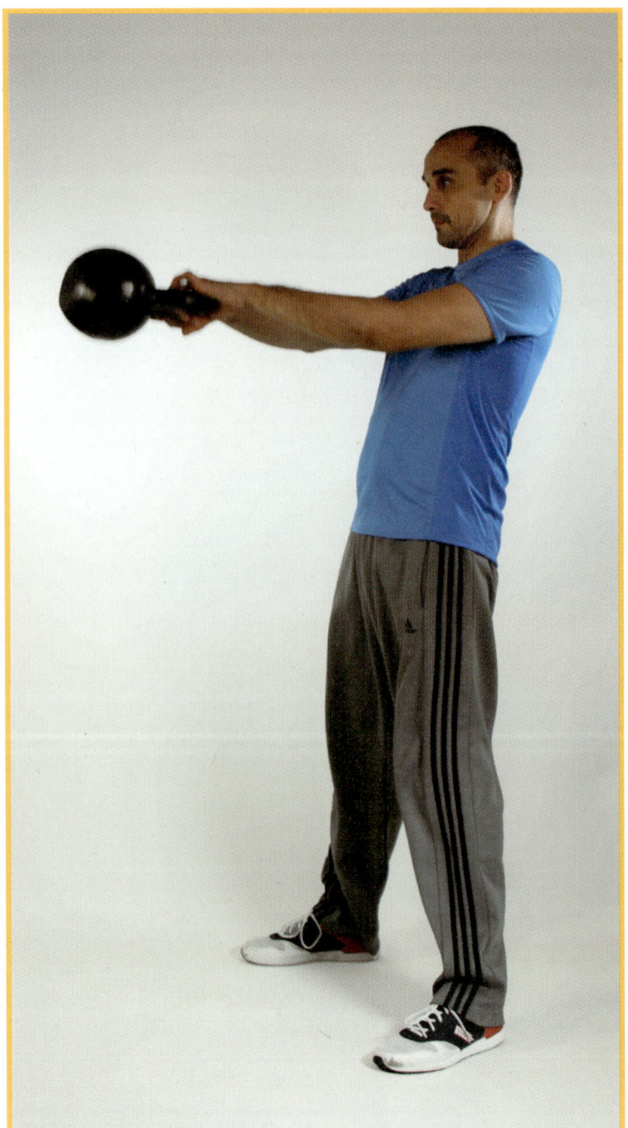

아메리칸 스윙

이 운동을 간단히 표현하자면 크로스핏 분야에서 가장 보편적으로 하는 운동이라고 할 수 있겠다. 고전적인 스윙에서 설명했듯 진자운동에서 힘을 얻어 머리 위까지 팔을 들어 올린다(들어 올릴 때 팔이 몸에서 너무 떨어지지 않도록 한다. 그리고 예를 들어 팔을 위로 끌어올리는 등 이 운동 안에서도 여러 버전이 있다). 케틀벨이 머리 위까지 도달했을 때 머리가 앞으로 나오지 않도록 해야 한다. 왜냐하면 어깨의 가동범위 부족으로 인해 보상작용이 발생할 수 있기 때문이다.

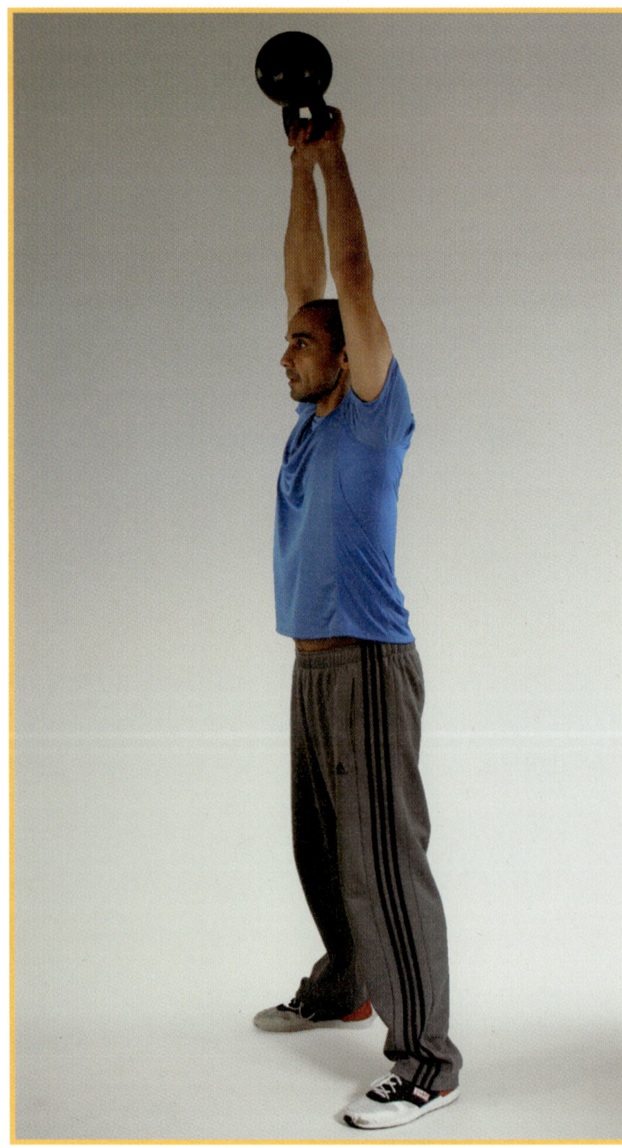

스윙/플랭크

이 운동은 틀림없이 필자가(아리엘 쿠세이루로부터 조언을 얻고 파벨에게 영감을 받아) 발견한 가장 간단하고 똑똑하며 효율적인 프로토콜 중 하나일 것이다. 전체적인 활성화와 훈련의 효과적인 한 도구로써 쓰일 수 있다.

15초간 스윙을 한 다음 15초간 플랭크를 실시한다. 이 세트는 웜업인지, 활성화인지, 아니면 그 자체를 운동으로 사용할 건지, 목적에 따라 5분에서 15분 사이로 진행할 수 있다.

기본적인 개념은 스윙을 통한 후면사슬(둔근, 햄스트링, 기타 요추 및 등 근육들 등)의 활성화와 전면사슬(복근, 복횡근 등)의 활성화를 혼합하는 것이다. 이 운동은 탁월한 효과를 가진 간단하고 효율적인 운동이다. 여기서 플랭크는 RKC 플랭크를 사용하면 된다. RKC 플랭크에서는 둔근을 강하게 수축시키면서 몸통을 접을 것처럼(실제로 접지는 않고) 크런치를 하듯 힘을 주고 팔꿈치는 조금 더 앞에 놓는다.

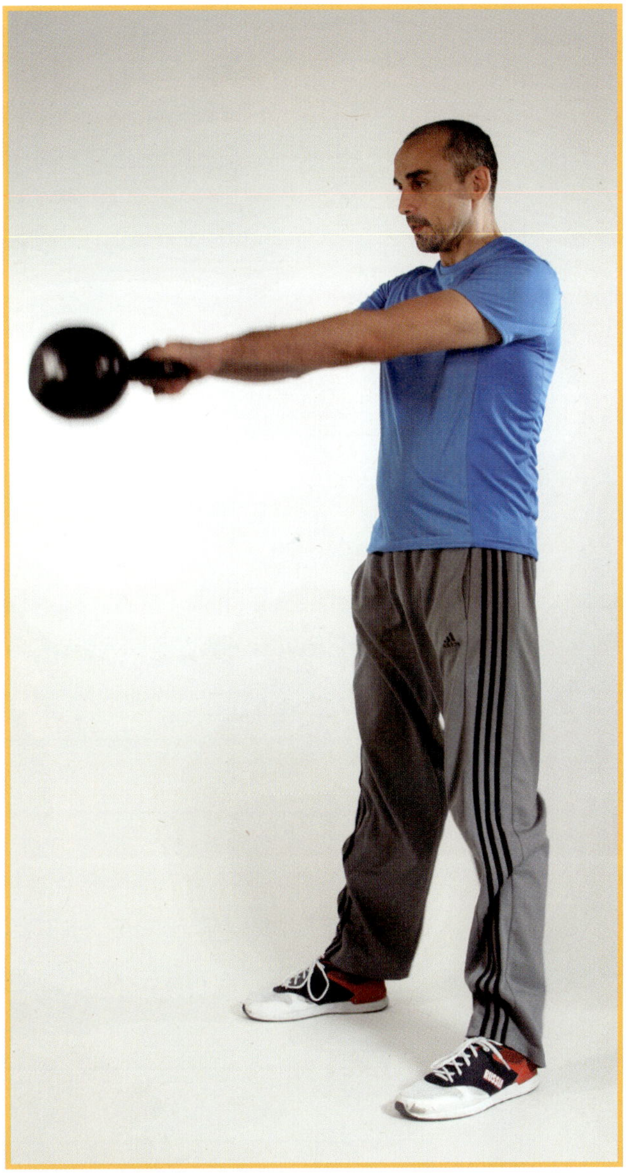

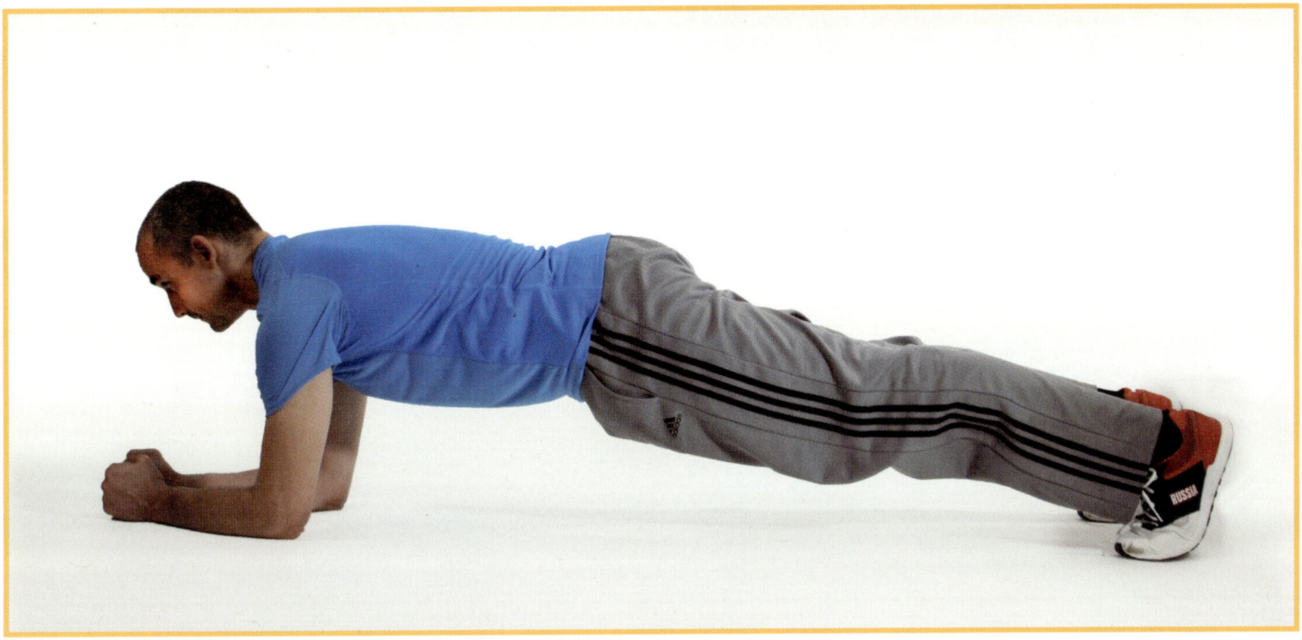

프로토콜 15/15

이 프로토콜은 간헐적 운동으로 들어갈 때 가장 유용하고 효과적인 프로토콜 중 하나이다. 이를 실시하는 데 기본적으로는 스윙을 이용하지만, 스내치를 할 줄 안다면 몸의 모든 부위를 사용해 조금 더 포괄적인 운동을 할 수 있는 데다가 (스윙과 달리) 하강 시에도 가속을 줄 수 있으므로 스내치를 추천한다.

기술 수행 시 실패까지 가지 않는 것이 중요하다. 또한 우리 심박수의 60% 아래로 떨어지면 웜업이나 목표한 자극을 받기 어렵기 때문에 이 역시 지양한다.

초급자 프로그램

총 10분

1. 15초간 중간 정도의 강도와 속도로 운동 (레이지 스윙 혹은 기본 스윙) 후 15초간 휴식한다.
2. 가벼운 무게로 한다(보통 사용하는 운동 중량이 16kg이라면 눈에 띄게 낮춰 12kg짜리 케틀벨을 사용한다).

중급자 프로그램

총 15~20분

1. 15초간 중간 정도의 강도와 속도로 운동(기본 스윙) 후 15초간 휴식한다.
2. 평소보다 낮은 무게로 한다(보통 운동 중량이 16kg이라면 한 단계 낮춰 12kg짜리 케틀벨을 사용한다).

고급자 프로그램

총 20~40분

1. 15초간 높은 강도와 속도로 운동(기본 스윙 혹은 크로스피터의 경우 아메리칸 스윙) 후 15초간 휴식한다.
2. 평소보다 낮은 무게로 한다(보통 운동 중량이 16kg이라면 한 단계 낮춰 12kg짜리 케틀벨을 사용한다).

원암 스윙

원암 스윙은 클린과 스내치로 들어가기 위한 기초 기술이다. 모든 효율적인 클린 혹은 스내치 동작은 좋은 원암 스윙을 통해 이루어진다. 상당한 중량(적어도 체중의 반 이상)을 두 손 스윙으로 들어 올릴 수 있다고 하면 그때 원암 스윙을 하도록 한다. 원암 스윙은 클래식 스윙과 개념은 같지만 코어에 대한 개입이 더 많아진다. 이는 몸의 한쪽만 받는 중량을 견뎌야 한다는 것인데(중량 때문에 몸이 틀어지지 않게 하기 위한) 코어뿐만 아니라(중량의 반동 움직임을 견디기 위해) 견갑골이 더 많이 개입되어야 한다는 뜻이다. 그럽 또한 더 어려워지는데, 중량이 모두 한 손에만 집중되기 때문이다.

케틀벨의 손잡이 중간 부분을 잡고 스윙과 똑같은 기술을 사용하는데, 다음을 유의하도록 해야 한다.

- 케틀벨을 잡지 않는 다른 팔은 내려갈 때 뒤쪽으로 움직이고 올라갈 때는 케틀벨을 잡은 팔 가까이 가도록(다만, 닿지는 않도록) 앞쪽으로 움직이는 중요한 역할을 한다.
- 내려갈 때 몸이 살짝 돌지만 과다하게 회전하지 않도록 한다.
- 견갑골은 잡힌 상태로 유지하고 케틀벨이 몸에서 너무 떨어지지 않도록 한다.

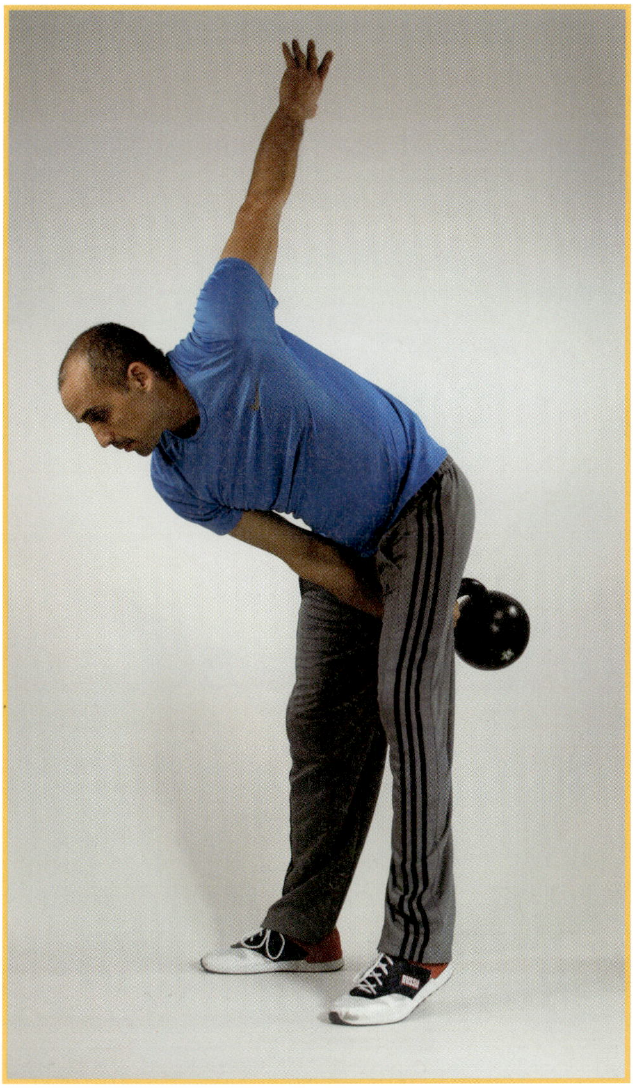

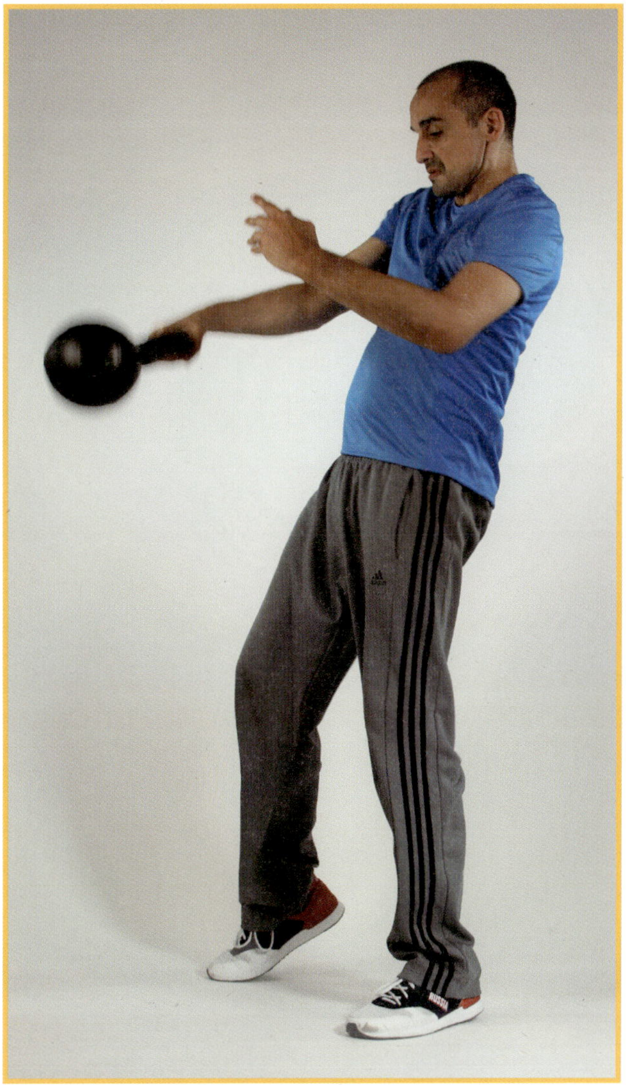

핸드 투 핸드

이 운동은 전통적인 운동 중 하나로써, 제대로 실시할 경우 많은 능력 향상을 얻을 수 있다.

먼저, 중량을 한 손에서 다른 손으로 옮기는 법을 연습한다. 이 동작은 협응 능력(코디네이션)을 이용해 한 손으로 스윙하는 동작이다. 동작 시 중량을 버티면서 몸이 펴지거나 비틀리지 않도록 한다. 중량이 한 손에만 있으므로 이 요소에 대한 저항이 눈에 띄게 커질 것이다. 패싱 단계에서 손을 펴 중량을 놓아 빠르게 다른 손으로 잡는 이 운동의 두 번째 요소가 나타난다. 중량을 손에서 놓는 것은 클린의 기초이면서 동시에 클린이나 스내치를 배울 때 가장 어려운 동작 중 하나이기도 하다.

이 능력은 운동 프로그램에 케틀벨 저글링을 넣을 때도 유용할 것이다. 따라서 운동에서 대칭과 협응면에서뿐만 아니라 그립의 다양성도 훈련하게 되는 것이다.

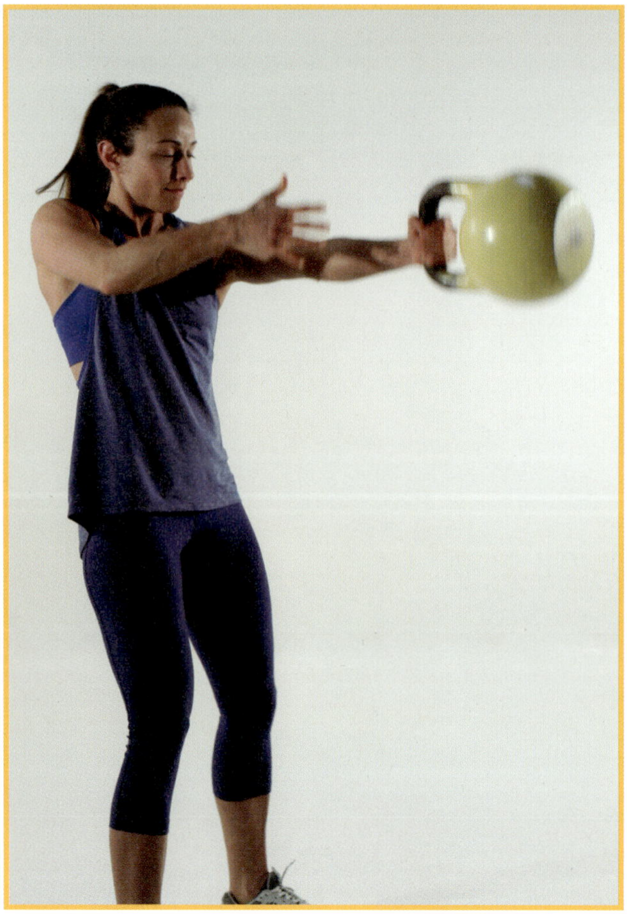

클린을 위한 레이지 스윙

스윙은 클린을 위한 중량의 운동 및 추진력 발생기이긴 해도, 몸에서 중량을 너무 멀리 떨어트릴 것이기 때문에 방금 살펴본 버전의 운동에는 맞지 않는다. 이 때문에 우리는 클린의 요구 조건에 더 들어맞는 다른 종류의 스윙을 선택해야 한다. 중량을 몸에 최대한 가깝게 유지해 상승 시 몸과 부딪히지 않는 스윙을 사용해야 한다.

레이지 스윙은 기본적으로 원암 스윙의 모든 요소를 갖고 있지만 팔꿈치는 몸에 항상 붙어 있도록 유의해야 한다. 이로써 중량이 우리 몸에 최대한 가깝게 있어 중량의 상승 움직임이 고관절의 신전을 통해서만 이루어지도록 한다.

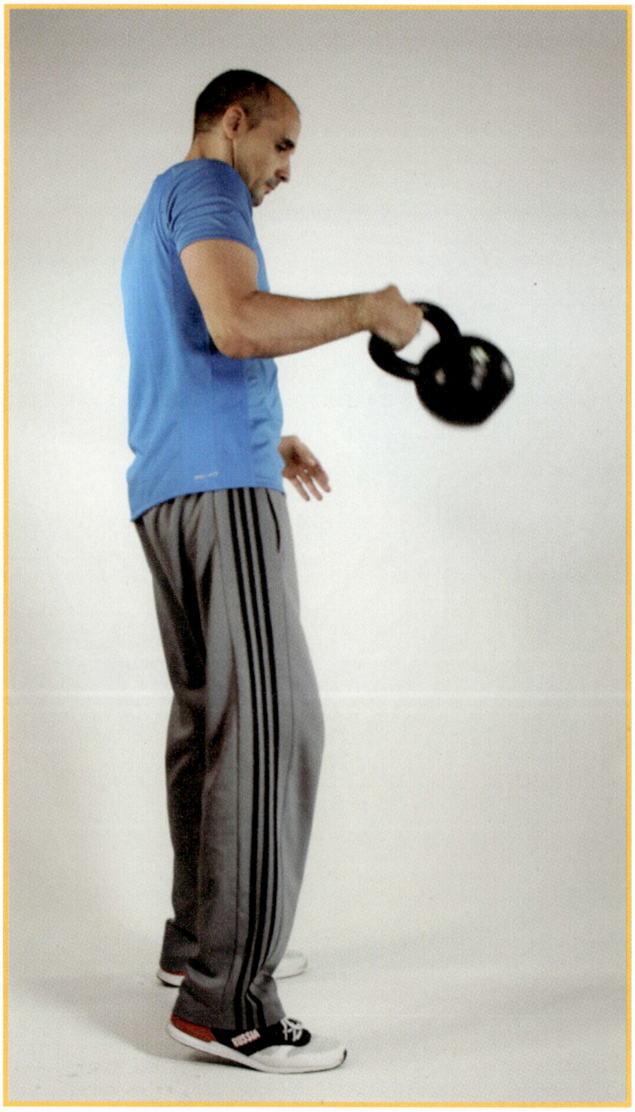

클린

뒤로 움직임(백스윙)과 당기는 순간

백스윙은 순환 움직임에서 중량이 우리 다리 뒤로 갔다가 다시 앞으로 돌아와 위로 올라가는 클린의 한 단계(페이스)이다.

이 동작에서 중량을 고관절의 굴곡을 통해 (혹은 우리의 햄스트링 유연성에 따라 무릎의 굴곡이나 두 가지 굴곡 동시에 사용해) 더 깊숙히 뒤로 보낼수록 우리는 중량이 다시 돌아오는 가속을 이용해 위로 들어 올리는 힘을 아낄 수 있다. 즉, 중량이 뒤쪽으로 내려올 때의 관성을 이용해 앞으로 들어 올리기 더 쉽다. 이 때문에 등을 곧게 하고 몸의 고관절 쪽을 접어서 중량을 뒤로 보내는 움직임을 더 깊게 가져가는 것이 중요하다. 이 단계에서는 주로 엄지를 검지 위에 올려(OK 모양으로) 중량을 잡고, 팔의 하완(전완)은 (엄지가 안쪽을 향한) 회내 상태, (엄지가 바깥쪽을 향한) 회외 상태, 혹은 (엄지가 상기 두 포지션 사이에 위치한) 중립 상태에 있을 수 있다. 자유로운 다른 팔은 뒤쪽으로 모두 펴 동작을 따라간다. 시선은 머리와 척추의 일직선 유지를 위해 중량을 따라간다.

상승은 기본적으로 발목, 무릎, 그리고 주가 되는 고관절의 동시적인 3단 신전을 통해 이뤄진다. 중량은 신전의 힘을 통해 올라가며, 절대 이두의 수축을 통한 팔꿈치의 굴곡을 통해서 이루어지면 안 된다.

팔꿈치는 하강 및 상승 동작에서 골반에 가까이 붙는다(상완이 치골, 즉 두덩뼈 가까이). 그래야 고관절 신전을 통해 팔을 '발사'해 중량을 밀어낼 수 있을 것이다.

그다음 백스윙의 앞과 위를 향한 움직임에서 3단 신전에 의해 중량이 돌아오는 힘을 이용해 중량을 들어 올릴 건데, 이때 벽이 앞에 있어 중량을 몸에서 멀리 떨어뜨리지 못하고 위쪽으로 수직선상으로만 들어 올린다고 상상한다. 이 움직임은 마치 알파벳 J 모양이라고 생각하면 된다. 뒤쪽으로의 백스윙이 J의 곡선의 베이스가 되고 중량을 위로 들어 올리는 루트가 J의 직선 부분인 것이다.

중량이 일직선상으로 올라가면서 그 높이가 우리의 배꼽 정도에 있을 때, 상승 움직임의 두 번째 단계를 실시할 준비가 된 것이다.

클린의 베이스가 되는 스윙은 중량이 몸에서 멀리 떨어지는 컨벤셔널 스윙이 아닌 레이지 스윙을 사용한다는 사실을 기억하자.

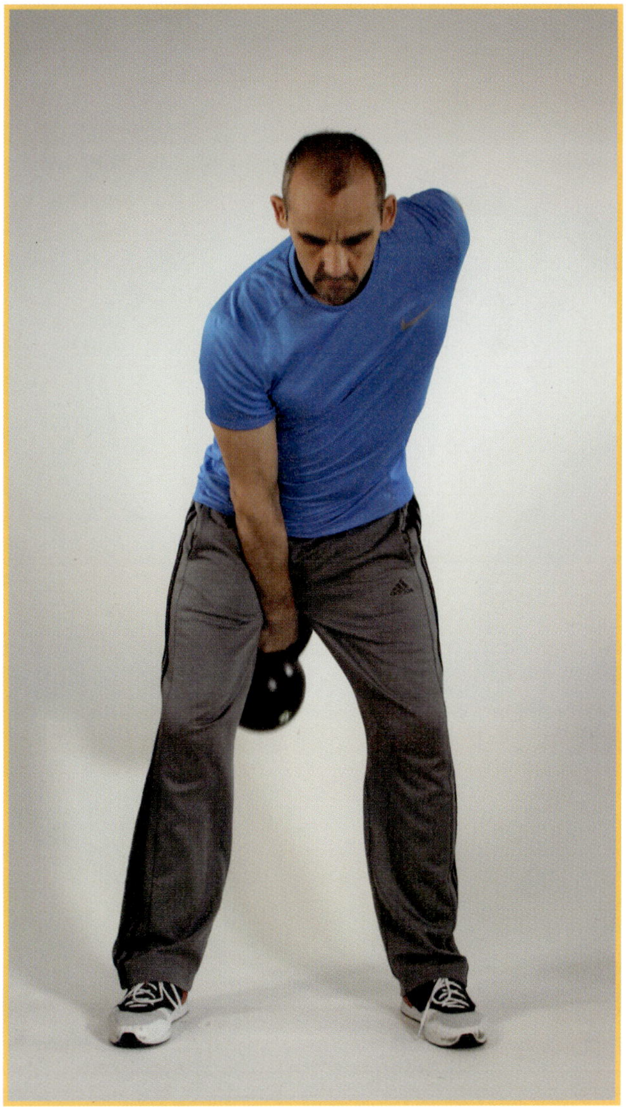

세부 사항

- 후반 단계에서 스윙의 모든 중요한 유의점을 체크한다.
- 중량이 뒤로 잘 가도록 한 다음 그 돌아오는 힘을 잘 이용한다.
- 엄지를 검지 위에 놓거나 훅 그립을 통해 손가락으로 중량을 버틴다.
- 곧은 척추와 머리를 일직선으로 유지한다. 자유로운 팔은 뒤로 움직인다.
- 중량을 절대 팔꿈치 굴곡이 아닌, 3단 신전(주로 고관절)을 통해 들어 올린다.
- 상승과 하강 모두 무게중심 위에서 이루어지도록 한다.
- 뒤로의 움직임과 상승 구간에서 알파벳 J 모양을 기억한다.

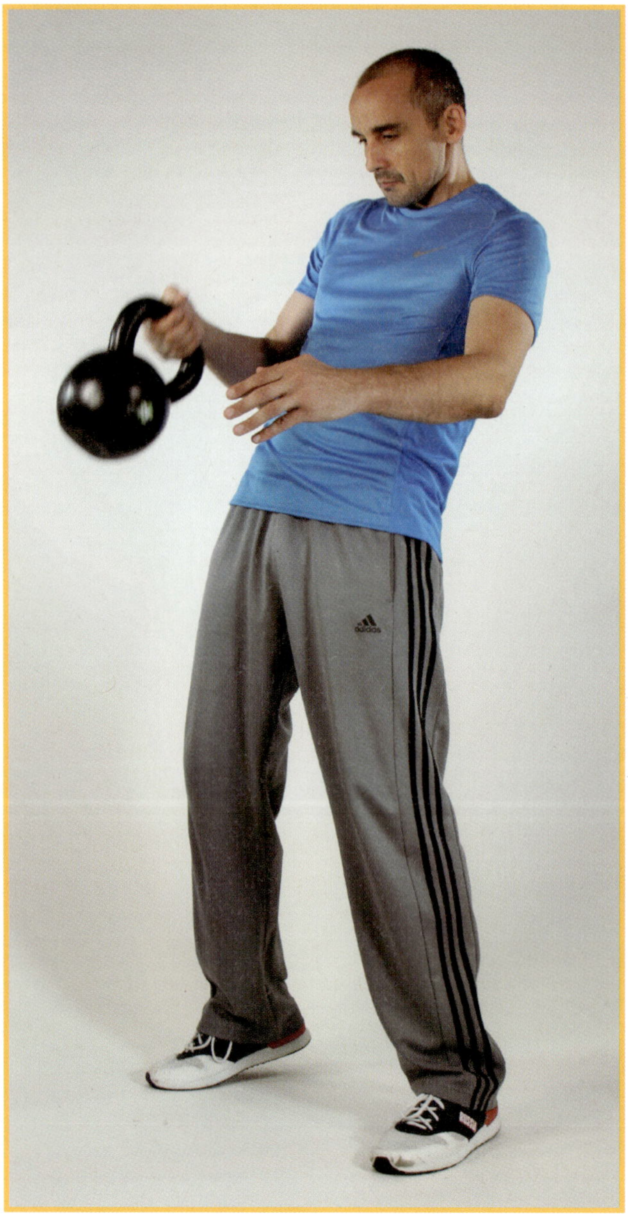

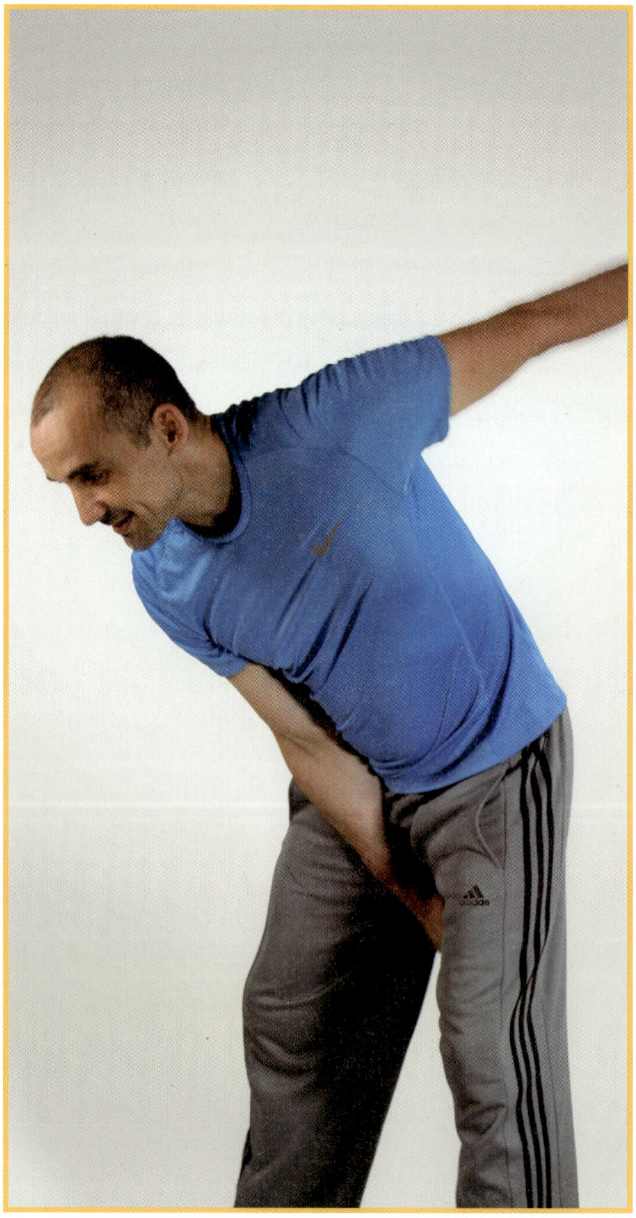

클린의 손바닥 부위

클린의 사전 단계와 마지막 구간에서의 손바닥 부위에 대해 확실히 아는 것이 중요하다. 시작할 때는 그립은 손가락, 혹은 손바닥 부분과 손가락을 이용하고 끝날 때는 중량이 앞전에 랙 자세 부분이나 아래 사진에서 보듯 손바닥 위에서 사선으로 지탱된다. 여기서 우리는 손잡이가 닿는 두 부위를 볼 수 있다.

사진에서 파란색으로 보이는 부분은 중량을 받치는 부분이고 빨간색 부분은 손잡이가 닿아서는 안 되는 부분이다. 항상 빨간색 부분에는 닿지 않도록 해야 한다. 왜냐하면 이 부분은 보통 부상을 유발하는 부분이다. 이동은 상승 중이든 하강 직전이든 항상 감속된 상태에서 이뤄져야 한다는 것을 기억하자.

보조를 이용한 연습

클린을 개선하고 점진적으로 익히려면 케틀벨을 바닥에 놓고 손을 넣었다 뺐다 하는 연습을 하는 것이 좋다. 사전에 중량을 손에서 놓으면서 손을 넣고 빼는 것을 하지 못한다면 클린을 효과적으로 할 수 없다.

이 연습은 클린이 이루어지는 높이(대략 배꼽 높이)에서도 할 수 있다. 다른 손으로 케틀벨 아래를 살짝 받치거나 다른 사람에게 들어달라고 한 다음, 금지된 부위가 닿지 않도록 손을 넣고 빼는 연습을 한다.

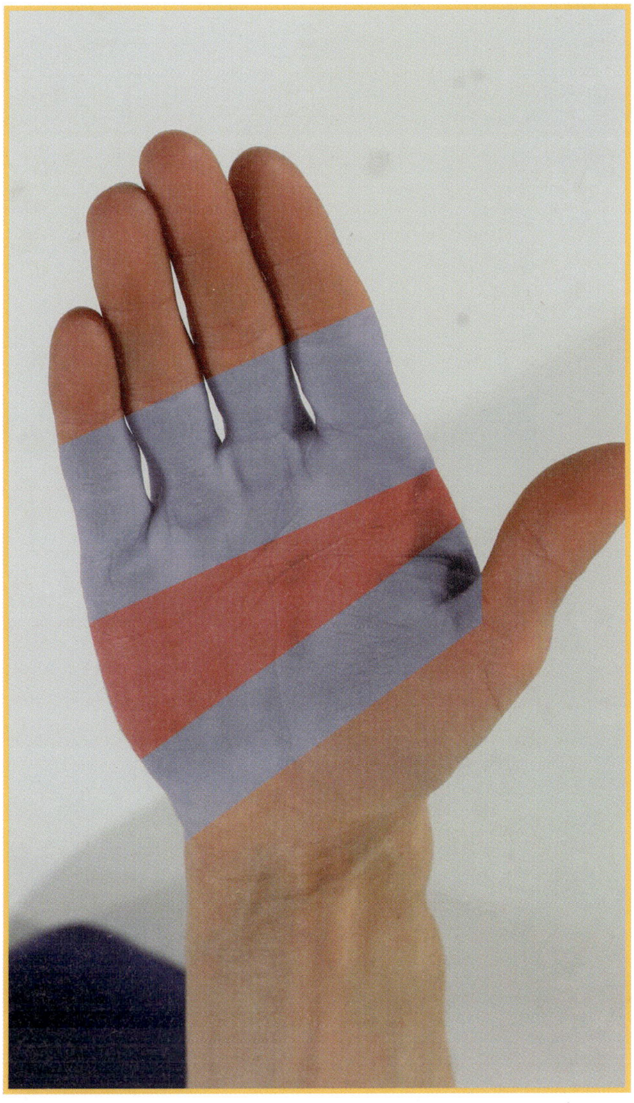

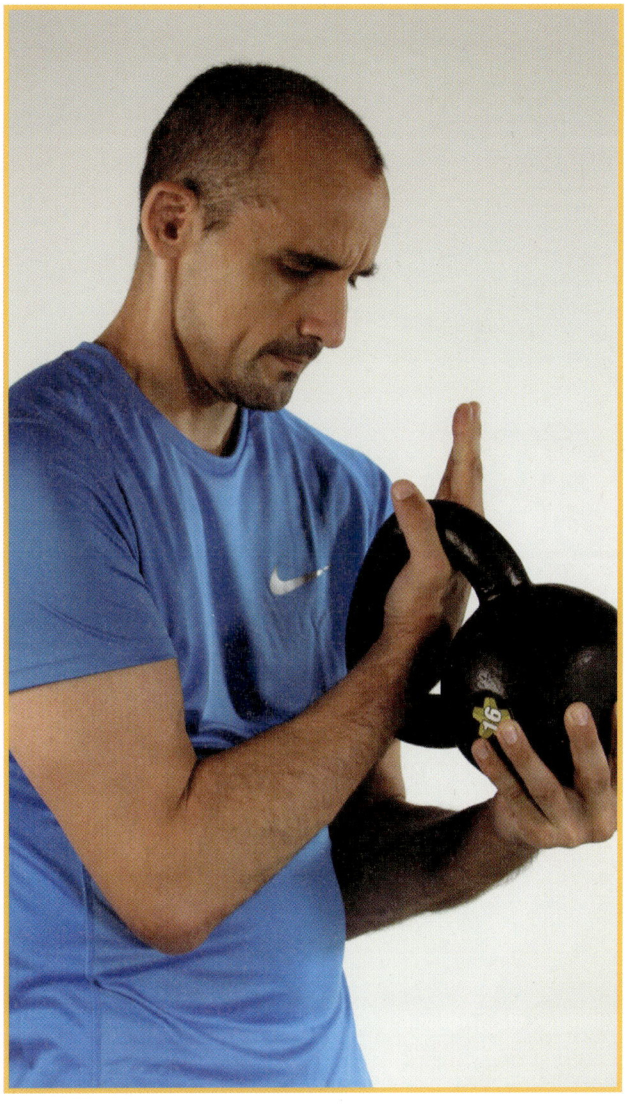

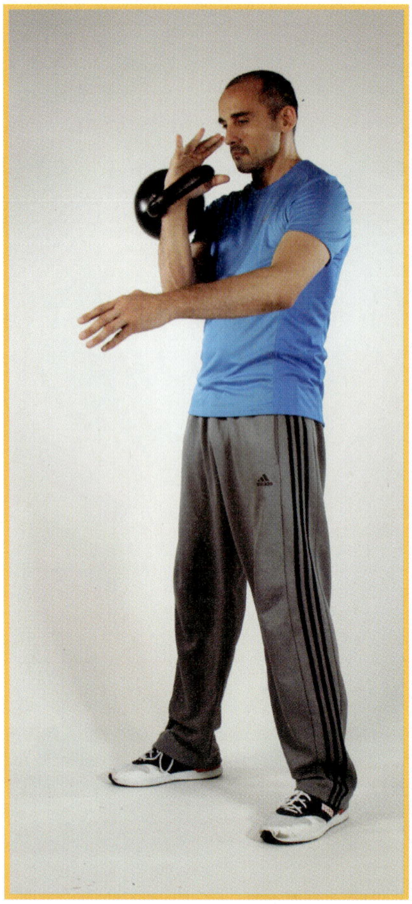
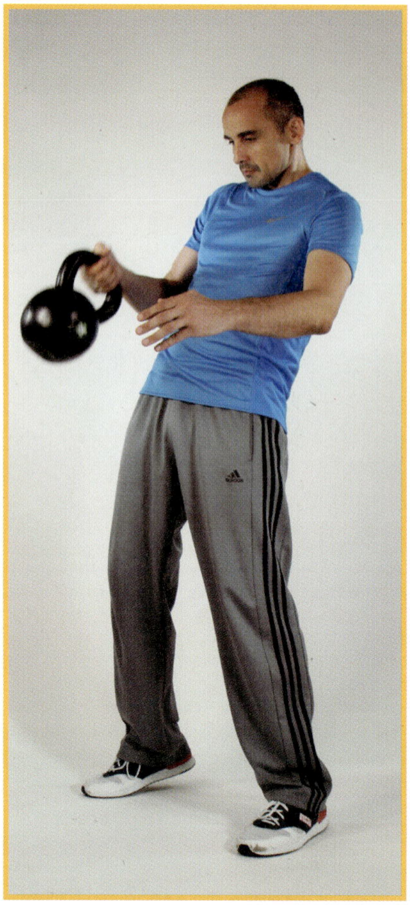
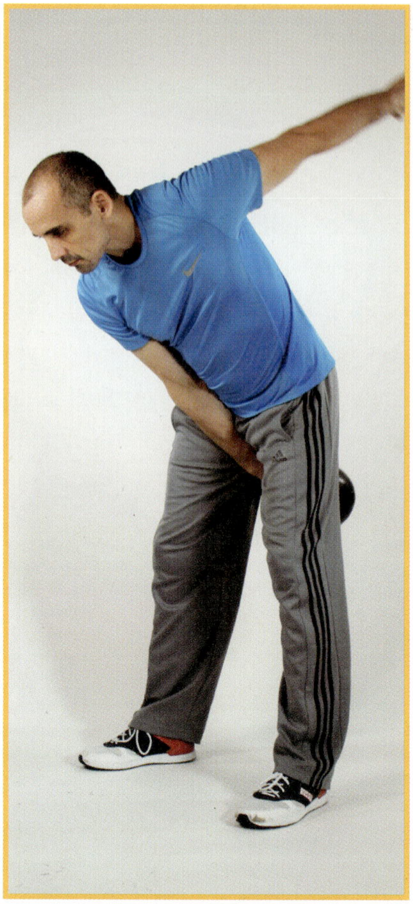
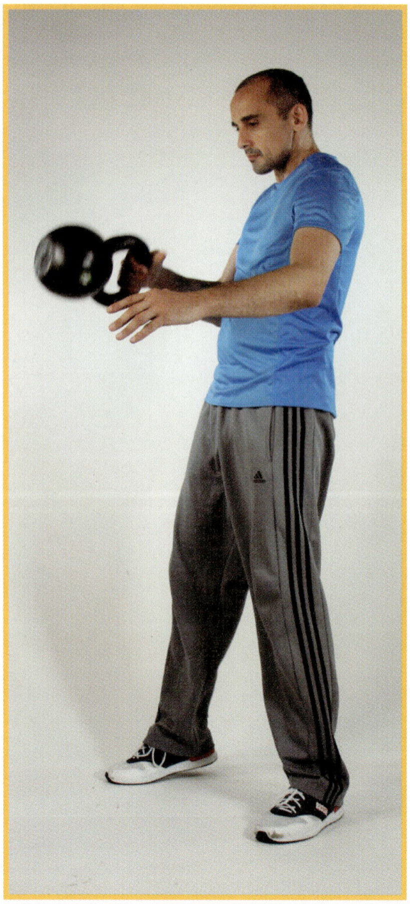
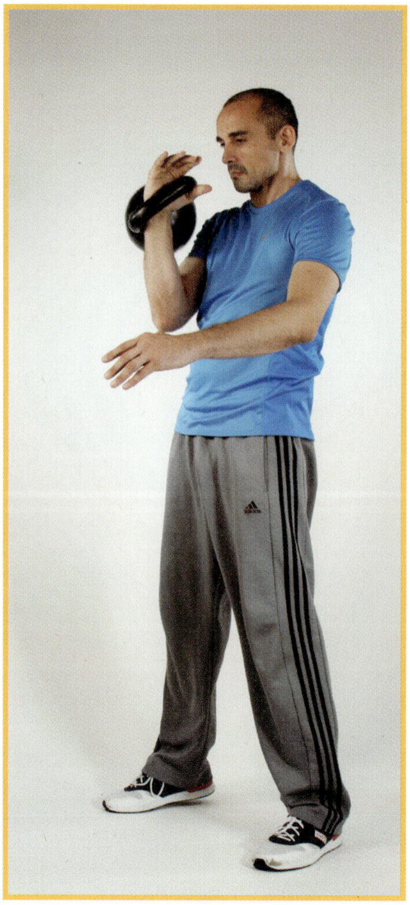
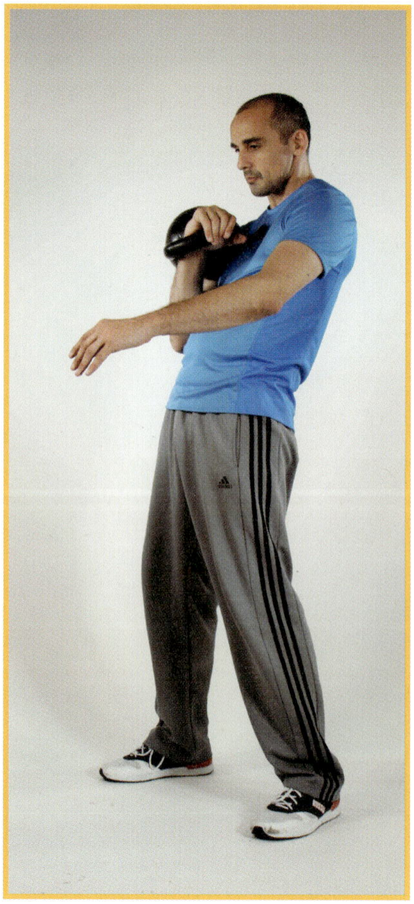

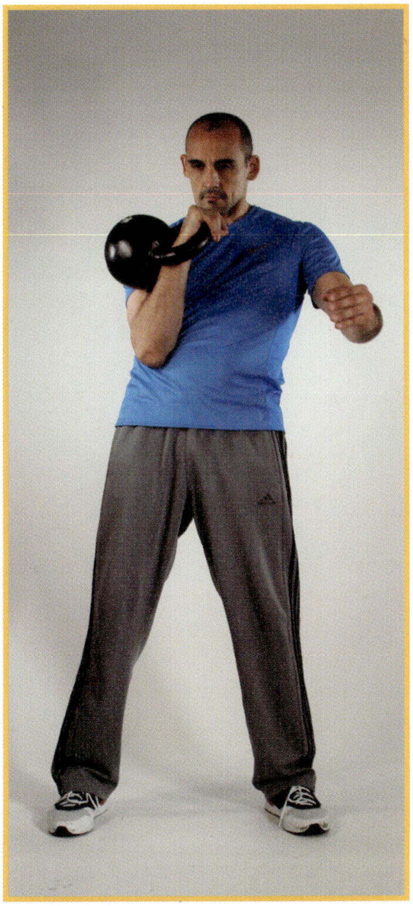
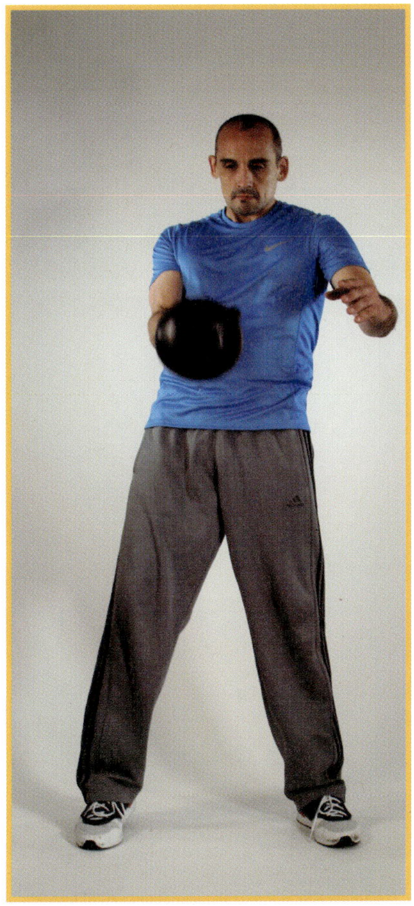
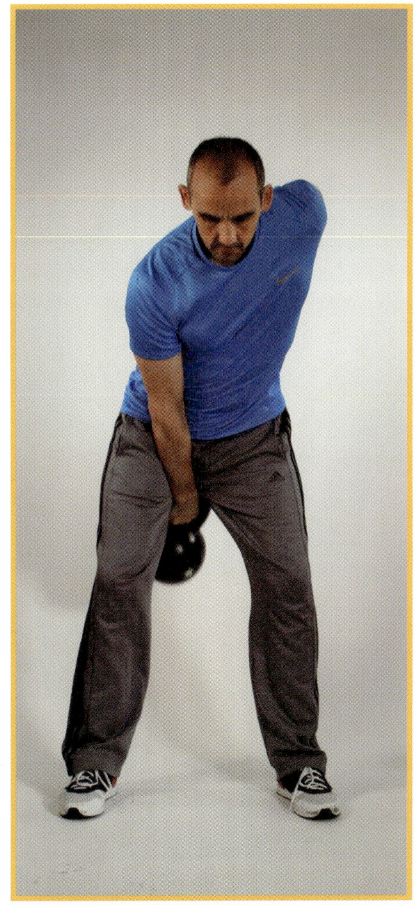
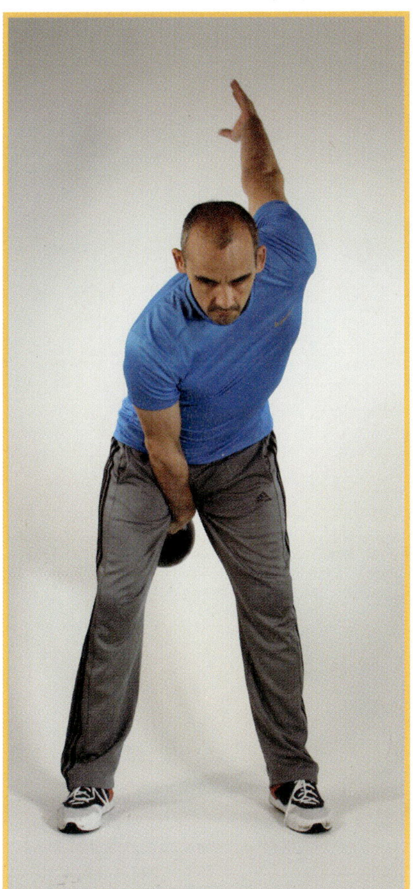
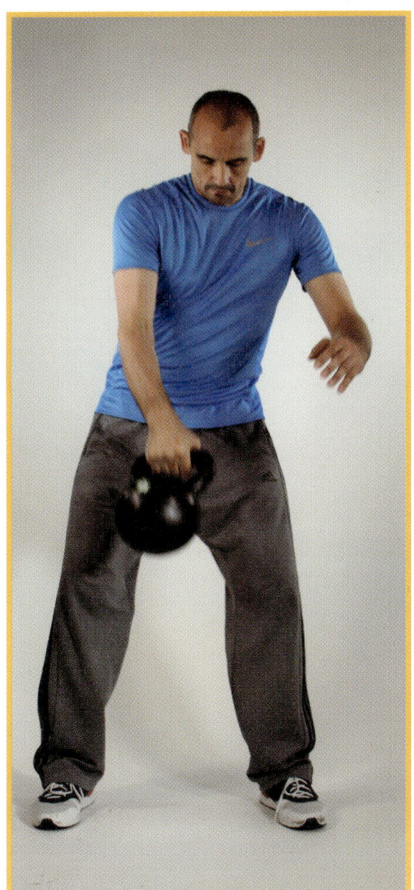
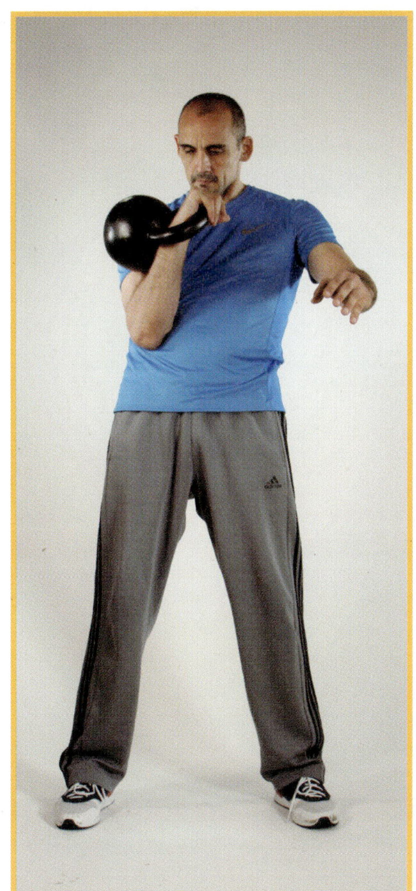

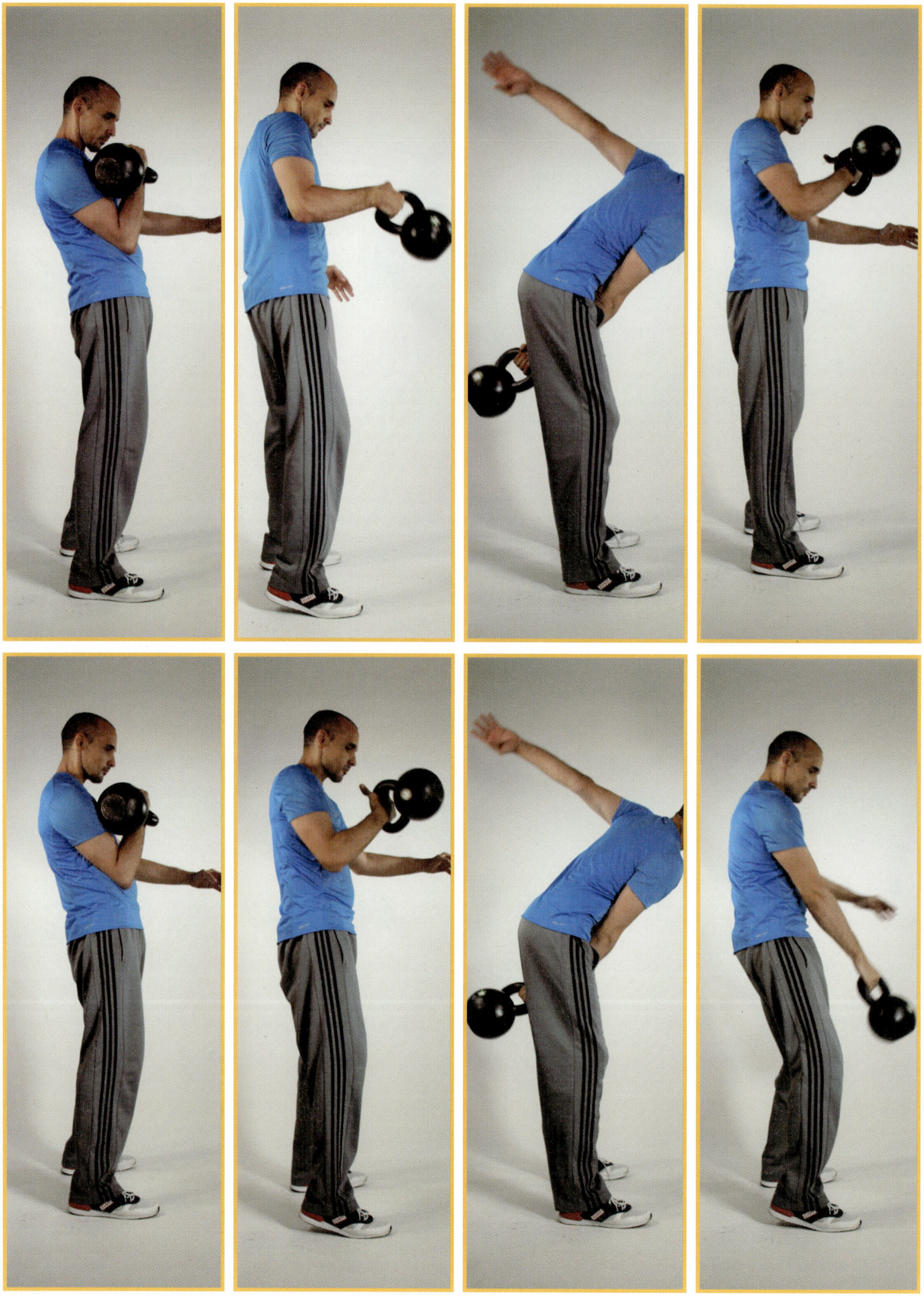

상승과 진입

클린을 할 때, 동작이 특히 사전 움직임(반동)에서부터 나올 때 가장 먼저 느껴지는 것은 중량이 앞쪽으로 깊은 아치 모양의 움직임을 만들려고 한다는 것이다. 이 아치는 클린 동작을 도와주기도 하지만, 중량이 몸에서 멀어지는 원형 움직임을 도와 몸의 균형을 깨뜨리기도 한다. 케틀벨이 원형 가속 운동(모멘텀)을 만들고 팔 전완에 속도가 가해지는 것을 방지하기 위해서는 최대한 빨리 손과 케틀벨의 원형 움직임이 만드는 아치 사이의 거리를 줄이는 데 특별히 신경을 써야 한다. 이때, 케틀벨이 올라가기 시작한 즉시 그립을 살짝 놓았다가 손을 손잡이 구멍 안에서 무언가를 때리듯 빠르게 움직인다. 이 동작은 케틀벨이 만드는 아치 움직임이 생기기 전에 손이 먼저 들어가 케틀벨의 둥근 공 부분이 젠틀하게 우리 손등 쪽으로 구르게 한다. 상승 중 케틀벨을 잡고 있는 그립을 일찍 푸는 것이 중요하다. 케틀벨은 이전과 같이 올라가던 길 그대로 올라갈 것이다. 즉, 우리 몸의 중심선을 따라 올라가는데, 특히 더 가속이 붙지 않도록 최대한 몸에서 가깝게 올라가도록 해야 한다. 머릿속에 알파벳 J를 그린다는 생각을 항상 가지고 있어야 하는데, 이 단계에서 원형 궤도와 직선 궤도 두 부분이 끊김 없이 자연스럽게 이어져야 한다. 팔꿈치는 골반과 가장 가까이 유지해서 케틀벨이 몸에서 멀어지지 않도록 하고 중량을 밀어 올리는 것이 고관절 신전에서부터 나오도록 한다. 중량의 상승은 절대 팔꿈치의 굴곡에 의해 발생해선 안 되며, 그저 밑으로 들어가(진입) 첫 신전과 추진력으로 인해 자연스럽게 가슴 높이까지 올라가도록 한다.

여기서 중요한 것은 케틀벨에 맞지 않으려면 클린 도중 절대 손의 높이를 넘기지 않고 아래에 걸려 있도록 해야 한다.

손을 손잡이에 집어넣는 것은 케틀벨을 드는 동작에서 가장 어려우면서도 중요한 부분이다. 이를 완전히 이해하고 손목이나 팔뚝을 맞지 않고 손쉽게 수행이 가능해질 때까지 이를 만만히 보지 않는 것을 추천한다. 많은 사람들이 이 동작을 빨리 배우지 못해 실망하곤 한다. 다시 한 번 말하지만 우리의 프로그램에서 사용되는 모든 중량에 편해지고 클린 동작에서 중량이 우리를 다치게 하거나 효율성을 감소시켜 불필요한 힘을 쓰는 일이 없어질 때까지는 이 기술을 연습하는 것을 추천한다. 이 장에서는 이 동작을 점진적으로 연습할 수 있도록 난이도에 따라 여섯 가지 운동을 포함시켰다.

준비가 끝나면 랙 자세에서 봤던 단계들을 똑같이 적용한다. 이는 랙 자세로 한 움직임을 통해 이 동작의 모든 요구 조건을 충족시킨다는 뜻이다.

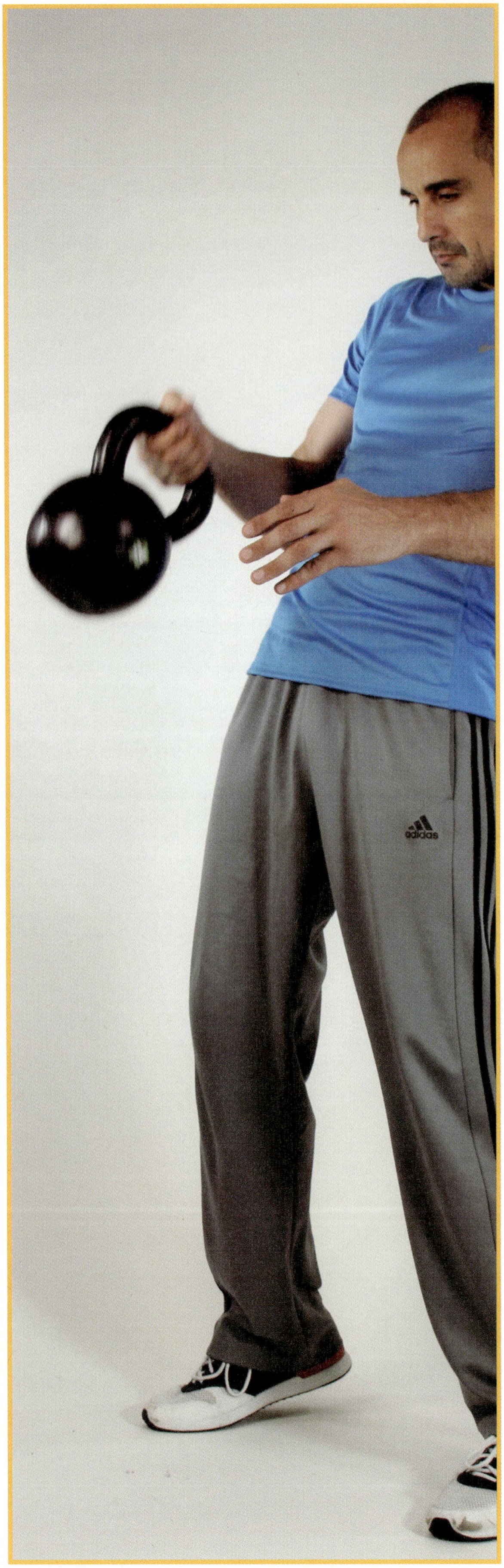

하강

랙 자세에 다다르면, 다시 내려와 가속을 받아 다리 사이를 통해 뒤쪽으로 움직였다가(스윙했다가) 움직임의 새로운 순환을 다시 시작하기 위해 랙 자세에서부터 중량을 내리는 것을 하강이라고 한다.

이 동작을 푸는 것(즉, 중량을 내리는 것)이 상승을 위해 손을 넣는 동작만큼이나 어렵다는 사실을 인지하는 것이 중요하다. 따라서 정확한 기술을 갖출 때까지 이 동작을 분리해서 작은 중량으로 연습하는 것을 추천한다.

손바닥과 손가락을 합쳐서 훅 모양을 만들어 손잡이를 손바닥에서부터 손가락까지 옮겨가면서 중량을 내리는 단계에 시간을 투자하는 것이 중요하다. 이 중요한 디테일을 무시하면 손바닥의 가운데 부분에 마찰을 일으켜 물집이 잡히거나 굳은살, 상처가 생겨 실용적이지 못하고 운동에 안 좋은 영향만 끼칠 뿐이다. 꽤 무거운 중량을 손가락만으로 훅 모양으로 버티는 것을 연습하는 것과 손가락으로 케틀벨을 드는 것에 익숙해질 때까지 파머스 워크를 하는 것을 추천한다.

랙 자세에서 시작해서 케틀벨에 맞지 않도록 공간을 주기 위해서 살짝 뒤로 젖힌다. 우리가 떨어지지 않으면 중량을 내릴 때 케틀벨을 우리 몸에서 떨어뜨리게 되고, 가속을 받아 잡으려고 할 때 다칠 수 있다. 그립을 풀고 다시 손가락으로 잡는 것은 랙 포지션에서 나오자마자 이뤄지는데 가슴 아래가 아닌 대략 어깨 높이에서 이뤄진다. 사실상 우리가 손바닥으로 지탱하고 있던 케틀벨을 놓으면서 손잡이가 손바닥에 닿지 않도록 손가락으로 잡을 때까지 손을 살짝 빼는 것이다. 중량을 들어 올릴 때는 손을 손잡이에 넣기 위해 살짝 놓았듯이, 이번에는 손을 빼 손가락에 놓기 위해 살짝 놓는 것이다. 케틀벨이 복부쪽을 지나가기 전에 케틀벨 손잡이를 이미 손가락으로 잡고 있어야 한다.

이것을 하지 않으면, 중량에 가속도가 붙어서 늦게 잡게 되고 우리의 관절에 무리와 피부에 마찰을 줄 위험이 있다. 항상 이렇게 손가락을 이용해 그립을 잡도록 해 중량이 확 당기거나 가속이 붙도록 하

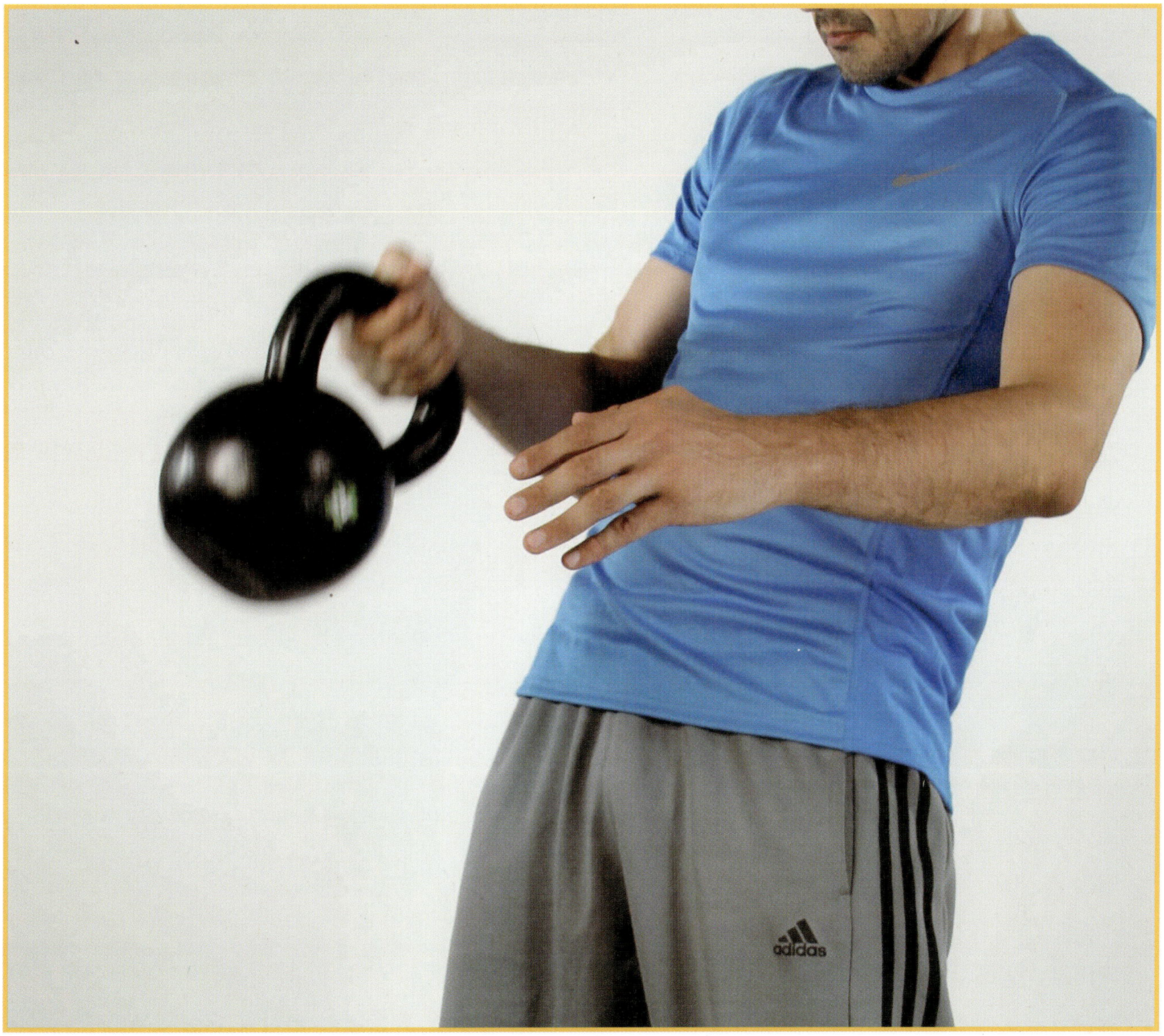

지 않는다.

중량이 몸에서 떨어지지 않도록 팔꿈치를 몸에 붙여서 클린 동작 내내 유지한다.

중량이 내려가 백스윙의 순환 움직임을 하면, 다시 전 단계를 부드럽게 끊이지 않게 시작해 반복한다.

하강 시 중요한 디테일

- 항상 중량을 손바닥 중앙에서 손가락으로 옮긴다.
- 팔꿈치를 몸에 붙여 케틀벨을 내린다.
- 중량을 몸에서 떨어뜨리지 않는다. 바로 앞에 벽이 있다고 생각하고 동작을 수행한다.
- 하강과 커브, 백스윙까지 알파벳 J 모양을 기억한다.
- 케틀벨이 내려갈 수 있도록 공간을 주기 위해 고관절 신전을 통해 뒤로 젖힌다.

백스윙

- 후반 단계의 스윙을 체크한다.
- 중량의 돌아오는 힘을 이용한다.
- 훅 모양으로 손가락으로 잡는다.
- 머리를 곧은 척추와 일직선으로 하고 다른 팔은 적극적으로 뒤로 움직인다.
- 중량을 삼단 신전을 통해 올리고 절대 팔꿈치를 굽혀 올리지 않는다.
- 중량을 올리고 내리는 것은 무게중심 위에서 한다.
- 백스윙과 상승 시 알파벳 J 모양을 기억한다.
- 팔꿈치는 골반과 가까이 한다.

상승과 진입

- 손을 빠르게 넣어 케틀벨을 손등으로 구르게 하고 완전한 아치 움직임을 방지한다.
- 손과 케틀벨 공 부위의 접촉 거리를 최대한 빨리 줄인다.
- 중량은 아치가 아닌 수직선을 그리며 최단 거리로 이동해야 한다.
- 팔꿈치는 골반과 가까이 한다.
- 중량을 팔을 이용해 올리지 말고 그냥 그 밑으로 들어간다.
- 케틀벨은 손의 높이를 넘지 않는다.
- 중량이 중심선을 따라 올라가고 옆으로 올라가지 않도록 한다.

랙

- 중량이 팔 전완에 충격이나 고통 없이 가볍게 놓인다.
- 상승이 끝날 때 중량은 바로 손바닥에 사선으로 놓인다.
- 케틀벨 손잡이는 손바닥 중앙에 사선으로 놓인다.
- 손은 팔 전완, 중립 상태의 손목과 일직선으로 곧게 유지한다.
- 팔 전완은 바깥쪽이 아닌 안쪽 사선으로 한다.
- 중량은 몸 중심을 향해 팔 전완, 흉근, 그리고 이두에 놓인다.
- 팔꿈치를 엉덩뼈능선(장골릉) 혹은 복부 가까이 댄다.
- 팔꿈치와 가슴, 골반을 연결시켜 하나로 만든다.
- 중량을 우리 무게중심 위에 유지한다.
- 다리는 편다.

하강

- 항상 중량을 손바닥 중앙에서 손가락으로 옮긴다.
- 팔꿈치를 몸에 붙여 중량을 내린다.
- 중량을 몸에서 떨어뜨리지 않는다. 고관절 신전으로부터 몸을 뒤로 젖힌다.
- 수직 하강과 백스윙 커브를 위해 알파벳 J 모양을 기억한다.
- 옆이 아닌 중심선을 따라 중량을 내린다.
- 손을 뺌과 동시에 손가락으로 중량을 잡는다.

스윙에서 손의 위치

우리는 스윙에서 중량을 들기 위한 세 가지 기본적인 포지션을 고를 수 있다. 각 방법마다 장점과 단점이 있는데 우리의 목적에 따라 기능을 고려해 고르면 된다.

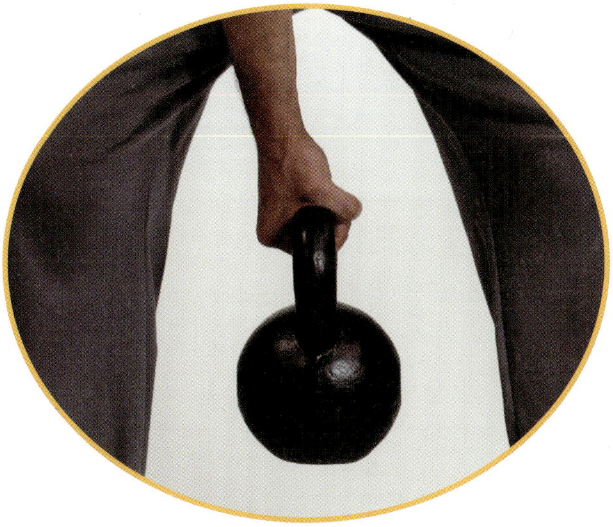

A) **엄지를 정면으로:** 가장 보편적인 방법이다. 여기서 중량은 클린 혹은 스내치까지 최소한의 거리로 이동한다. 중량을 들고 버팀으로써 생기는 피로는 팔 전완 부분에 가장 먼저 나타날 것이다.

B) **엄지를 몸 중심선 쪽으로:** 중립 존이라고 한다. A와 B가 가질 수 있는 장점과 단점을 모두 조금씩 나눠서 가진다.

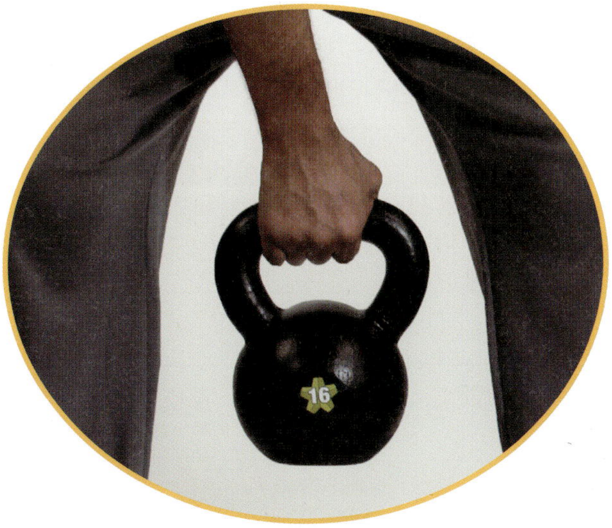

C) **엄지를 안쪽과 뒤쪽으로:** 가장 흔치 않지만 가끔 사용되는 방법이다. 올라갈 때와 내려갈 때 회전 움직임을 해야 하기 때문에 중량이 가장 긴 움직임 거리를 가진다. 피로는 어깨의 측면과 후면에 더 느껴진다.

정해지거나 강요되는 방법은 없다. 그립은 운동 수행자의 취향이나 몸 한 곳만 피로하게 하지 않게 하기 위해서 등, 필요에 따라 바꿔서 사용하면 된다.

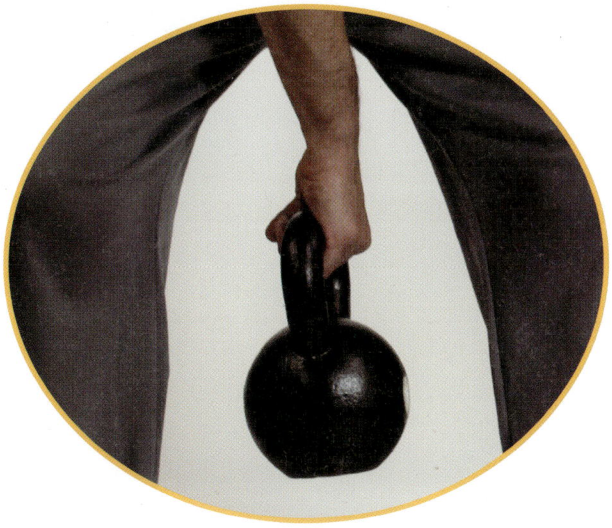

손의 위치에 따른 장점과 단점

스윙에서 중량을 들기 위해 세 가지 기본적인 포지션을 고를 수 있는데, 각 방법마다 장점과 단점이 있으며, 우리의 목적에 따라 기능을 고려해 고르면 된다.

회외

- 초보자에게 더 쉬움 (+)
- 더 짧은 움직임 거리 (+)
- 견갑골의 위치가 쉬움 (+)
- 팔 전완에 많은 피로 (–)
- 골반에 적은 접촉 (–)

회내

- 더 어려움 (–)
- 더 긴 움직임 거리 (–)
- 견갑골을 움직이려는 경향 (–)
- 팔 전완에 적은 피로 (+)
- 골반에 많은 접촉 (+)

중립

- 두 방법의 장점과 단점 공유

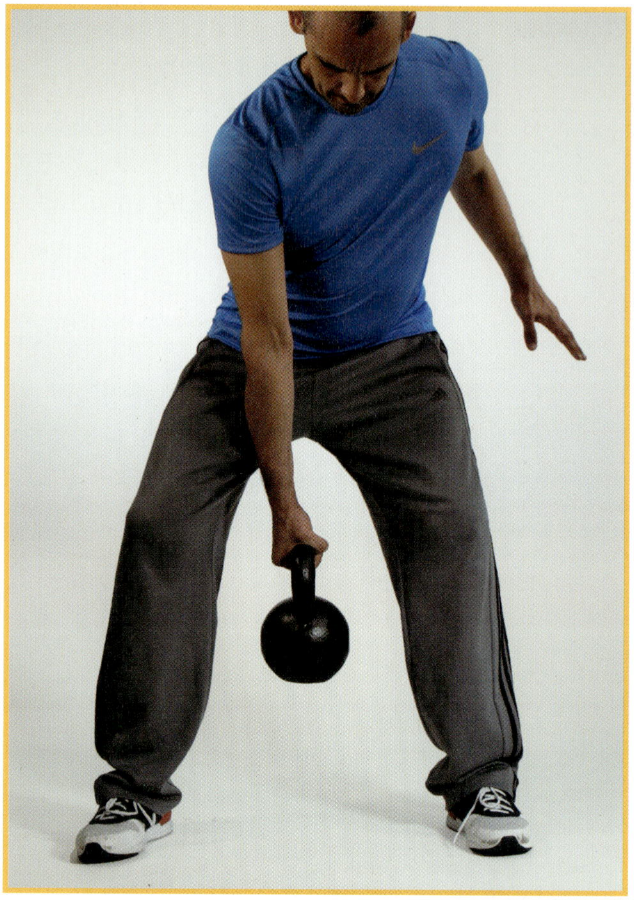

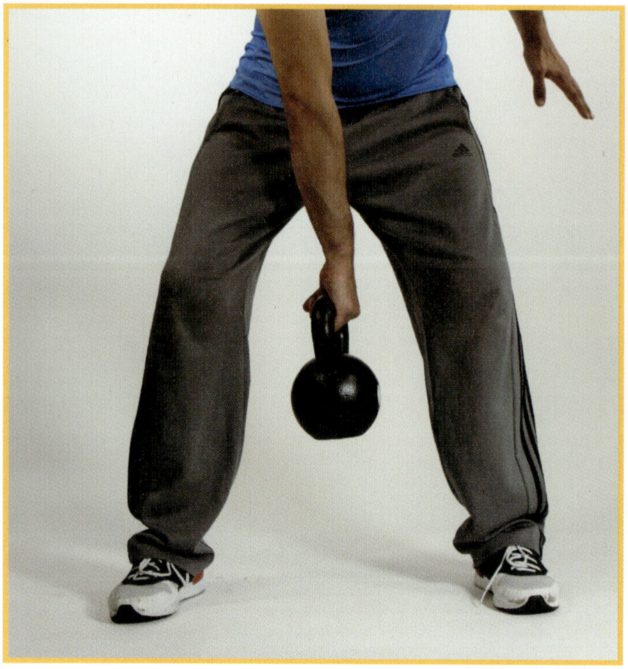

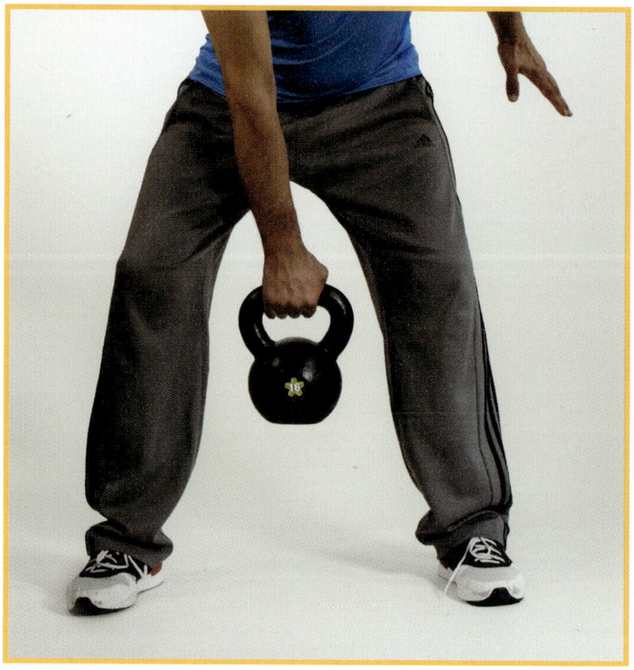

클린을 위한 보조 및 변형 운동

클린은 케틀벨 시스템에서 가장 어려운 운동이라고 할 수 있다. 처음 보면 동작이 쉬워 보이고, 누군가 쉽게 중량을 드는 모습을 보면 이 기법을 배우는 데 얼마나 많은 시간이 드는지 제대로 가늠하지 못한다. 필자 역시 클린을 할 때 손을 어떻게 위치해야 하는지 처음으로 발견하고 이해했을 때, 제대로 수행할 때까지 3주나 걸렸던 기억이 난다.

이 기법에서 겪는 어려움은 케틀벨 디자인 그 자체에서 오기도 한다. 이 철로 된 공에 손잡이 하나가 달려 있는 모양(아르헨티나에서는 이를 '룰맨'이라고 부른다)은 바벨처럼 구르지 못한다. 이 봉의 회전에서 오는 동작을 우리 손으로 직접 해야 되는 것이다. 다시 말해, 손과 손잡이 사이의 마찰을 최소화해 '인간 베어링'을 만드는 것이다.

이 목표를 달성하기 위해서 아래에 점진적 순서로 고전적인 운동 몇 개를 나열해놓았다. 또한 다음과 같은 고전적인 문제들을 개선하기 위해 만들어지거나 선정된 운동들도 나열해놓았다.

- 상승 단계에서 중량이 손을 넘어 올라가는 경우
- 중량이 가속을 받아 떨어져 팔 전완을 치는 경우
- 손의 진입이 늦어서 사선으로 깊게 손잡이를 잡지 못하는 경우
- 상승 단계에서 손의 마찰 없이 움식이기 위해 손잡이를 놓을 수 있도록 하기 위해
- 하강 단계에서 가속이 붙기 전에 중량을 놓았다가 다시 붙잡을 수 있도록 하기 위해
- 자유로운 손을 사용해 중량을 알맞은 루트로 보낼 수 있도록 하기 위해

첫 운동에서는 케틀벨을 바닥에 놓고 중량을 손바닥 중앙에서 손가락으로 자연스럽게 옮기도록 한다. 케틀벨에 맞지 않도록 하며 무게 이동에서 최소한의 마찰이 있도록 한다.

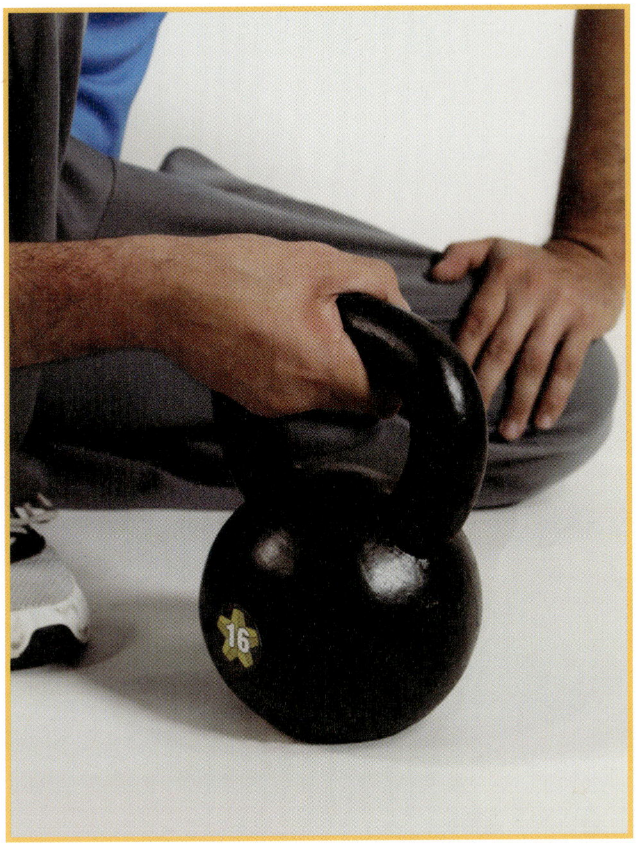

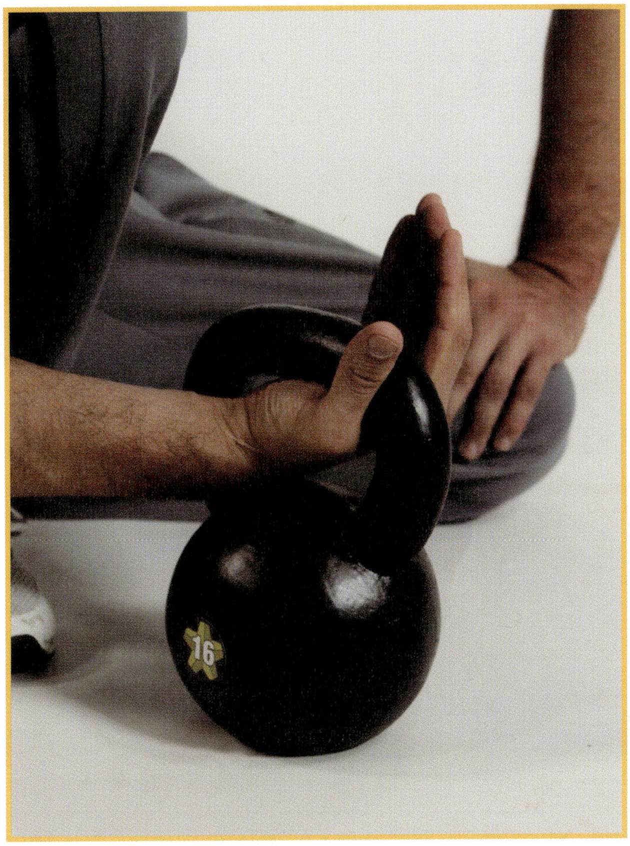

공중에서 손 넣기

바닥에서 놓고 할 때랑 똑같은 개념이지만 원래 클린이 이루어지는 대략 어깨 높이에서 연습한다.

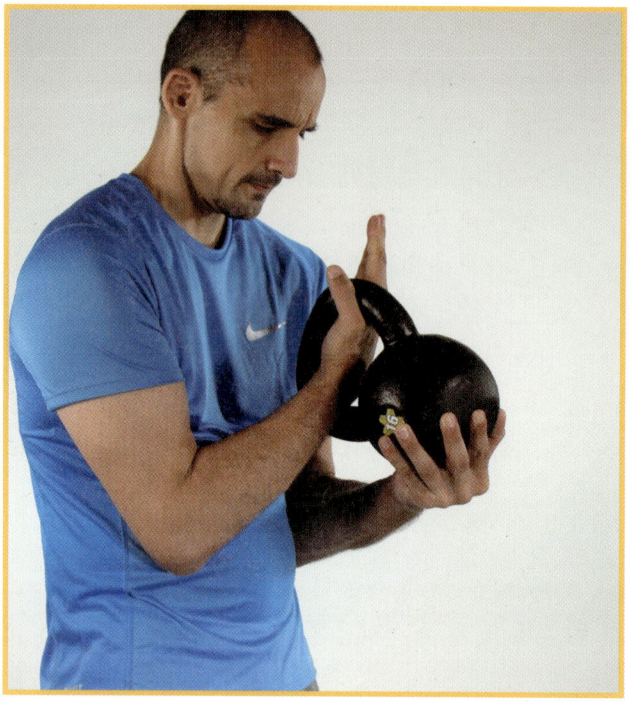

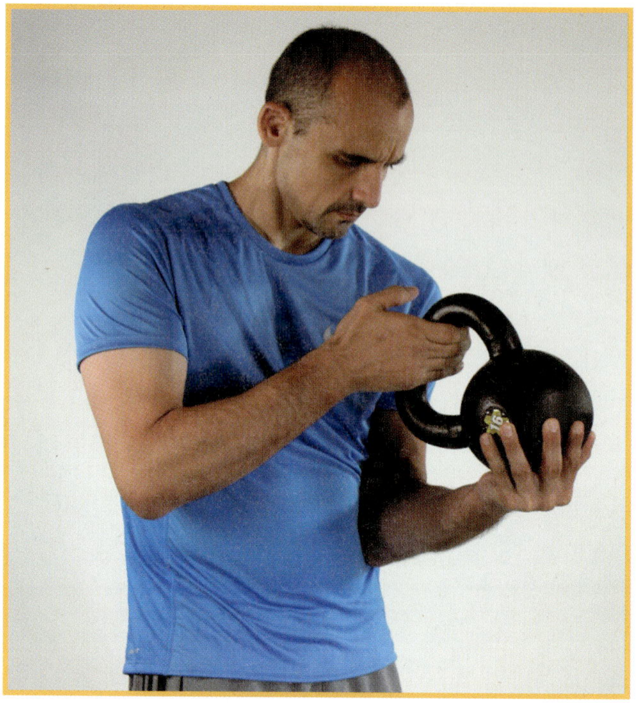

하강

랙 포지션에서 먼저 몸통을 뒤로 젖혀 손을 뺄 수 있는 각도를 만든다. 다른 손으로 중량을 받아주는 순간에 손가락으로 중량을 잡으면 된다.

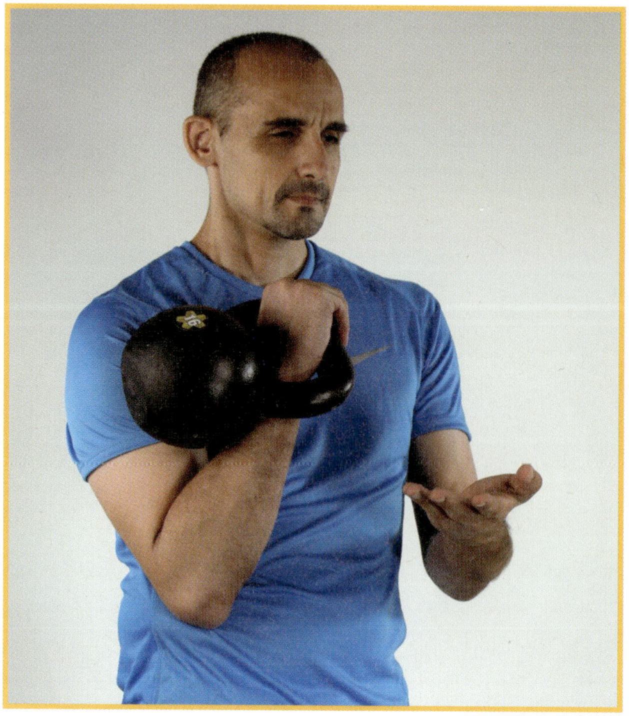

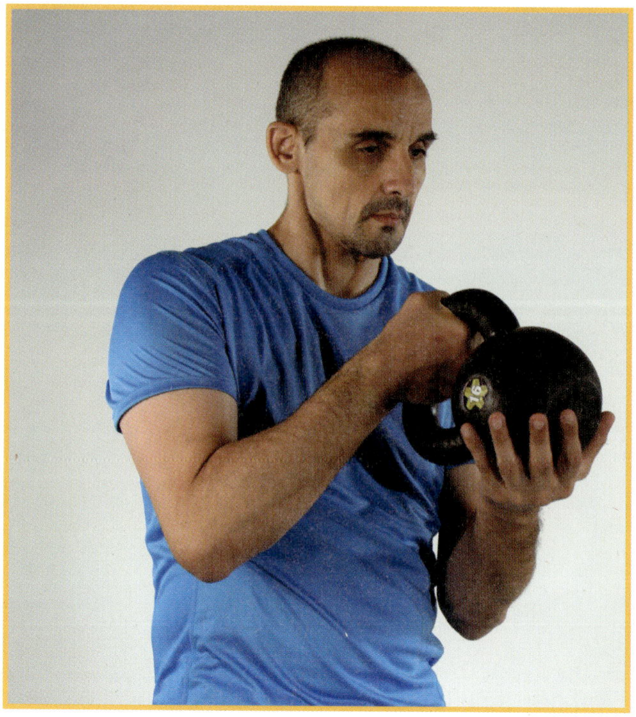

손 넣기

우리는 클린에서 가장 중요한 순간에 자유로운 다른 손으로 중량을 받치는 것에 적응할 것이다. 중대한 순간들 중 하나는 상승 단계에서 손을 넣을 때이고, 다른 하나는 하강 단계에서 손을 빼야 할 때이다. 스윙에 이은 이 상황에서 자유로운 다른 손으로 중량을 받쳐 클린에서 손을 넣기 더 쉽게 만든다. 지켜야 할 사항으로 중량은 손의 높이를 완전히 넘어서는 안 된다. 만약 넘어가면 우리 손보다 더 가속도가 붙어 팔뚝에 충격을 줄 것이다. 자유로운 다른 손을 이용해 손잡이를 잡고 있는 손을 완전히 펴서 놓았다가 다시 구멍으로 넣으면 된다는 사실을 기억하자.

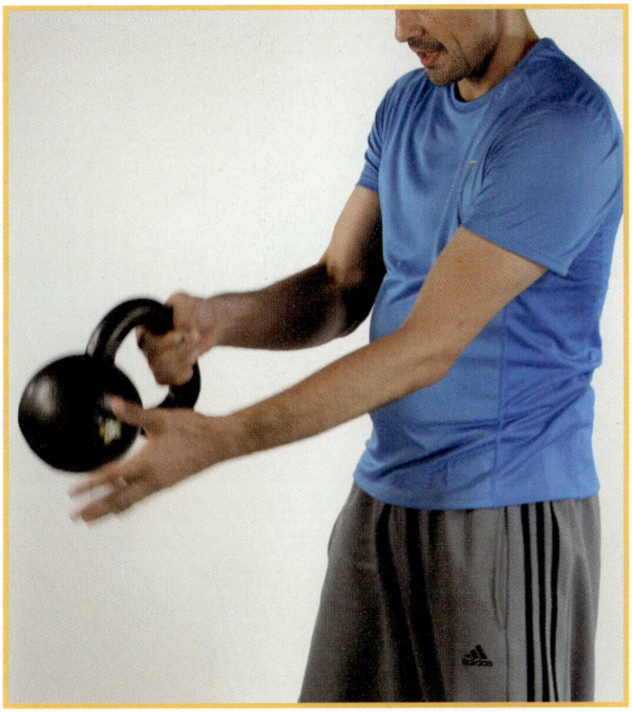

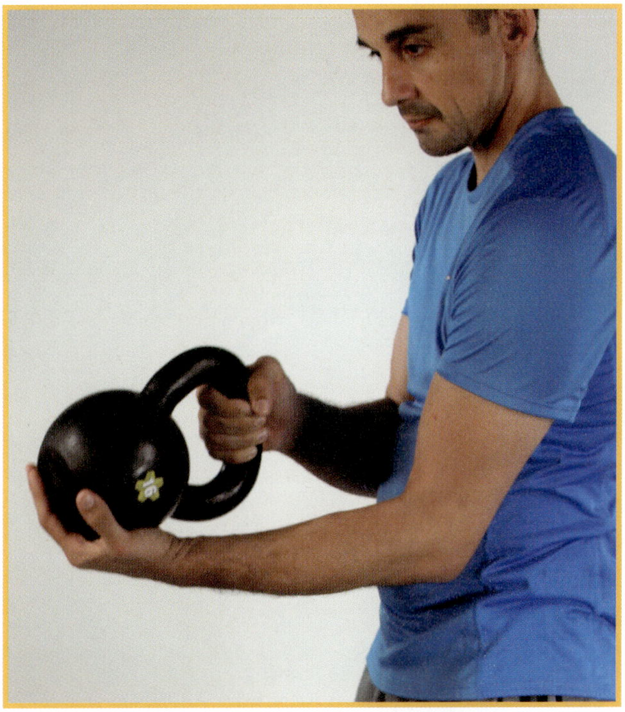

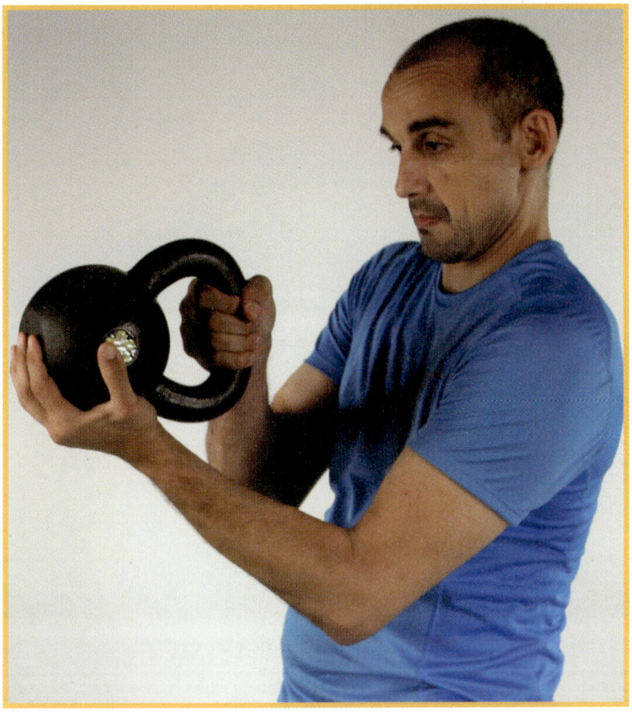

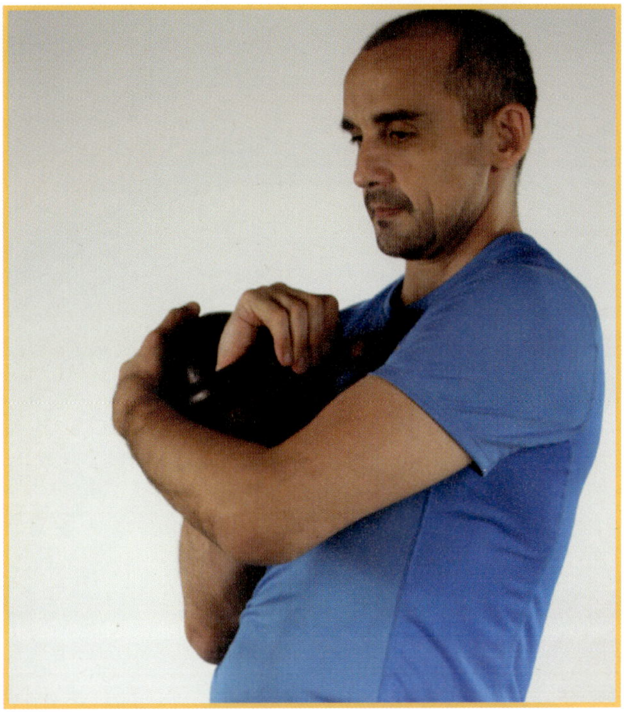

'내려놓기' 클린

이 아름다운 운동의 이름은 필자가 이 운동 변형을 개발한 미시오네스주에서 있었던 연수에서 비롯된 것이다. 이 운동은 스윙을 이용해 추진력을 얻은 후 자유로운 다른 손으로 무게를 받쳐 완전히 손을 놓았다가 다시 손을 넣은 다음, 중량이 다시 내려가 스윙이 이루어지게 하는 것이다. 이 운동은 스윙의 추진력이 상승 움직임을 지속하기에 충분하다고 믿고 중량을 완전히 놓았다가 다시 손을 넣는 연습을 하게 돕는다.

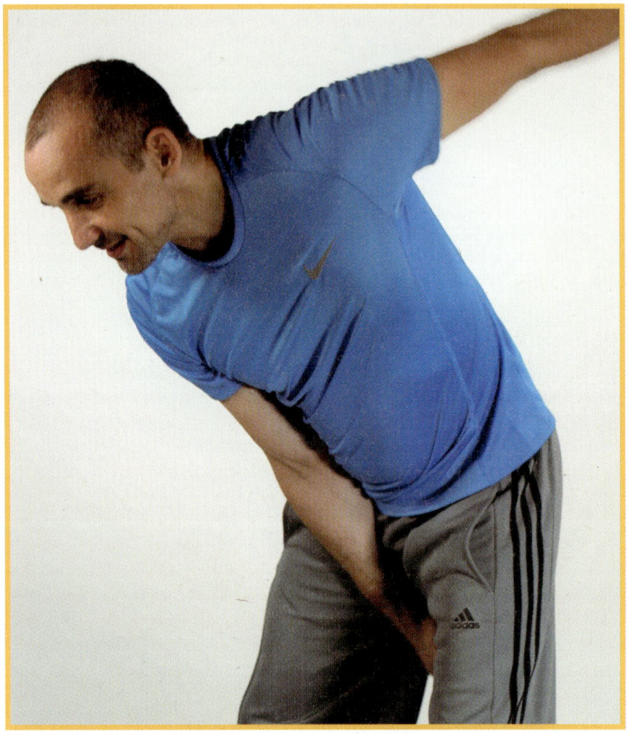

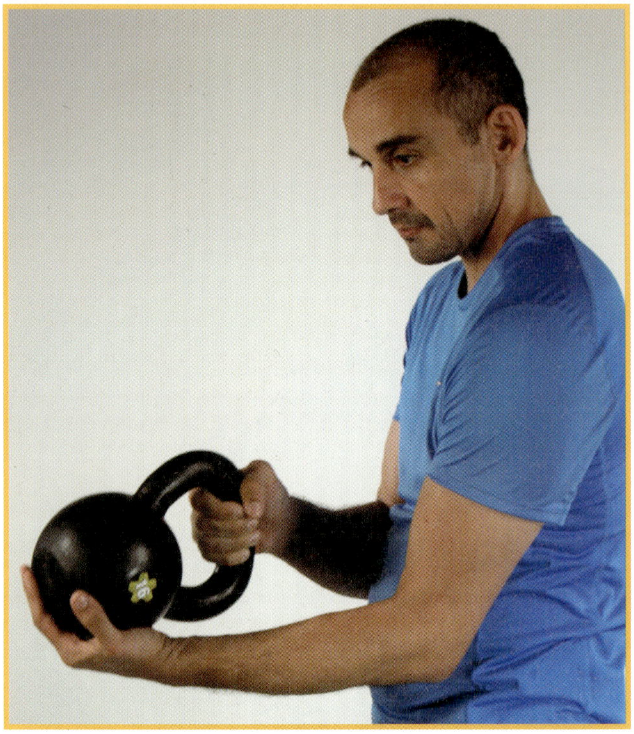

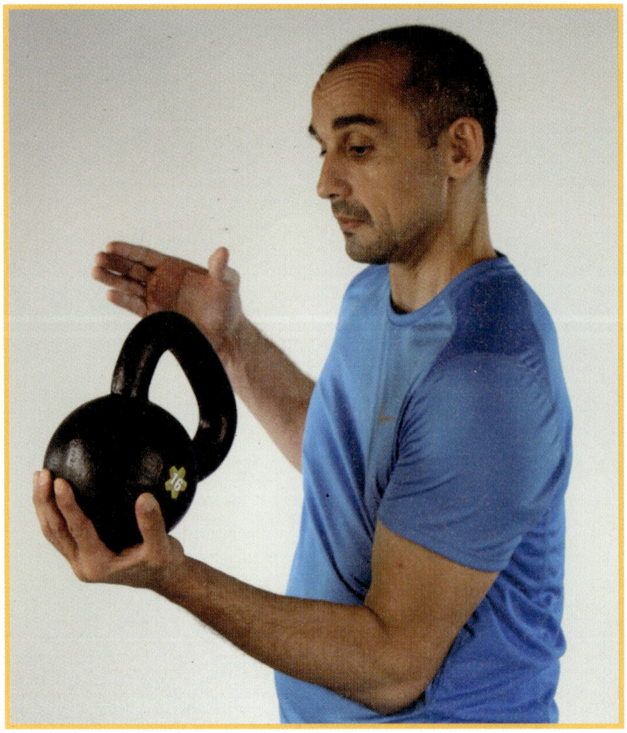

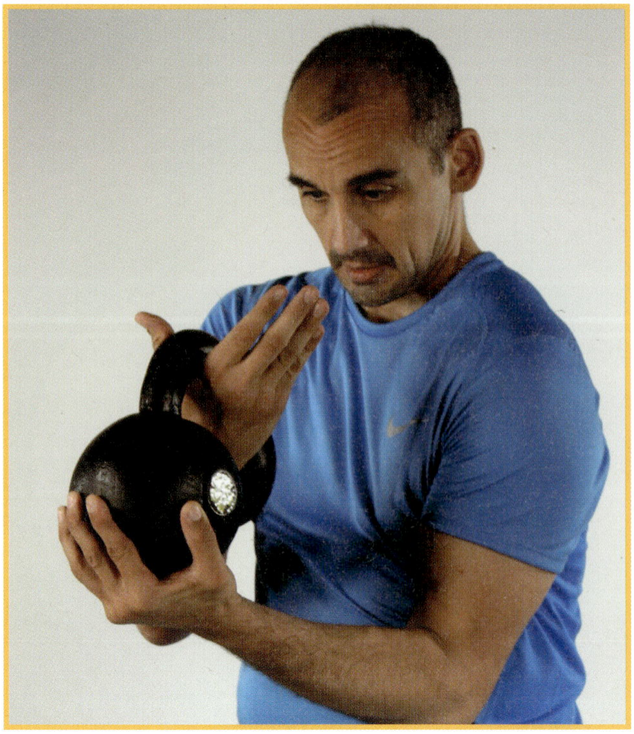

저글링 클린

마지막으로 이 운동은 조금 더 어려운 편인데, 스윙의 추진력이 손을 뺐다가 넣을 수 있을 정도로 충분히 올렸다고 믿고 중량을 손에서 놓는 연습을 돕는다. 먼저 중량이 우리의 발에 떨어지는 등의 사고를 방지하기 위해 기초적인 준비 연습을 한다. 이번에도 상승 단계에서 중량을 잡은 손을 완전히 놓았다가 자유로운 다른 손으로 중량을 받쳐 도와서 어깨 쪽으로 가져가 처음 잡았던 손으로 다시 받도록 한다. 그리고 그 추진력에 의해 스윙 마지막 단계에서 중량을 놓아 랙 자세로 잘 넘어가 다른 손으로 공을 받듯이 잘 받을 수 있다.

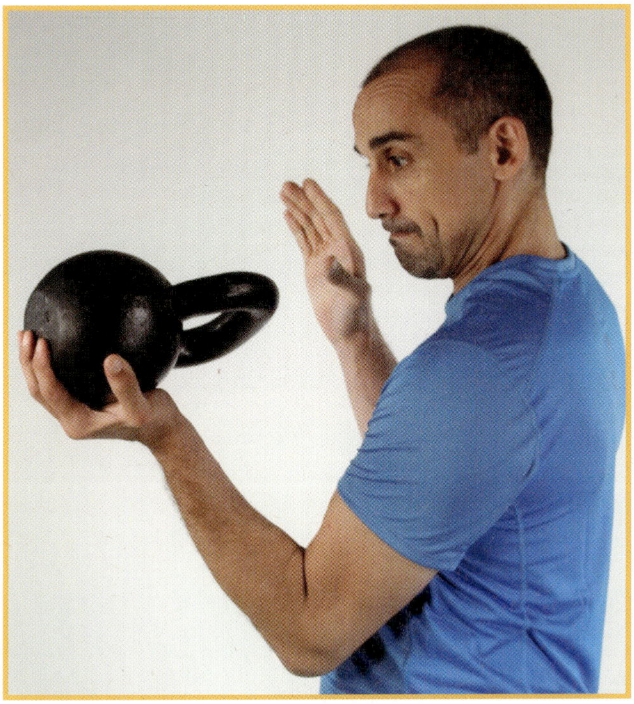

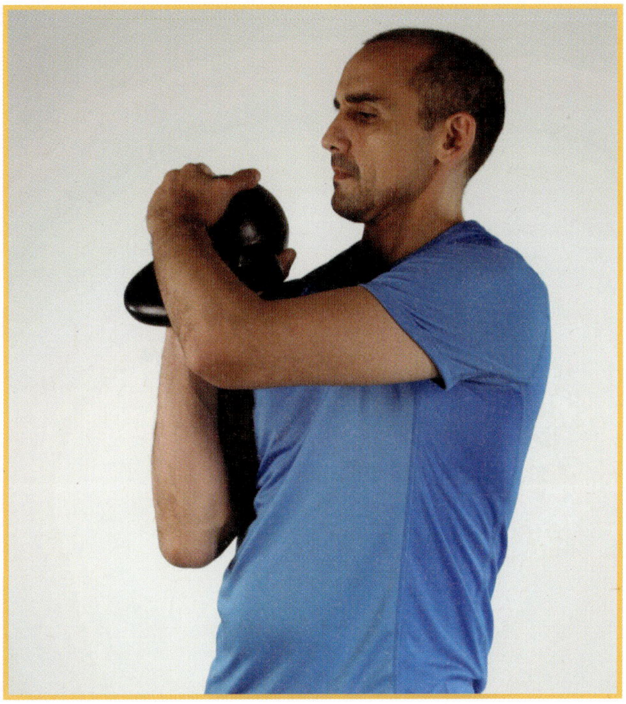

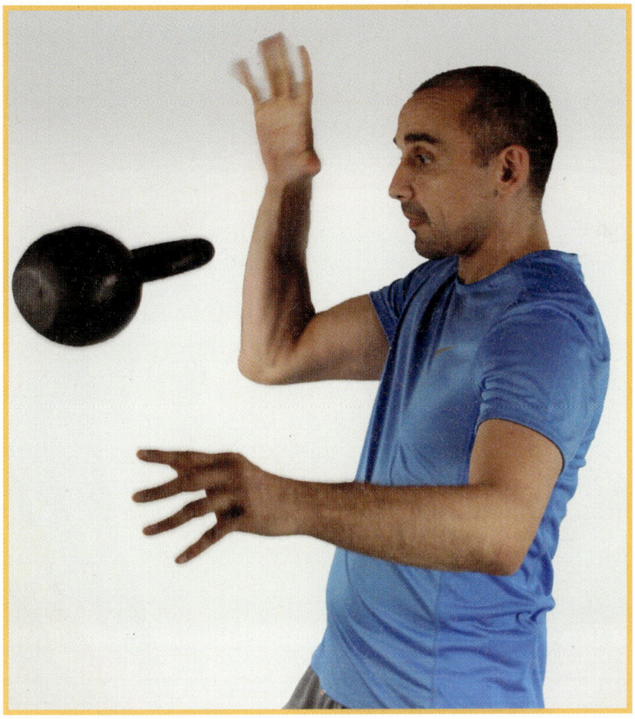

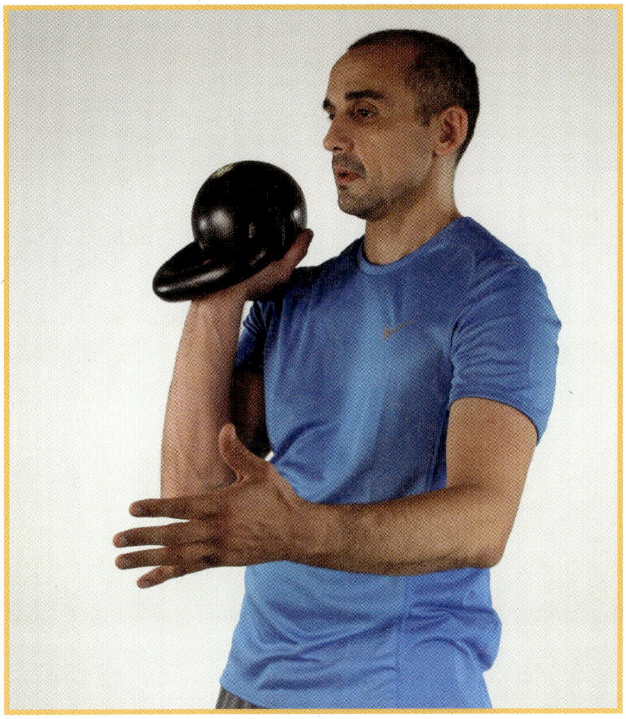

스윙+스윙+클린

케틀벨 클린이 항상 스윙의 추진력을 이용한다는 것을 단적으로 보여주는 고전적인 모델로써 클린 전에 중량을 적어도 어깨 높이까지 스윙한다. 스윙은 클린에 필요한 상승을 발생시킨다는 것을 기억하자. 클린 전 스윙에서 중량이 적어도 어깨 높이까지 올라오지 않는다면 다음 오류 중 하나 (혹은 복합적으로) 때문일 것이다.

- 스윙의 추진력이 중량을 올리기에 충분하지 않은 경우
- 스윙이 너무 느린 경우
- 스윙의 균형이 깨진 경우
- 스윙이 움직일 수 있는 한도에 비해 중량이 너무 무거운 경우
- 백스윙의 부족으로 중량이 올라가기 위한 추진력이 충분하지 않은 경우
- 동작 사이에 균형이 깨지는 경우

다음 운동은 총 6분짜리 효과적인 운동 조합이며 클린은 항상 스윙의 결과라는 것을 알려준다. 스윙이 없다면 중량은 충분히 올라가지 못할 것이고, 중량을 놓았다가 손을 다시 넣을 시간이 없을 것이다. 따라서 클린이 잘 나오지 않을 때 가장 먼저 확실히 해야 할 것은 스윙이 효과적으로 나오고 있는지 확인하는 것이다.

아래에서 계속해서 보겠지만, 스윙은 클린을 개선시킬 수 있다. 따라서 우리는 클린에서 사용할 중량보다 더 무거운 중량으로 스윙을 연습해 클린 움직임을 개선할 수 있다.

첫 번째 1분	오른손으로 스윙, 스윙, 클린
두 번째 1분	왼손으로 스윙, 스윙, 클린
세 번째 1분	오른손으로 스윙, 클린
네 번째 1분	왼손으로 스윙, 클린
다섯 번째 1분	오른손으로 클린
여섯 번째 1분	왼손으로 클린

프레스

이것은 손 넣기를 익히기에 좋은 보조 운동이다. 각 단계별로 동작을 유지하는 데 힘이 들지 않도록 가벼운 중량으로 실시한다. 랙 자세 클린으로 시작해, 다음 클린은 조금 더 올린다. 단계별로 약 10~15cm씩 늘린다. 사실상 5~6 단계 만에 쉽게 스내치에 도달할 것이다. 케틀벨은 절대 손을 넘지 않아야 한다는 사실을 기억하자. 이 운동을 익히면 스내치는 높은 클린에 불과하다는 것을 이해할 수 있을 것이다.

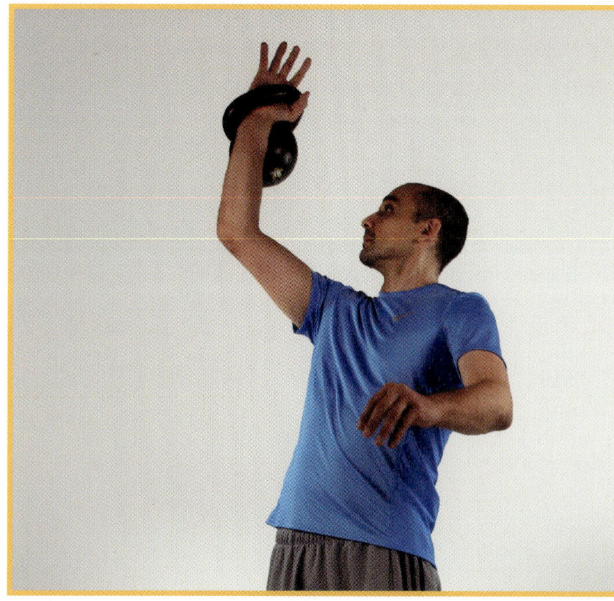

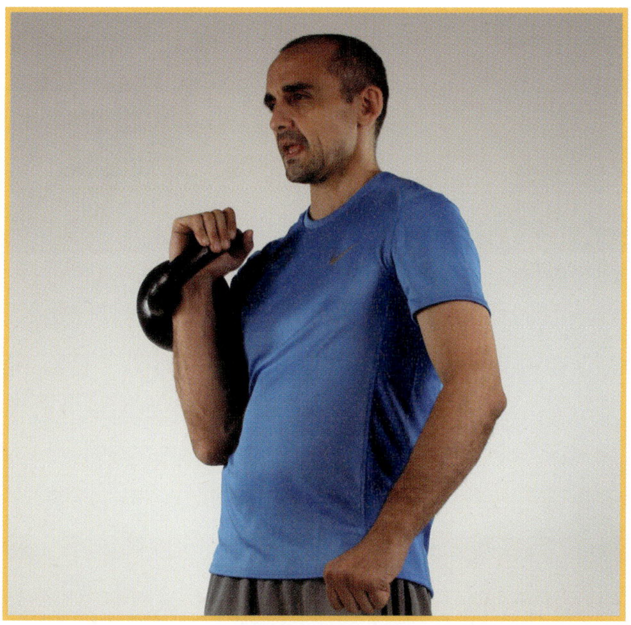

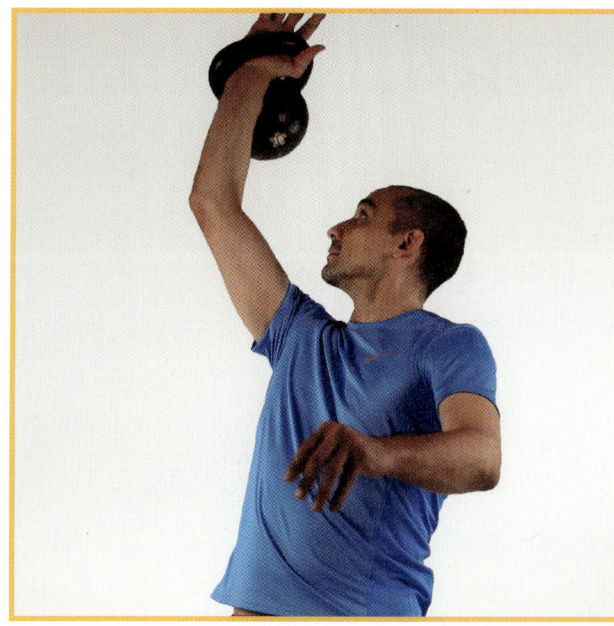

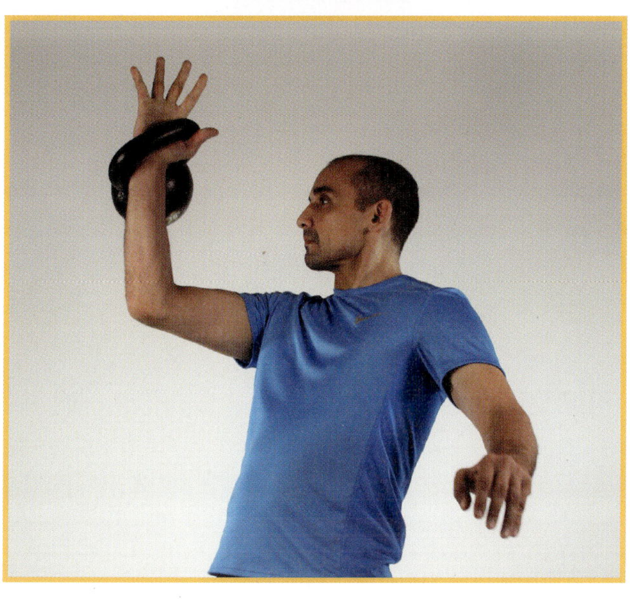

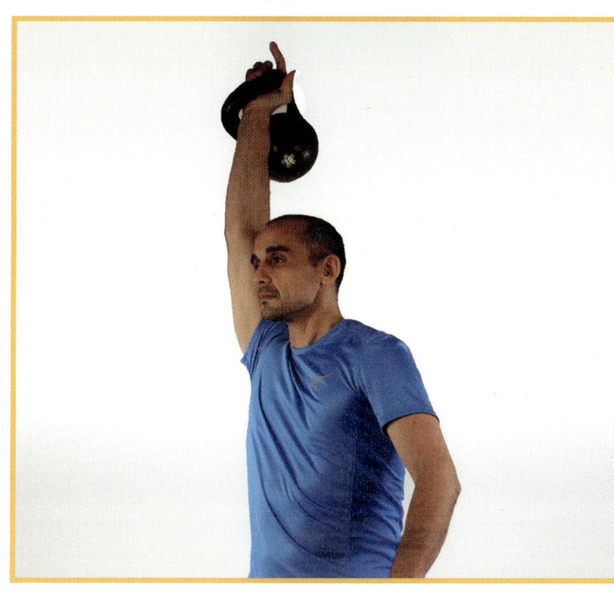

스내치

지금까지 보았듯 논리적인 순서는 먼저 여러 구성과 테크닉 요소들을 연습하고 난 다음 스내치를 시도하는 것이다.

신체 구조의 일반적인 요소는 다음과 같다.

코어 단련. 풀업이나 로우 동작. 둔근, 햄스트링과 허리 지지근육 강화. 오버헤드에서 팔이음뼈의 고정.

스내치 시도 전 필수 사전 운동으로는 난이도 상승 순으로 다음이 있다.

- **데드리프트:** 바벨이나 케틀벨로 할 수 있다. 케틀벨로 한다면 원레그 데드리프트를 추천한다. 60kg 이하로 실시할 것이라면 케틀벨이 좋을 것이고 그 이상으로 실시할 것이라면 바벨로 해야 할 것이다.
- **'굿모닝'**, 혹은 '고트백 스윙'을 이용하면 더 구체적일 것이다.
- **더블 스윙:** (올바르게 점진적으로 늘려 적어도 30kg으로) 한 손 스윙과 두 손 레이지 스윙.
- **클린:** 몸에 맞거나 상승이 부드럽지 않는 등 동작이 완벽하지 않다면 스내치를 익히는 데 시간이 들 것이다.
- **프레스 연습:** 적은 중량으로 클린에서 스내치까지 항상 백스윙을 이용해 상승 추진력을 얻어 손 넣기를 다섯 번까지 실시한다.
- **높은 레이지 스윙:** 들려는 무게에서 적어도 4kg 더 큰 중량으로 한다.

스내치 기술은 위에서 클린에서 보았듯 비슷하게 여러 단계로 나뉜다.

1. **백스윙**
2. **폭발전인 고관절 움직임을 통한 앞으로의 추진력**
3. **중량의 상승과 손 넣기**
4. **오버헤드 포지션과 고정(버티기)**
5. **하강과 재스윙**

통틀어서, 폭발적 움직임이 이뤄져 스윙하는 순간에 특히 집중해야 한다. 그 움직임과(주로 둔근을 이용한) 고관절의 신전이 중량을 머리 위까지 올라가도록 한다는 사실을 기억하자. 어떠한 어려움이 있는 경우 항상 스내치를 단계별로 나눠 집중적으로 교정한다.

또한 각 단계별로 다른 하중을 이용해서 임의로 일반적인 비중을 적용해 보강할 수 있다는 것을 기억하자. 예를 들어서 '데드리프트'로 120kg 이상을 들 수 있다면 스윙은 체중까지 들 수 있고 한 손 스윙은 중량 형태에 따라 32kg에서 48kg 정도를 들 수 있다. 폭발적으로 미는 단계와 클린까지 올리는 단계에서도 똑같은데, 각 손별로 32kg이나 그 이상 견딜 수 있다. 이렇게 각 단계를 나눠서 다른 방법을 적용해 더 높은 하중을 넣어서 스내치만으로는 제한적이었던 중량을 단계별로 다르게 해 자극을 높일 수 있다. 이 마지막 운동은 이 피라미드에서 가장 가벼우면서도 동시에 움직임을 아주 높은 속도로 수행할 수 있도록 한다.

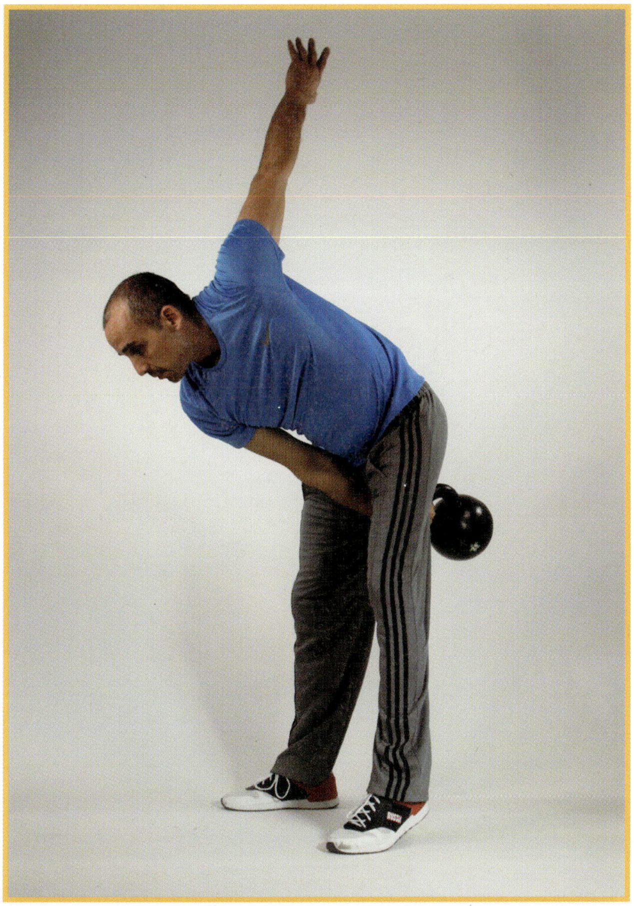
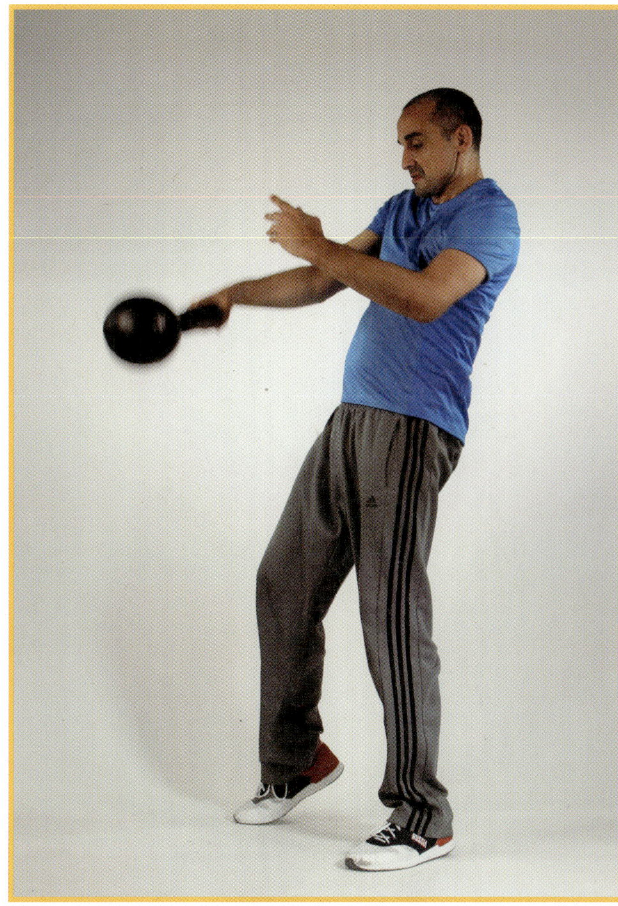
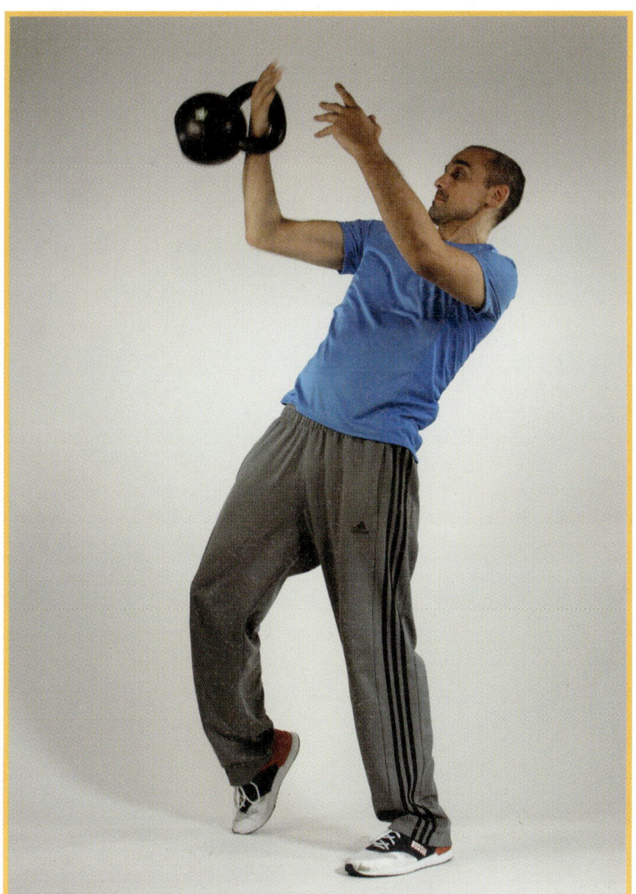
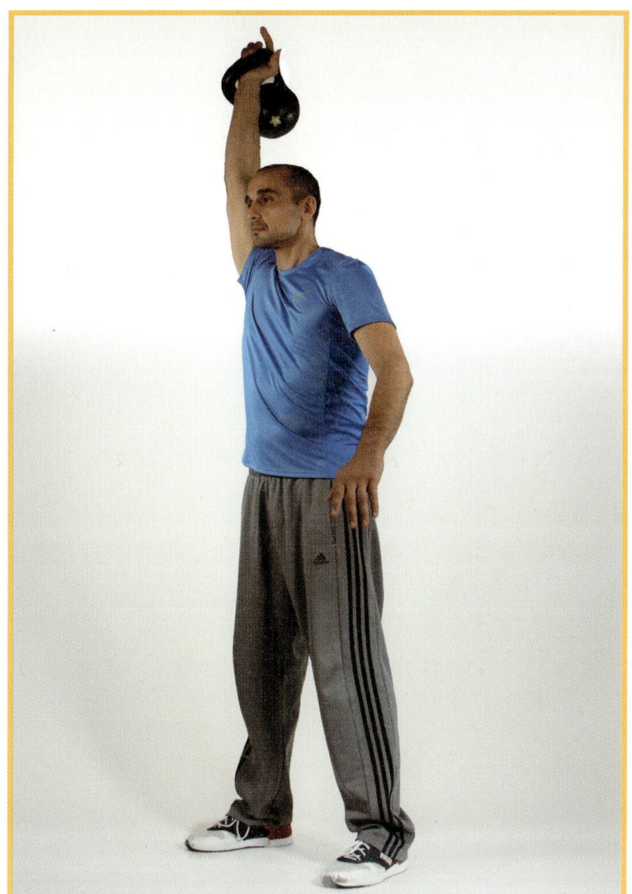

스내치를 위한 보조

클린에서 중량이 올바른 루트를 따라가도록 자유로운 손이 보조해주었듯이 스내치에서도 똑같이 적용할 수 있다. 중량을 드는 과정에서 가장 어려운 순간, 즉 스윙이 잘 이루어졌음을 믿고 중량을 손에서 놓아야 하는 순간에 다른 손을 사용해 보조하는 것이다. 가장 어려운 순간들은 다음과 같다.

- 중량의 상승 단계에서 손 넣기
- 중량의 하강 단계에서 손 빼기

자유로운 다른 손을 이용하는 것은 공짜이면서 효과적인 방법이기 때문에 항상 이를 이용해 움직임을 가이드하는 것을 추천한다.

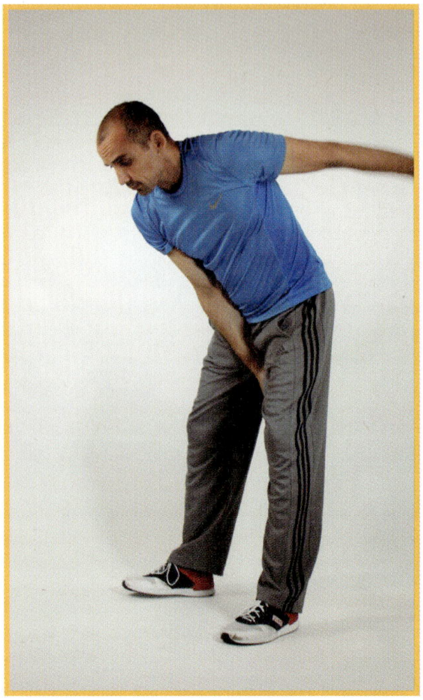

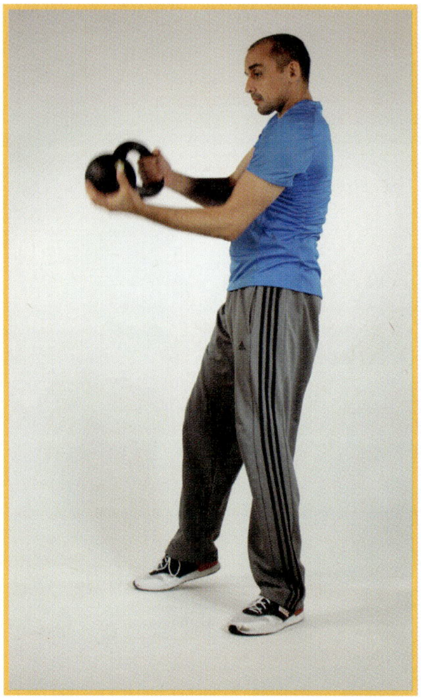

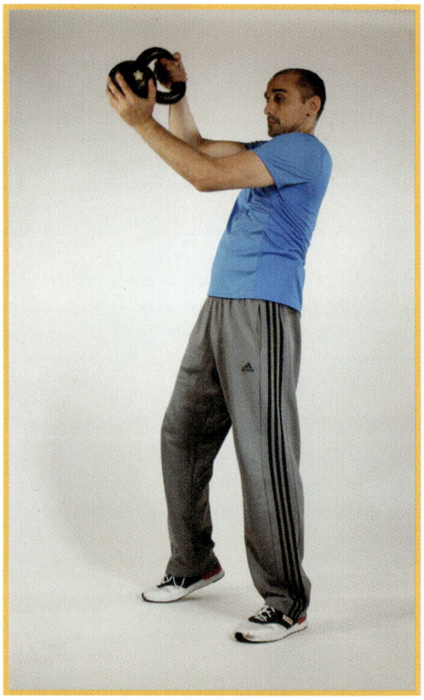

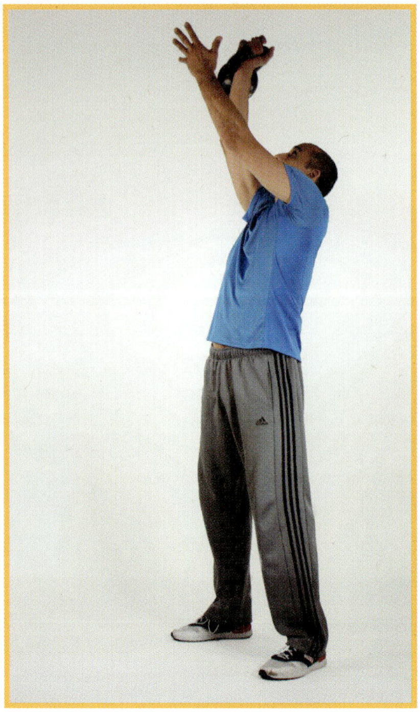

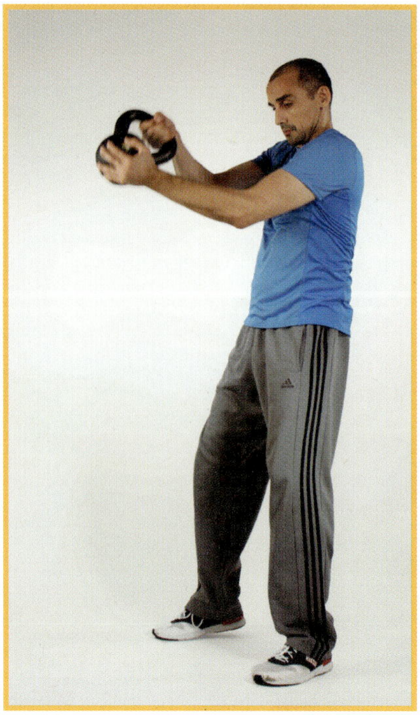

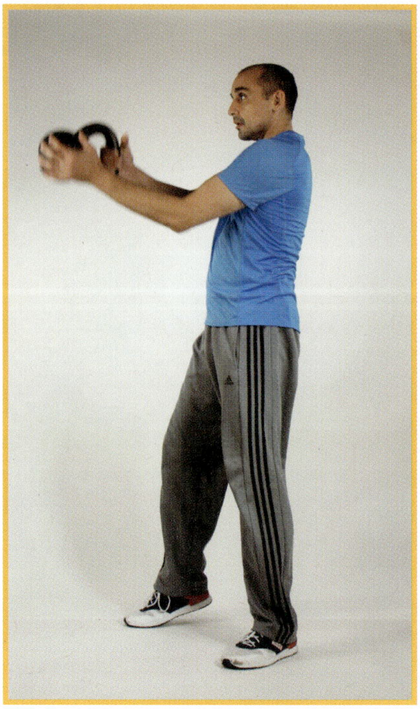

훈련: 6분짜리 고전적인 스윙과 스내치 프로토콜

클린에서와 똑같이 스내치를 할 때도 좋은 스윙을 필요로 한다. 더 높이 도달하기 위해서는 더 많은 추진력이 필요하므로 더욱 중요하다고도 할 수 있겠다.

이 간단한 프로토콜에서 우리는 1분간 2스윙과 1스내치를 번갈아가면서 수행한다. 두 번째 타임(1분)에서 이를 다른 팔로 반복한다. 세 번째와 네 번째 타임(각 1분)에서는 1스윙과 1스내치를 수행한다. 그리고 다섯 번째와 여섯 번째 타임(각 1분)에서는 스내치만을 수행한다. 항상 손마다 1분씩이며 그 후 다른 손으로 바꾼다. 다음과 같은 구조로 수행한다.

각 분마다

1. 스윙/스윙/스내치 (오른손)
2. 스윙/스윙/스내치 (왼손)
3. 스윙/스내치 (오른손)
4. 스윙/스내치 (왼손)
5. 스내치 (오른손)
6. 스내치 (왼손)

팔 전완과 그립의 저항을 더 집중적으로 운동을 하고 싶다면 다음과 같이 할 수 있다.

각 분마다

1. 스윙/스윙/스내치 (오른손)
2. 스윙/스내치 (오른손)
3. 스내치 (오른손)
4. 스윙/스윙/스내치 (왼손)
5. 스윙/스내치 (왼손)
6. 스내치 (왼손)

팔 집중 운동은 더 힘들다. 이 운동은 시합 내내 단 한 번의 손 교체만 허용되는 스포츠 케틀벨에서 저항력을 키우기 위해서만 사용된다.

또한 스내치 기술의 퀄리티를 높이기 위해 특정 운동을 하려고 하는 경우, 항상 스내치를 먼저 하고 그다음에 스윙을 한다.

각 분마다

1. 스내치/스윙/스윙 (오른손)
2. 스내치/스윙/스윙 (왼손)
3. 스내치/스윙 (오른손)
4. 스내치/스윙 (왼손)
5. 스윙 (오른손)
6. 스윙 (왼손)

이 일련의 운동은 우리가 몸이 '팔팔한' 초반 스내치에서 쓰일 수 있다. 이를 통해 움직임 기술의 질을 증진시키고, 마지막에 스윙이 주가 되어 그립과 고관절의 저항력 보강에 집중할 수 있게 된다.

이런 유형의 프로토콜은 러시안 스타일의 스포츠 케틀벨에서는 고전적이며 이 운동의 변형을 가르치지 않는 곳이 없다. 이 운동들을 섞어서 배치하는 것의 주요 목표는 다음과 같다.

- 스내치가 스윙의 폭발력에 의해서만 이루어지도록 익히기
- 긴 루틴이나 고반복 혹은 고하중 스내치에서 퍼지는 요인이 되는 팔 전완과 그립의 저항력 키우기
- 피로한 환경에서 스윙의 반복을 유지해 간접적인 스내치의 개선
- 피로가 축적된 상황에서 스내치 기술의 질을 유지하기

런지 스내치

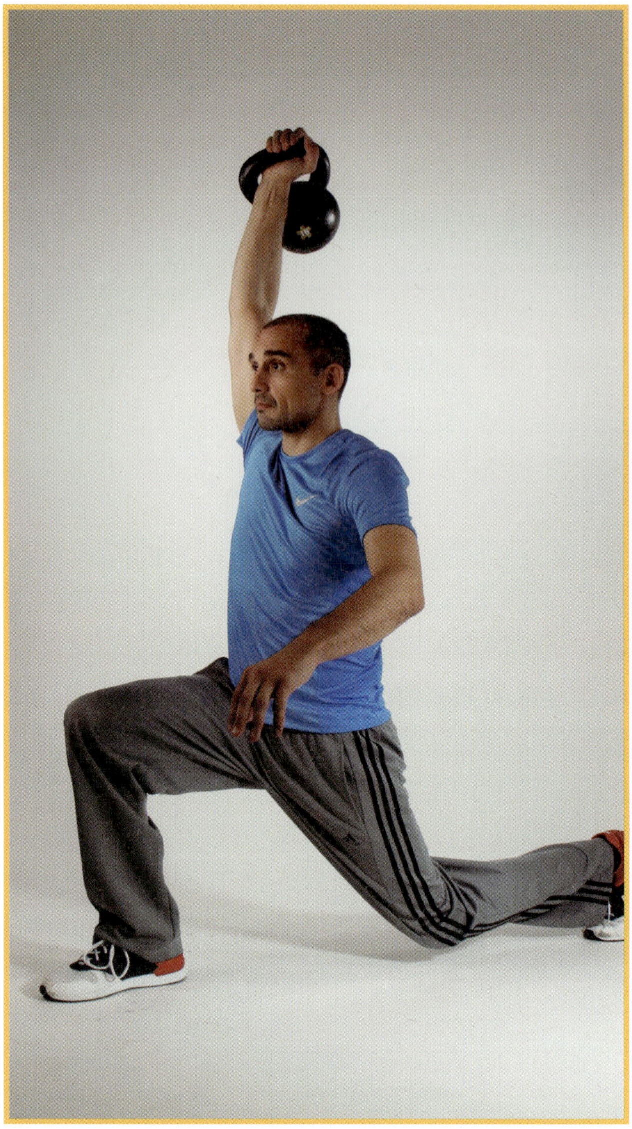

스내치의 한 변형으로써 하체의 적극적인 움직임을 접목시키는 것이다. 이 경우 런지 자세를 적극적으로 접목시킨다. 이는 스포츠 동작과 연계되는 굉장히 격렬한 운동이다. 예를 들어 격투기에서 상체로 밀거나 당기는 동시에 하체의 각도를 바꿔야 할 때처럼 말이다.

이를 실시할 때 추진력을 얻기 위해 스윙을 하는데 거기에서 런지 동작으로 내려가는 동시에 스내치를 병행한다. 우리가 내려갈 때 케틀벨은 올라가는 것이다. 이 협응을 통해 내려가는 거리를 줄여 스내치의 수행을 쉽게 하는데, 이때 몸 전체를 활발히 사용해 움직이는 것은 각 움직임을 수행하는 데 드는 힘을 증가시킨다. 이렇게 적지만 강도 높은 반복을 통해 보다 전신적, 전체적인 피로를 얻게 된다.

훈련 중급자

- 번갈아 10회 반복과 운동 대비 휴식
- 8회 반복과 상대적 휴식
- 6회 반복과 상대적 휴식
- 4회 반복
- 2회 반복
- 3세트 정도

체인

- 스윙
- 클린
- 프레스
- 런지 스내치

- 각 운동을 다음 방법을 통해 1회씩 번갈아 한다.
- 40초 운동
- 20초 휴식
- 5~8분간 운동

바이킹 프로토콜

이 간단한 프로토콜은 『Viking Warrior Conditioning』의 저자, 케네스 제이Kennet Jay의 훈련에 기반한 것이다. 이는 하드 스타일의 케틀벨 서적으로써, 책 그 자체가 스내치가 인체 해부학 및 생리학적으로 어떤 영향을 미치는지에 대한 과학적 연구이기도 하다. 이 책에서 많은 프로토콜을 볼 수 있는데, 아래에서 볼 바이킹 프로토콜 혹은 15/15는 그 간단함에 있어 가장 강조된다.

이 간단한 프로토콜에서는 15초간 연속적인 스내치를 수행한 다음 15초간 휴식을 취하고 바로 다시 스내치를 수행하게 된다. 이 프로토콜은 3분에서 40분 사이로 우리의 목적과 목표에 따라 설정한다. 아래는 제이의 몇몇 예시인데, 반복 횟수와 강도를 설정하기 위한 여러 검사들도 그의 저서에서 볼 수 있다.

36/36

- 36초간 연속적인 한 손 스내치
- 36초간 휴식
- 손을 바꿔서 36초간 스내치
- 중량 하강을 더 빠르게 할 수 있다.
- 4분에서 많게는 40분까지도 늘릴 수 있다.
- 휴식 시간을 20초로 설정하고 운동 시간을 30초, 혹은 40초로 설정할 수 있다.

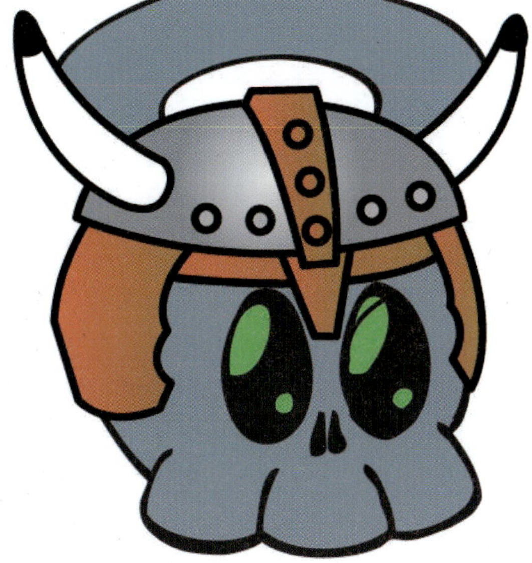

15/15

- 각 손으로 15초간 최고 속력으로 연속적인 스내치
- 15초간 휴식
- 손을 바꿔서 15초간 스내치
- 중량 하강을 더 빠르게 할 수 있다.
- 4분에서 많게는 40분까지도 늘릴 수 있다.

케틀벨의 개념

거의 모든 케틀벨 시스템은 저크와 스내치, 두 기술의 큰 영향을 받는다. 이 두 운동은 러시아에서 기원한 케틀벨 시합의 주를 이루고 올림픽 리프팅의 고유 운동에서 영감을 받았다. 두 운동 모두 두 가지 하체를 이용한 하중 움직임 운동, 스쿼트와 데드리프트와도 연관이 있다.

저크는 상체의 밀어내는 동작을 통해 이뤄진다. 이 경우 스쿼트가 중량을 위로 추진시키는 것을 담당하는데, 하중은 축 방향으로 위치한다(몸의 축과 일직선). 저크는 프레스, 스쿼트프레스, 소츠프레스, 쓰러스터 등등 비교적 난이도가 적은 여러 개의 테크닉으로 이루어진다. 이 모든 운동들은 축방향 하중, 대개 시상면에서 이뤄진다.

스내치는 시상면상에서 당기는 동작으로부터 시작하는데, 데드리프트의 고관절 굴곡/신전 전 동작이 하중을 추진시키는 힘을 만들어내는 역할을 담당한다. 하중은 우리 몸 앞쪽(스윙에서는 뒤쪽)에 위치한다. 즉, 중량이 과정 내내 무게중심 위에서 이뤄지는 저크와는 다르게 중량이 주로 몸의 앞쪽 혹은 뒤쪽에 위치한다.

스내치는 스윙과 클린 같은 비교적 난이도가 적은 여러 개의 기술로 이루어진다. 이 모든 움직임에서 중량을 움직이는 폭발적 움직임을 만들어내는 순간에 하중은 전후방에 위치한다.

따라서 이 중요한 두 운동에서는 보다 포괄적인 움직임들을 발견할 수 있다. 저크에는 팔로 미는 동작과 무릎이 우세하게 힘을 만들어내는 동작이 있다. 스내치에는 팔로 당기는 동작과 고관절의 신전을 통해 힘을 만들어내는 동작이 있다. 이로써 서로 다른 패턴 움직임들의 결합이 이 운동들을 구성한다.

이 두 운동들을 쪼개보면 시스템이 포함하는 다른 모든 운동들로 이루어짐을 볼 수 있다. 저크, 푸시프레스, 프레스, 스쿼트, 쓰러스터, 스윙, 클린, 스내치, 클린앤 저크 등등 말이다.

스포츠 케틀벨에서 고전적인 세 번째 운동으로는 저크의 움직임(푸시와 무릎 신전)과 스윙 앤 클린의 움직임(끌어당김과 고관절 신전)을 결합한 클린 앤 저크(롱사이클)가 있다. 이로써 '클린 앤 저크'는 한 운동에 거의 모든 움직임 패턴을 포함한다.

이를 통해 폭발적 움직임 시스템에서의 모든 변형을 커버하기 위해 이 두 리프팅(저크와 스내치)을 완전히 익히는 것이 최종 목표라는 것을 이해할 수 있다. 하지만 이에 도달하기 위해서는 케틀벨 훈련의 리프팅에서 가장 중요한 부분인 힘과 추진력을 만들어내는 발생 장치로써 스쿼트와 데드리프트의 기본적인 기술을 구사할 수 있어야 한다.

유념해야 할 사항으로써 각 자세에서 어떤 가동범위와 안정성이 필요한지 알아보고 이를 고려하는 것이 좋다. 이 요구 조건들을 충족시킬 때까지는 하중을 늘리지 않는다. 기능하지 않는 상태에서 하중을 부가하는 것이 얼마나 비상식적인지 기억하자.

저크

- 축 방향
- 스쿼트
- (무릎 우세)
- 밀기

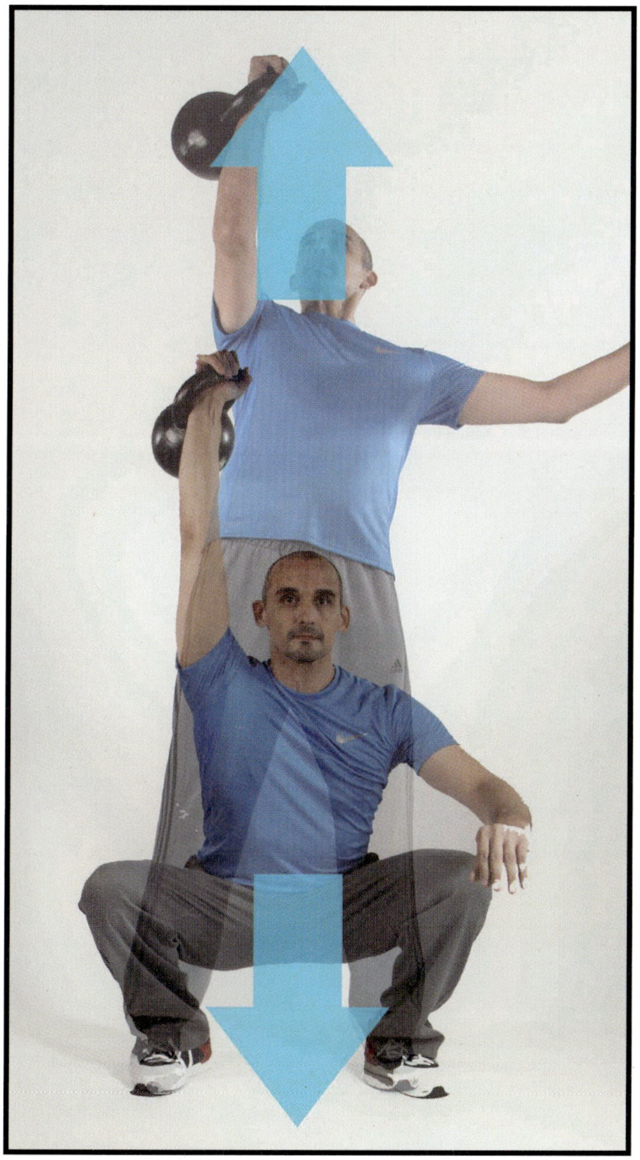

포함 요소

저크, 푸시 프레스, 프레스, 스쿼트, 소츠 프레스.

스내치

- 전후방
- 데드리프트
- (고관절 우세)
- 당기기

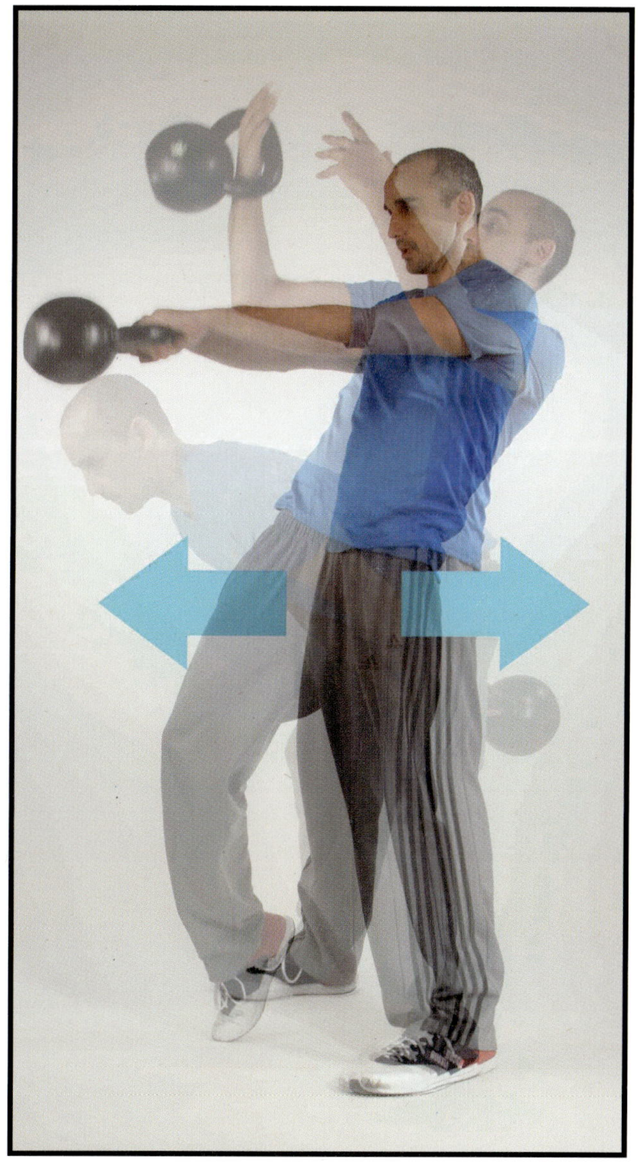

포함 요소

스윙, 데드리프트, 클린, 스내치.

10. 무릎 우세 운동

스윙이 고관절 우세로 인해 스내치와 클린의 원동력이 되는 것과 마찬가지로 무릎 우세로 인해 푸시 프레스와 저크의 축 방향 추진력을 주로 담당한다.

이 장에는 무릎을 주로 사용하는 운동을 다룬다. 이 힘은 몸통을 통해 전달되고 상지의 힘과 결합되어 표현될 수 있다.

푸시 프레스나 저크와 같은 운동을 개선하고 싶다면, 먼저 하체의 주요 신전의 힘을 확인해야 한다. 그렇기 때문에 항상 전통적인 스쿼트를 체크한다.

전통적인 스쿼트 또는 이를 포함하는 변형 스쿼트를 하는 이유다. 위 방법은 무게를 점진적이고 안정적으로 증가시키고, 맨몸 스쿼트에서 발견되는 두 가지 결점을 해결하면서 안전하게 무게를 추가할 수 있다.

맨몸 스쿼트에서 발견되는 결함: 둔근의 활성도 부족과 흉추 부위 가동성 부족.

케틀벨 훈련에서는 각각의 위치에 세 가지 유형의 스쿼트(전면 부하, 위 그리고 뒤)를 모두 사용할 수 있지만, 우리는 일반적으로 무게를 다루기 더 적합한 앞 또는 위에서 진행하는 프론트 스쿼트를 사용한다.

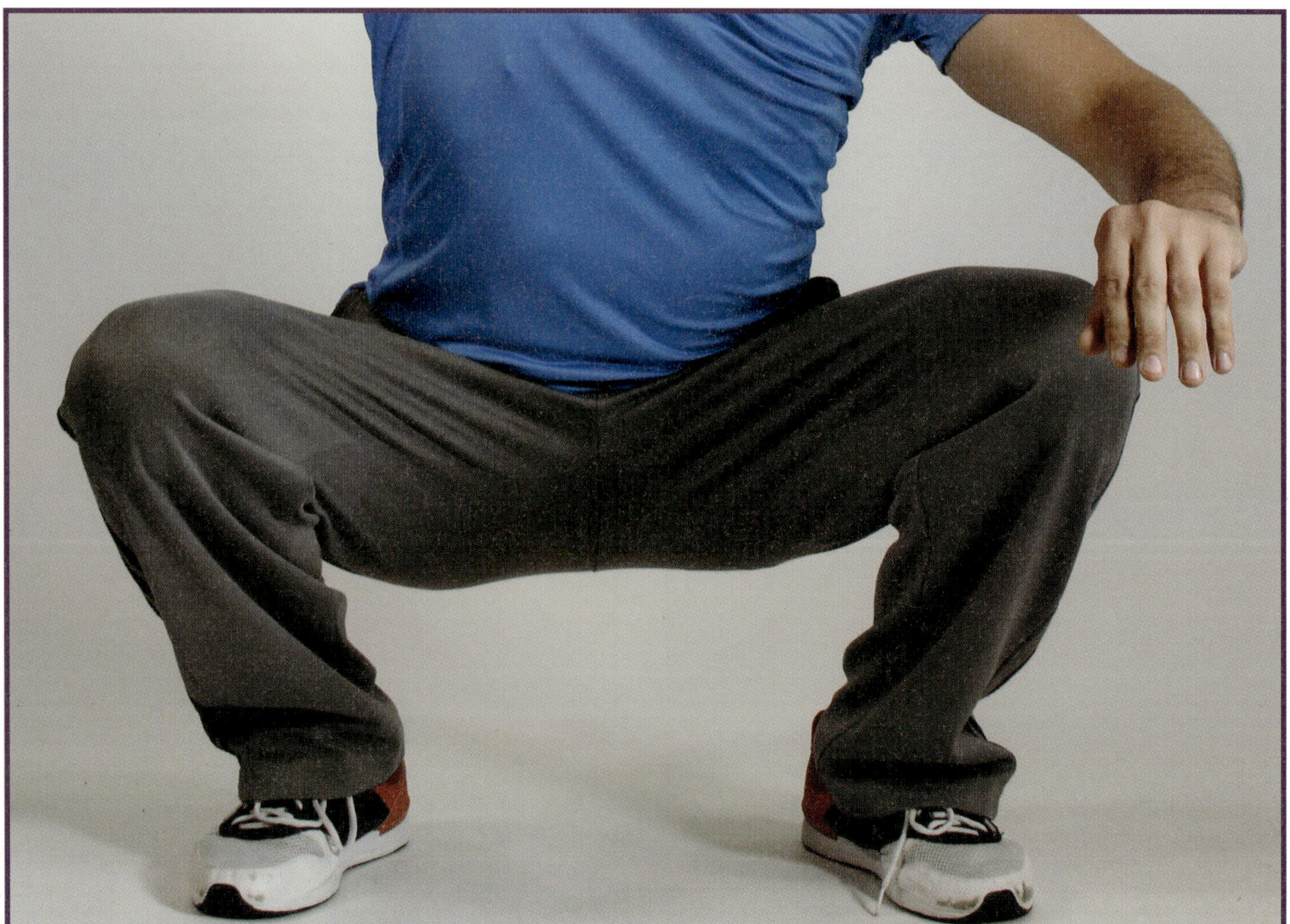

스쿼트

스쿼트는 아마도 가장 중요한 운동 중 하나일 것이다. 그리고 동시에 트레이닝 세계에서 가장 오해 받는 운동 중 하나이다. 나는 스쿼트가 "무릎 높이보다 절대 높으면 안 돼" 혹은 "무릎은 하단 구간에서 발보다 앞으로 나가면 안 돼"라는 논쟁으로써 시간 낭비하지 않을 것이다. 나는 이미 너무 많은 정보가 있다고 생각한다. 이 두 가지 잘못된 이론을 반증하는 정보와 적용 불가능한 무수히 많은 스포츠 퍼포먼스의 예시가 있다.

모토 컨트롤 및 구조가 허용하는 한, 우리는 학생이 최대 깊이까지 스쿼트를 하도록 권장한다. 다음 사항을 기억하자. "하프 스쿼트는 반쪽짜리 운동선수와 같다"라는 말이 있다. 스쿼트의 하단 구간에서 무릎관절만 관절에 부정적인 영향을 주지 않고 자연스러운 정지를 찾는다(건강한 사람 대상).

준비 장에서 보았듯이, 요추 곡선이 후방 오목 상태로 유지되도록 세심한 주의를 할 것이고, 소위 '골반 핀치' 또는 '기울임이 나타나지 않은 골반 핀치' 같은 사항에 관심을 기울일 것이다. 골반의 진정한 후념은 다음과 같다. 요추부의 곡선이 사라져 지지력의 최대 50%가 손실된다. 이런 이유로, 이 설명서 소개에 있는 연습을 다시 한 번 검토하고 숙달하는 것을 추천한다. 모든 테스트를 광범위하게 사용하여 각각의 경우에 어떤 조치를 사용할지 이해하라.

스쿼트를 숙달하는 것은 우리에게 다음과 같은 기회를 제공한다. 저크와 무릎 우세 시스템(푸시 프레스 등) 모두에 접근하기에 필요한 추진력을 얻을 수 있다.

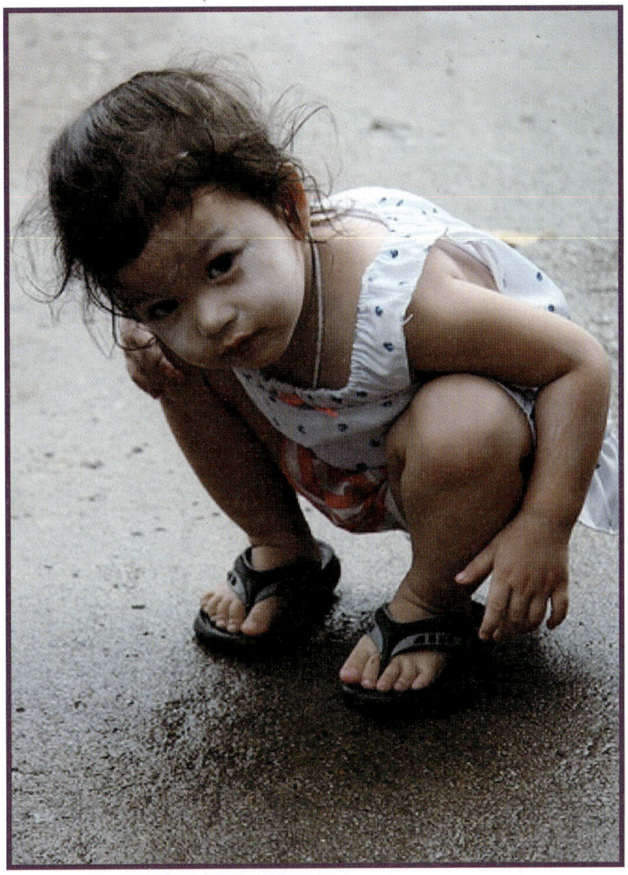

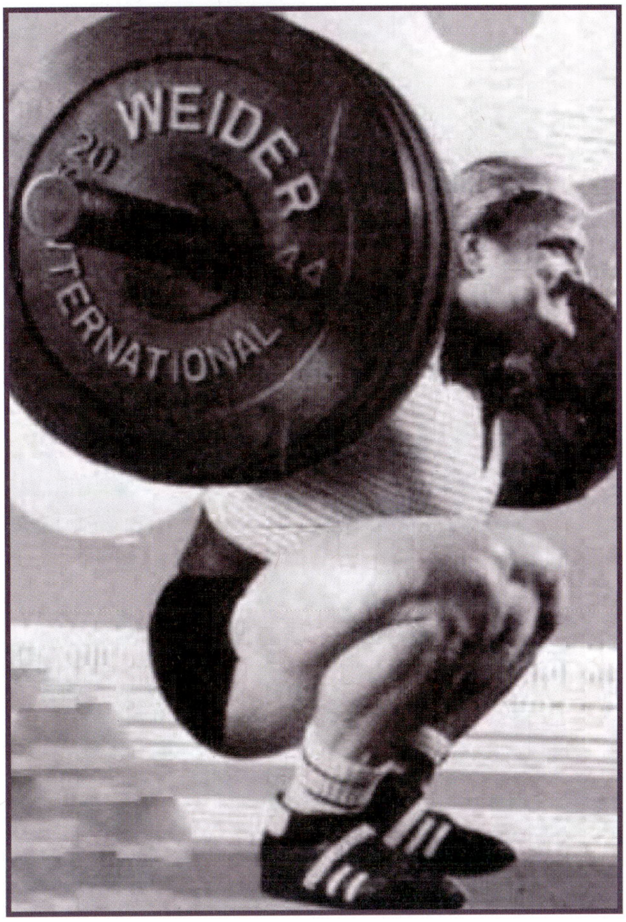

스쿼트를 평가하기 위한 제안

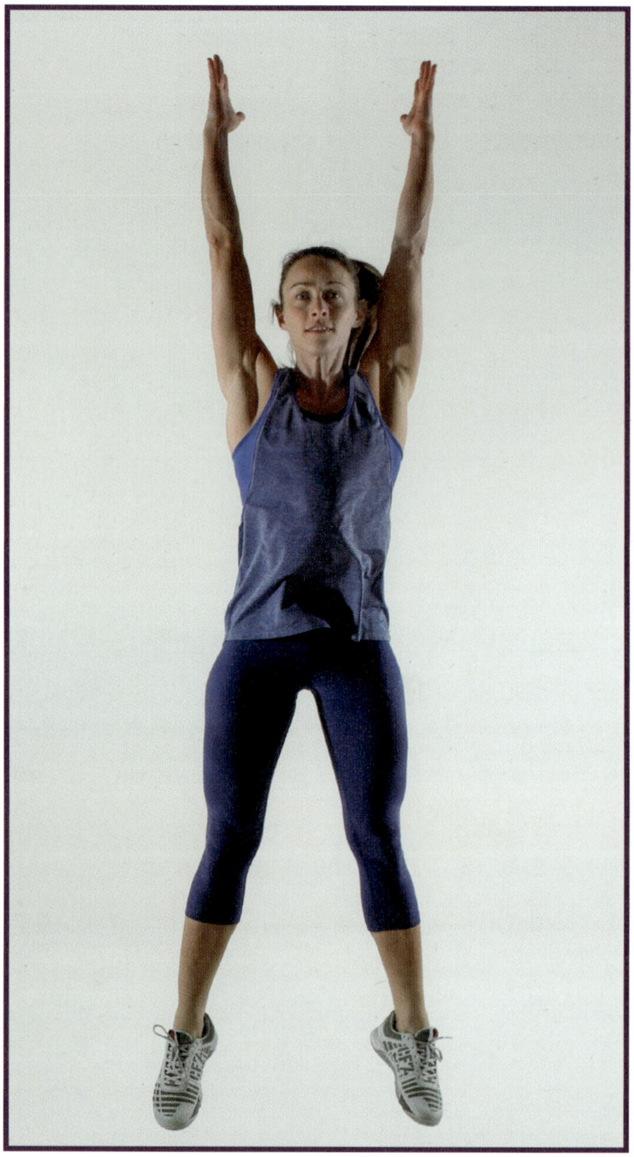

전 세계적인 이슈이자 트레이닝의 큰 주제(누구도 동의하지 않은 모든 주제: 근력, 영양, 종교, 정책 등)는 스쿼트에서 발을 얼마나 넓게 벌리고 어떤 위치에 있어야 하는지를 의미한다. 그들의 독단적인 사고와 경계를 이루는 결정론자들은 발의 위치를 분리하여 표준화하려는 시도를 한다. 내 관점에서 볼 때 이는 심각한 실수이다. 각각의 사람마다 몸의 구성이 다르며, 고관절 뼈가 가리키는 방향과 다리 뼈를 받치고 있는 관절의 힘의 방향도 각기 다르다. 예를 들어 대퇴골 목의 길이와 모양 또는 각도가 모두 다르며, 고관절의 중립 위치를 수정할 수 있다.

개인적으로 나는 각 사람에게 가장 적합한 자세가 무엇인지 평가하는 두 가지의 간단한 평가를 하는 것을 좋아한다.

1. **댄 존의 세 번 점프:** 댄 존은 다음과 같은 평가 방법을 추천한다. 3개의 점프를 제자리에서 진행하고, 마지막에 간단히 얼마나 멀리 점프했는지 그리고 발이 벌려 있는지 살펴보자. 이것이 그가 권장하는 스쿼트 운동을 하기 위한 평가이다. 이 간단한 평가에서, 우리는 점프 기능 및 결과적으로 다리의 추진력 따라서 간단하고 빠르고 자연스러운 방식으로 다리의 추진력을 평가한다.

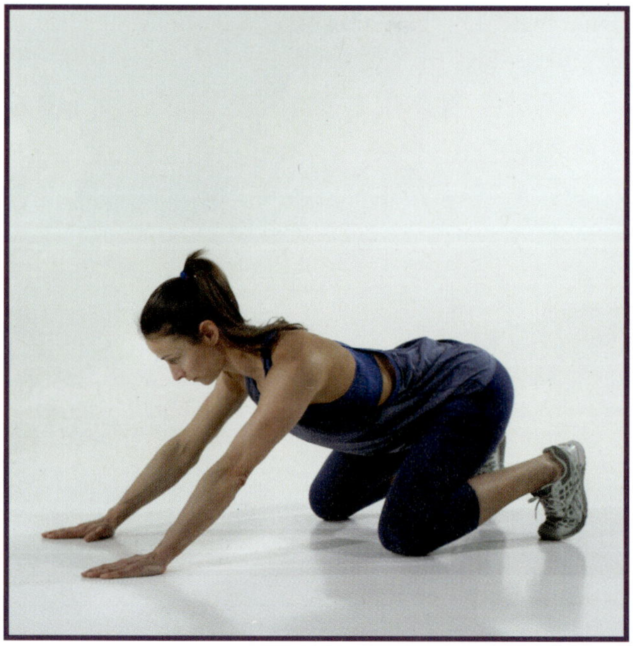

2. **스튜어트 맥길의 락 백:** 이 훌륭한 평가에서는 엉덩이의 위치에 따라 발이 얼마나 멀리 벌어지는지 또는 회전하는지 평가한다. 그리고 스쿼트의 기능 부전은 근본적으로 가동성의 부족 또는 모토컨트롤 문제(가동성 변수와 안정성 사이의 협응)의 변수로 기초한다. 언로딩에서 이 동작을 수행하면 상황 속에서 안정성을 제외하고 오직 조직 제한의 여부만 분석한다.
   우리는 허리의 말림 없이 가능한 멀리 갈 수 있도록 노력해야 한다. 우리는 보상작용 없이 이 움직임을 너비와 회전과 함께 움직일 수 있다. 이것은 우리를 적절한 스쿼트 너비를 만들어줄 것이다.

벽 보고 스모 데드리프트

이 동작은 하체 부위를 준비하는데 매우 좋은 운동이다. 우리는 관절의 가장 기본적인 부분인 관절을 고려하기 위해 케틀벨을 들어 올리고 하지를 쓰는 방법을 배울 것이다. 게다가, 이것은 하체 전체의 강력한 운동이다.

다리를 벌리고 양손으로 무게를 잡고 하지의 굴곡과 신전의 움직임으로 내려가고 올라온다. 척추를 곧게 펴고, 시선은 정면을 주시하며 무릎은 발끝과 일직선으로 내려가도록 노력한다. 무게가 땅에 닿을 때까지 아래로 내려갔다가 다시 올라온다.

더 힘든 단계는 발가락을 벽에 가까이 또는 붙이고 동일한 퍼포먼스로 진행하는 것이다. 이 자세는 몸통을 조금이라도 앞으로 기울이는 보상 없이, 오직 하체만으로 내려갈 수밖에 없다.

주의: 등을 곧게 펴고 허리 부위를 절대 후방으로 볼록하지 않도록 유지해라. 시선과 가슴은 정면을 주시해라. 발은 약간 벌릴 수 있지만 너무 많이 벌리지 않고, 무릎은 항상 발과 일직선을 유지하라.

이 첫 번째 운동은 두 가지 결함을 보충할 수 있다.

1. 둔근 활성도 부족
2. 벽에 부딪히지 않기 위해 상체를 펴서 유지해야 하는 필요성

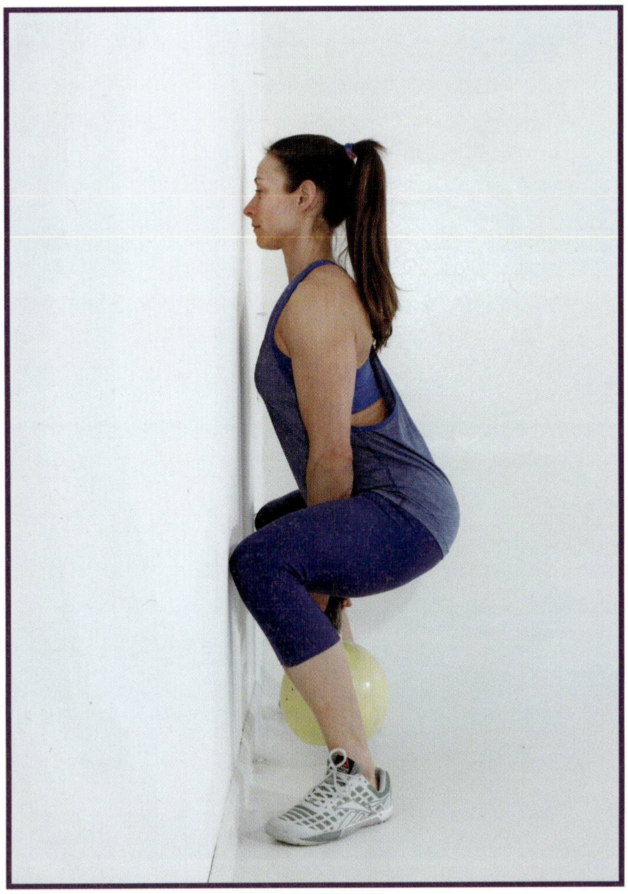

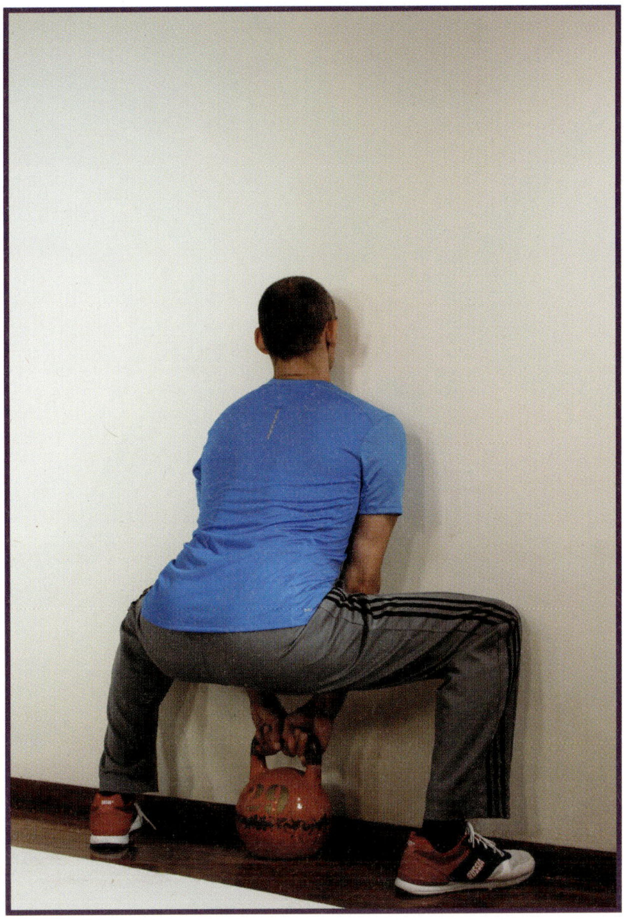

가블릿 스쿼트

댄 존이 개발한 또 다른 훌륭한 스쿼트 운동으로 댄 존에 의해 대중화되었다. 이번에는 케틀벨을 들고, 손잡이 안쪽에 엄지손가락으로 감싸고 아래 또는 위를 잡는다. 이 스쿼트는 무게가 몸에 가깝기 때문에 매우 쉽게 할 수 있다. 또한 하지를 더 접을 수 있어 둔근의 더 많은 활성화를 얻을 수 있다.

또한 가블릿 스쿼트는 체중을 앞에 두기 때문에 몸통을 최대한 곧게 유지하도록 한다. 따라서 진행에 기본이 될 수 있는 가동성을 향상할 수 있다.

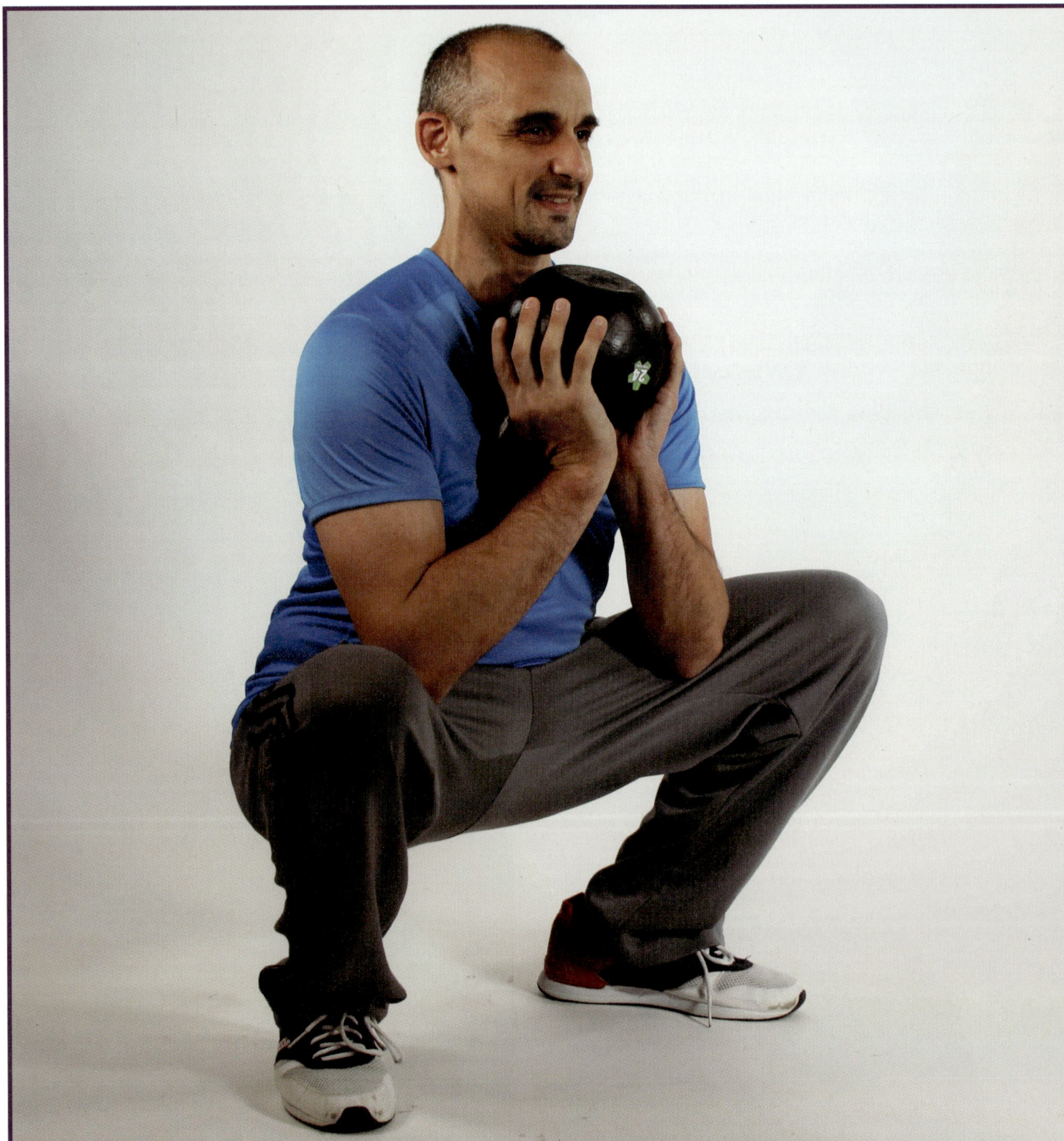

가블릿 스쿼트 평가

댄 존이 케틀벨에 관한 그의 저서에서 소개한 평가는 훈련으로도 활용할 수 있는 훌륭한 평가법이다.

케틀벨의 손잡이를 잡고 바닥이 아래로 향하도록 잡는다. 스쿼트 깊은 자세에서 약 30초 동안 유지한 다음, 같은 그립 형식으로 서 있는 자세에서 30초 동안 유지해야 한다.

말처럼 간단하지만, 고관절 굴곡근의 지속적인 활성화와 함께 케틀벨 하중에 의해 상체에 엄청난 피로를 주는 평가법이다.

2~6분(최대) 동안 깊은 자세에서 30초 유지, 서 있는 자세에서 30초씩 운동한다.

코어와 스쿼트를 위한 평가 혹은 준비운동 뿐만 아니라 언제, 어디서나 연습할 수 있는 스쿼트의 역할을 하는 운동이다. 좋은 가동성과 안정성을 갖고 싶은 새로운 고객뿐만 아니라 좋은 보조 또는 활성화 운동이 필요한 고급자에게 이상적이다.

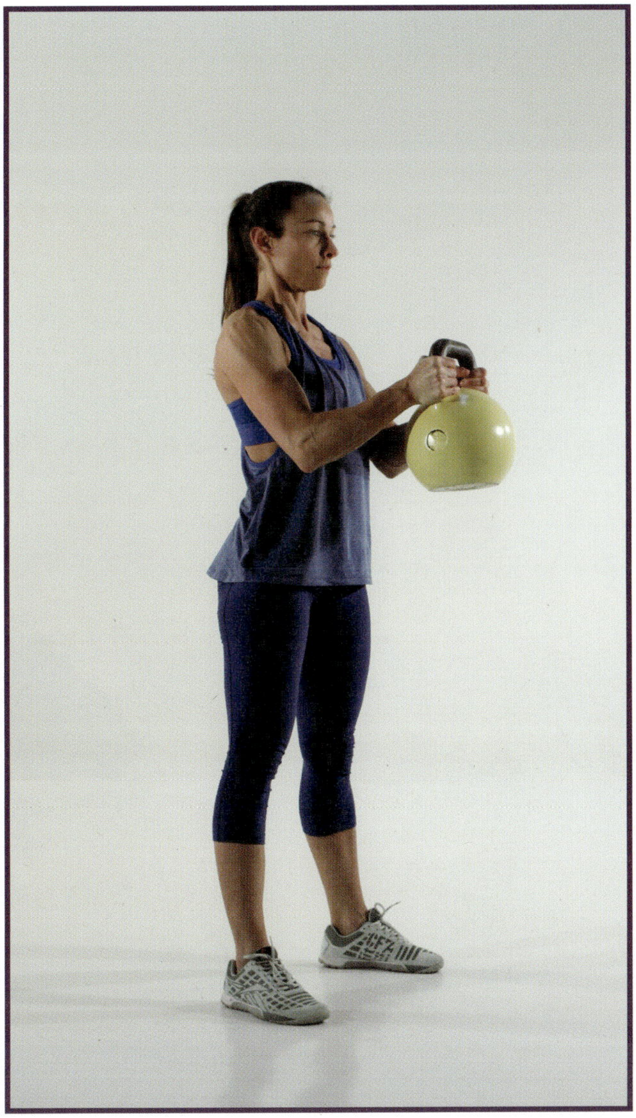

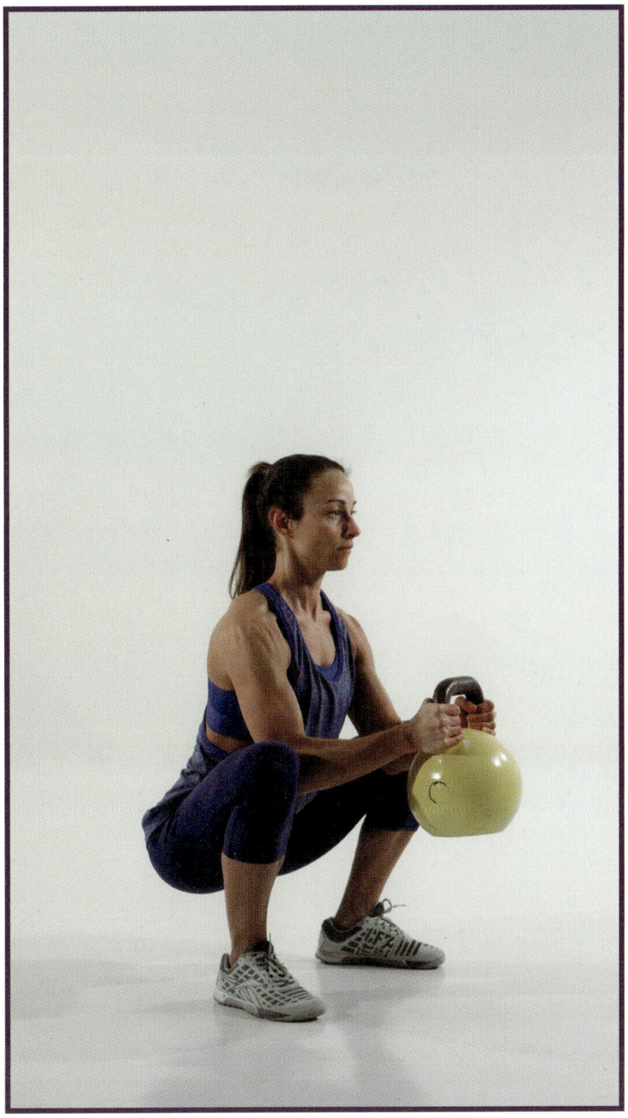

불가리안 스쿼트

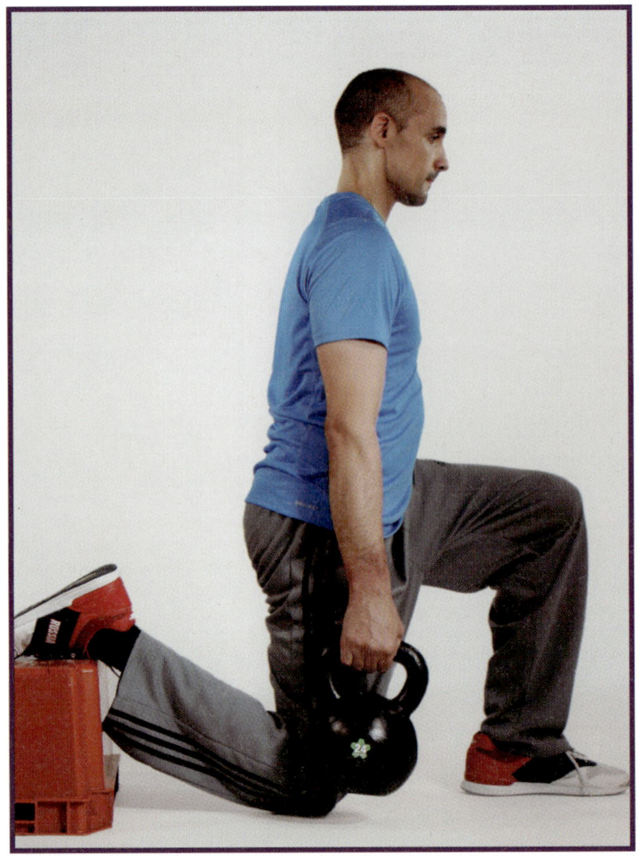

런지와 비슷하지만 발을 높이 지지하여 뒷다리의 고관절 신전을 더 확장시킨다. 지지점이 더 멀리 떨어져 있기 때문에 더 많은 균형 조절과 근육의 더 큰 노력이 필요하다. 하중은 주로 앞다리에 가해지므로 가능한 무릎의 측면 움직임을 안정적으로 하는 것이 중요하다.

불가리안 스쿼트는 양쪽에 두 개의 중량을 들거나 한쪽에만 들 수 있으며, 이는 더 많은 무게를 지탱하거나 더 많은 측면 안정화를 생성하는 데 따라 달라진다.

런지

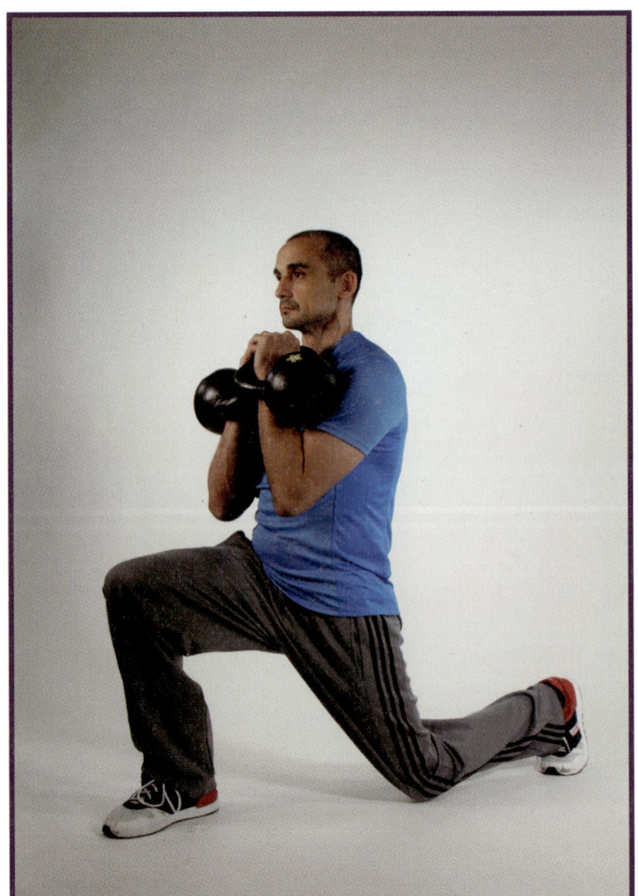

앞쪽 무릎은 스쿼트의 동작을 제한하고 뒤쪽 무릎은 지면에 닿거나 매우 가깝게 하는 비대칭 운동으로, 고관절에 충격을 덜 주고 고관절 바깥쪽으로 밀어준다고 알려져 있다.

발을 벌리고 한 발을 더 앞으로 내딛은 상태에 앞쪽 무릎이 약 90도로 앞뒤로 내려간다. 뒷무릎은 바닥에 닿거나 바닥에 가깝게 놓일 수 있다. 골반대와 어깨가 수평을 유지하도록 주의한다(서로 평행). 실행 시 구조적으로 완전한 상태로 몸통에 보상 없이 진행한다.

우리는 전통적인 런지를 수행할 수 있는데, 양쪽 무게를 모두 잡거나 일반적으로 한쪽에만 무게를 실어서 수행할 수 있다. 우리는 또한 양쪽 무게를 모두 오버헤드 또는 일반적으로 들거나 한 무게를 오버헤드로 들고, 다른 무게를 랙 포지션에 유지하면서 결합할 수도 있다.

오버헤드 스쿼트

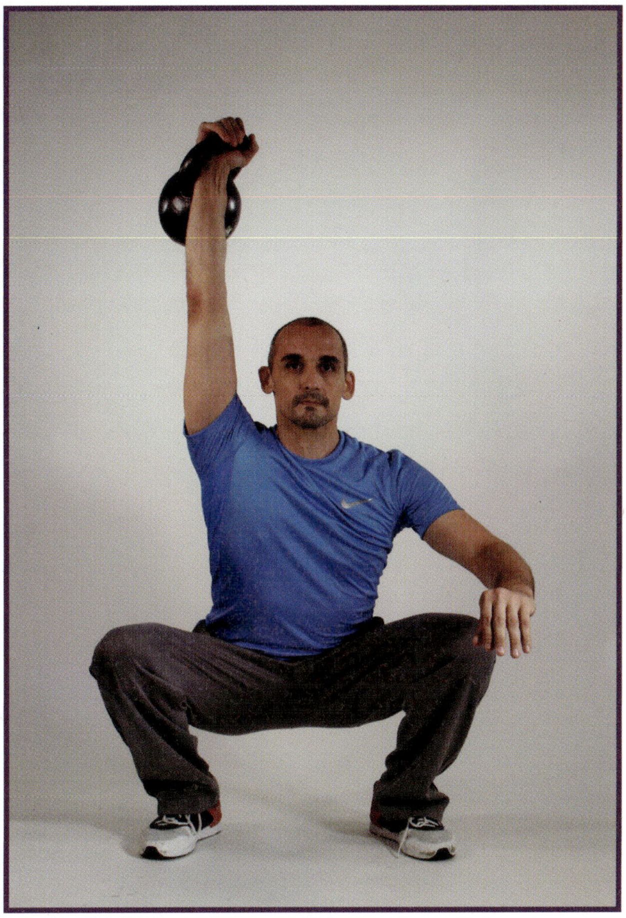

오버헤드 스쿼트는 하체와 상체 모두에 안정성과 가동성을 요구하기 때문에 모든 스쿼트 중 가장 어려운 버전일 수 있다. 예를 들어 바벨을 들어 올릴 때보다 팔을 더 많이 닫아야 하기 때문에 어깨의 가동성이 다른 어떤 도구보다 제한적이다. 또한 오버헤드 자세에 관한 챕터에서 살펴본 것처럼 요추 곡선을 유지하고 흉부를 확장하는 것이 어렵기 때문에 견갑골의 위치가 크게 좌우한다.

요약하면, 오버헤드 스쿼트는 실행하는 동안 높은 수준의 가동성, 안정성 및 운동 제어를 요구하는 자세이다.

우리는 원하는 만큼 중량을 들어 올리고(프레스, 스내치, 저크) 머리 위 자세에서 발뒤꿈치를 들어 올리거나 실행에 대한 다른 유형의 보상을 만들지 않고 요추 곡선을 유지하며 스쿼트를 가능한 한 깊이 내려간다.

이 자세를 실행하는 데는 두 가지 버전이 있다.

- **엄격한 방식:** 서 있는 자세에서 깊은 자세까지 몸통의 위치를 정확히 동일하게 유지한다.
- **보상을 허용하는 방식:** 어깨에 가해지는 하중과 움직임을 완화하기 위해 몸통을 약간 대각선으로 기울인다.

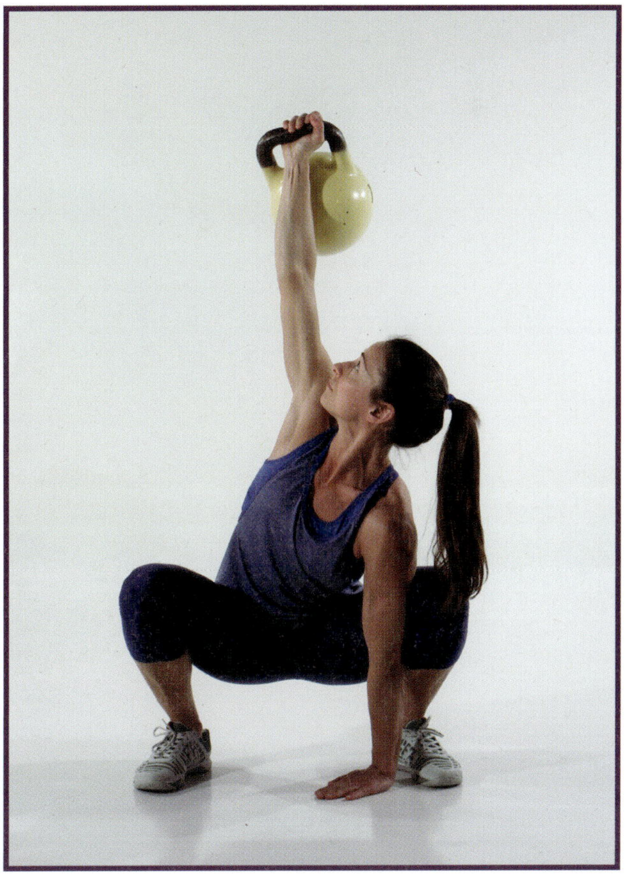

코삭

일종의 한쪽 다리 비대칭 스쿼트이다. 여러 조합이 있지만 가장 잘 알려진 것은 사진 속 조합이다. 랙 자세 또는 오버헤드 자세에서 단일 중량 운동으로 간단히 수행할 수 있다. 사진에서는 구부린 다리의 측면 팔을 위로 뻗고 다른 팔은 랙 자세에 케틀벨을 들고 있는 상태에서 내리는 방법을 선택했다.

구부러진 하지의 근력과 펴진 하지의 가동성 증가를 결합하는 이 어려운 동작을 달성하기 위해 중량 없이 시작하는 것을 추천한다.

중량 없이 할 수 있는 경우, 가블릿 버전으로 시작한 다음 한쪽 랙 자세에서 오버헤드 자세로 진행할 수 있다. 그런 다음 그림과 같이 두 개의 중량을 랙 자세로 잡고 하나는 랙 자세에, 하나는 오버헤드 자세에 잡고 실행한다.

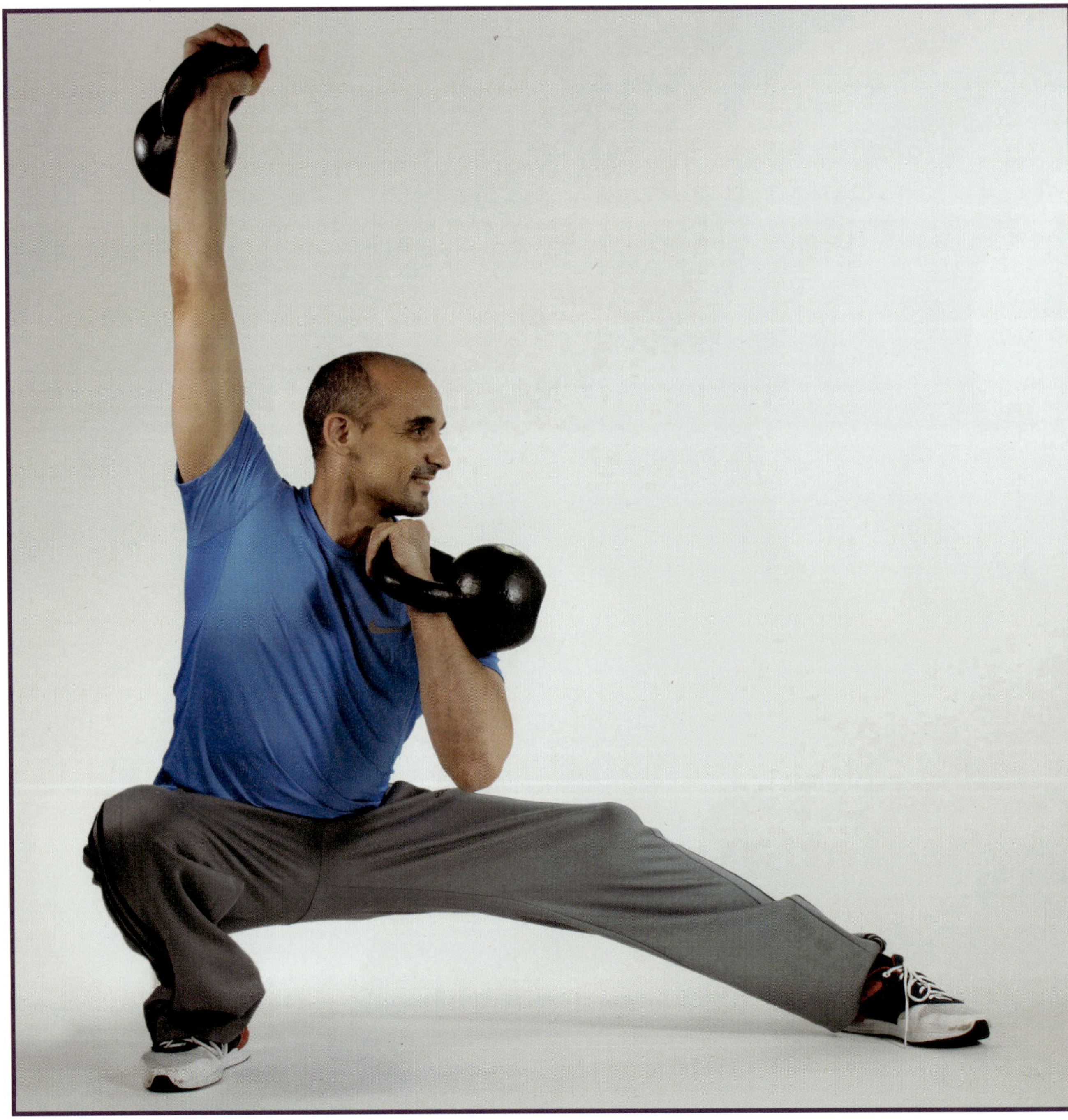

둔근 챌린지

댄 존의 또 다른 훌륭한 운동 챌린지는 둔근 챌린지이다. 흠 잡을 데 없는 단순함으로, 우리는 또한 스윙 힌지swing hinge와 가블릿 스쿼트의 무릎 우세를 구별하는 방법을 배운다. 이 과정에서 두 운동에 모두 관여하는 둔근은 놀라운 자극을 받게 되어 '둔근 챌린지'라는 이름에 의미를 부여한다.

가벼운 무게를 연속적으로 할 수도 있고, 무거운 무게를 부분적으로 할 수도 있다. 가벼운 무게로 할 때는 일정한 페이스를 유지하도록 노력하라. 다른 세션에서는 더 많은 무게로 할 수 있는지, 같은 무게로 할 수 있는지, 쉬지 않고 또는 더 짧은 시간에 할 수 있는지에 따라 진행 상황을 측정한다.

챌린지 – 운동

10. 스윙
10. 가블릿
9. 스윙
9. 가블릿
8. 스윙
8. 가블릿
7. 스윙
7. 가블릿
6. 스윙
6. 가블릿
5. 스윙
5. 가블릿
4. 스윙
4. 가블릿
3. 스윙
3. 가블릿
2. 스윙
2. 가블릿
1. 스윙
1. 가블릿

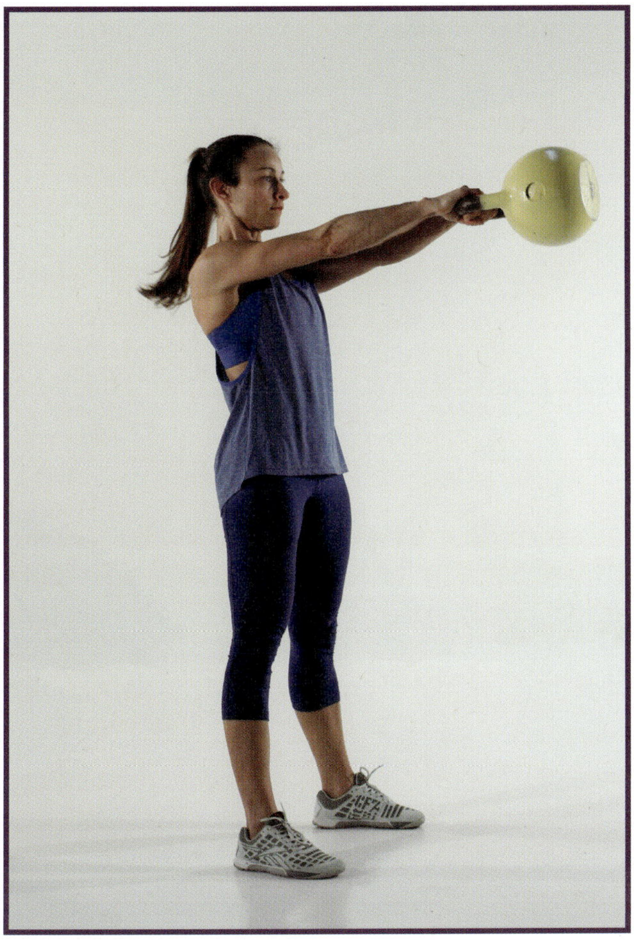

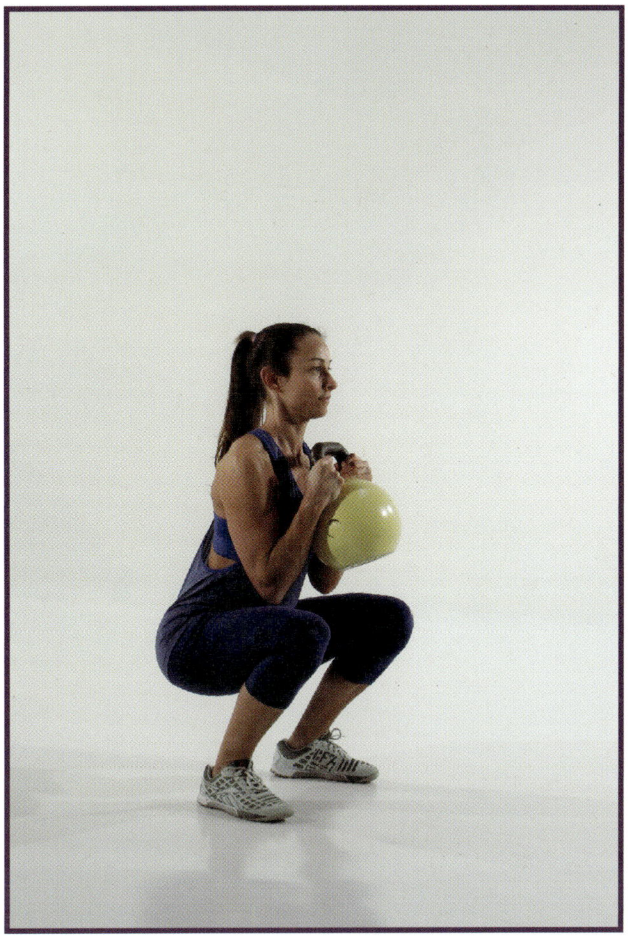

범프

범프는 하지의 신전으로부터 골반을 통해 팔과 무게를 위로 밀기 위해 전달할 수 있는 힘의 양을 표현한 것이다. 이것은 우리가 하지 덕분에 얼마나 강하고 빠르게 무게를 들어 올릴 수 있는지를 나타낸다.

랙 자세에서 무릎을 약간 그리고 매우 빠르게 구부려서 근육의 탄력적인 선 부하를 이용할 것이다. 그다음 팔과 골반 위에 있던 중량을 빠르게 펴서 밀어 올린다. 상지는 이완된 상태로 남겨두고, 하체만 무게를 밀어야 한다. 이를 통해 하체가 중량을 들어 올릴 때 얼마나 많은 영향을 미치는지에 대한 지침을 얻을 수 있다. 범프가 머리 높이를 넘지 못한다면, 푸시 프레스나 저크를 실행하는 것은 완전히 어리석은 행동이라고 생각할 것이다. 무게를 올리려면 여전히 많은 힘이 필요하고, 나머지 작업은 푸시 프레스나 저크 모두에서 전적으로 팔에 떨어질 것이다.

범프는 '보조' 운동으로도 사용할 수 있다. 즉, 저크와 푸시 프레스에서 사용하는 것보다, 더 무거운 중량을 사용하고 누름으로써 하지의 첫 번째 푸시를 '보조'할 수 있고, 이러한 방식으로 더 무거운 범프의 훈련을 통해 더 가벼운 중량으로 수행되는 이러한 운동을 간접적으로 개선할 수 있다.

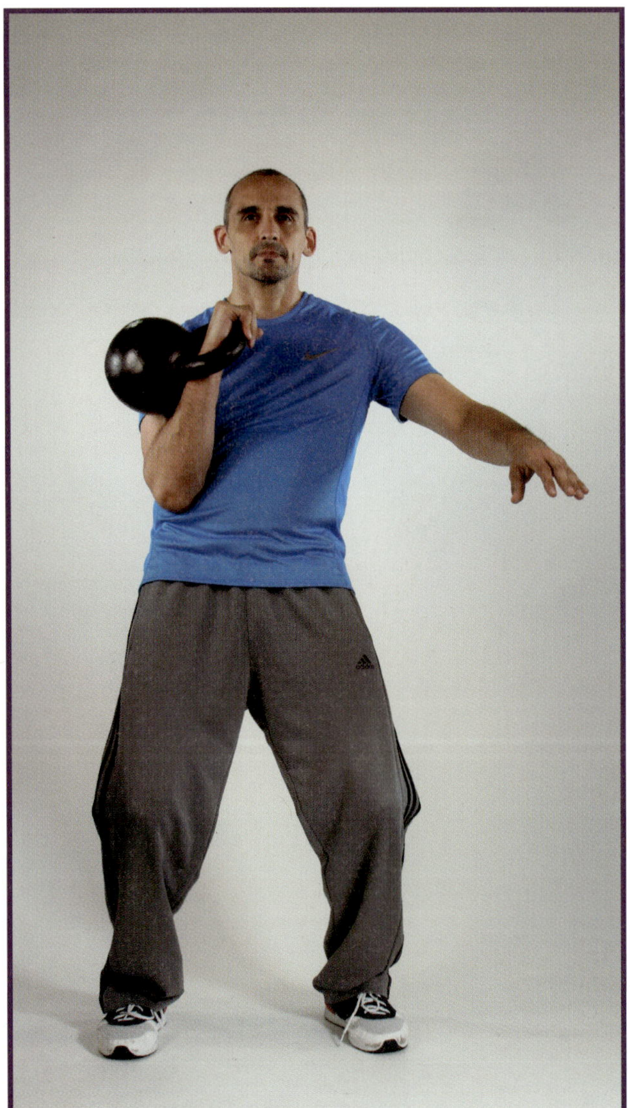

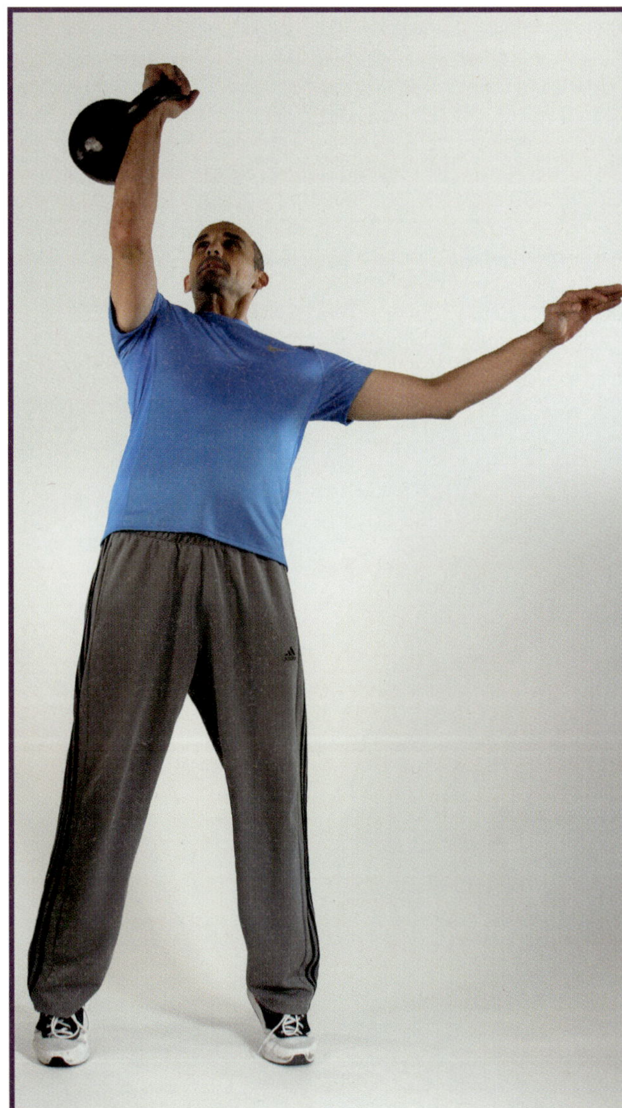

쓰러스터

예를 들어 무릎 우세와 상지의 밀기를 결합한 운동이 쓰러스터이다.

딥 스쿼트 자세에서 케틀벨을 랙 자세에 고정하고 속도를 내며 일어나고 다리가 제공하는 추진력 덕분에 케틀벨을 머리 위쪽으로 들어 올릴 수 있다.

또한 마지막 푸시보다 더 많은 무게를 들어 올릴 수 있도록 범프가 있는 쓰러스터를 수행할 수도 있다. 이런 식으로 우리는 항상 일부 운동에 '과부하'를 주어 다른 운동을 개선할 수 있다.

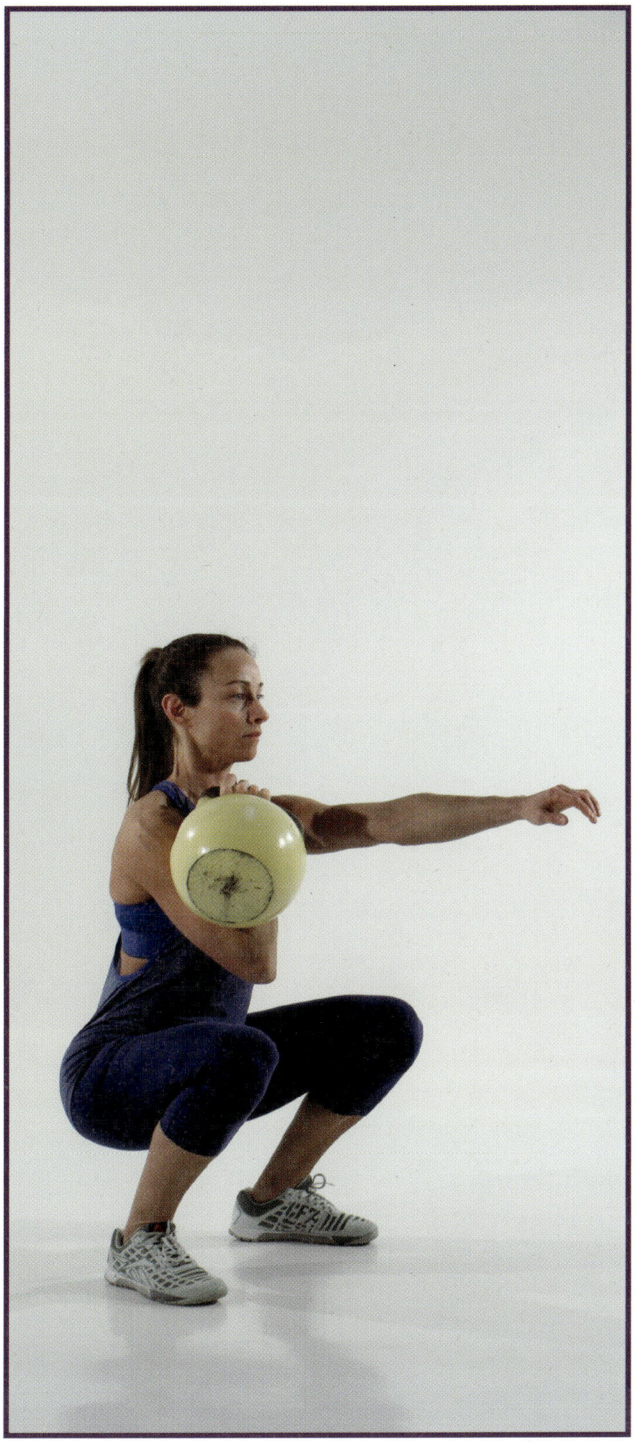

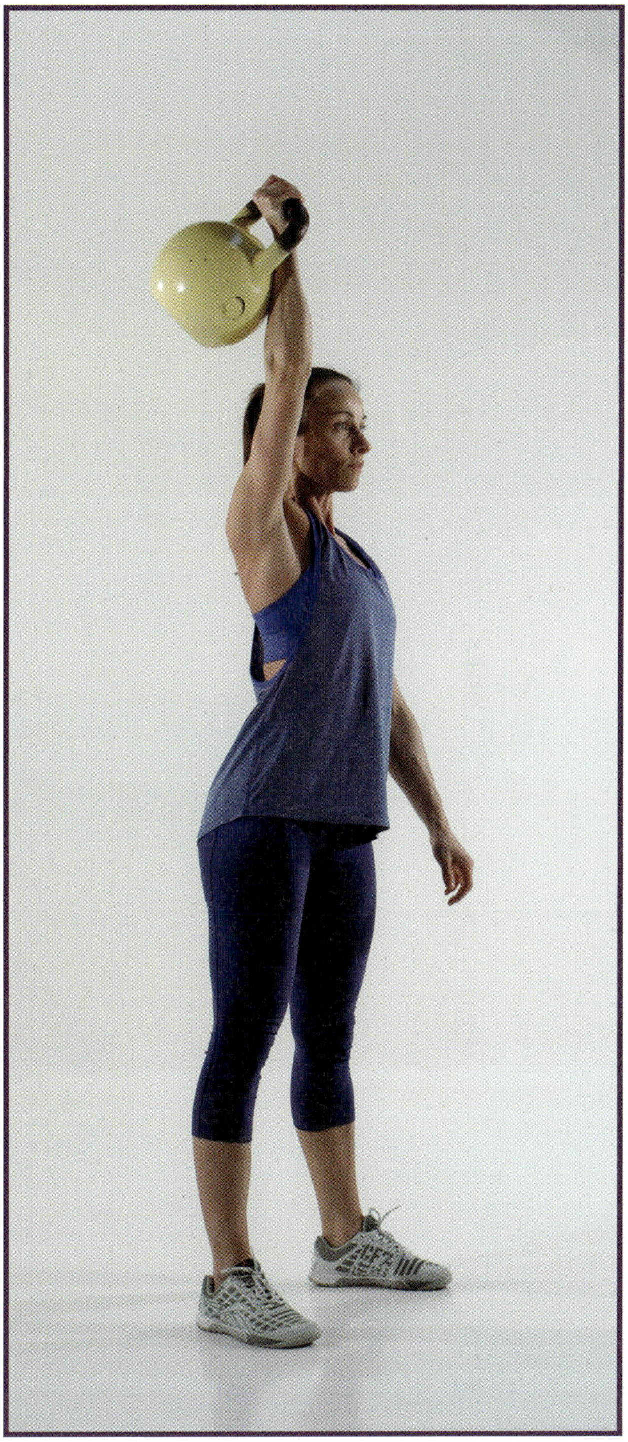

푸시 프레스

이것은 의심할 여지없이 이 환상적인 도구의 탄도성을 요약하는 기술 중 첫 번째 기술이다. 하지와 상지의 조화로운 사용과 보충으로 인해 세계적인 운동 중 하나라고 말할 수 있다. 여기서 우리는 상지의 조절된 신장력 사용을 조절하고, 하지의 신장과 관성을 사용하여 무게를 증가시키기 시작할 것이다. 이것은 케틀벨을 사용한 고전적인 탄도성 운동이다.

발을 어깨너비만큼 벌리고 똑바로 선다. 케틀벨을 랙 자세에 놓은 상태에서 먼저 하체를 약간 구부린다. 그것이 너무 급격하지 않고 빠르게 하는 것이 중요하다. 이 굴곡으로 약간의 추진력을 얻은 직후, 상지의 신장력을 거의 사용하지 않고 하지를 빠르게 신장하여(골반의 조화로운 신장을 통해) 무게를 위로 밀어 올릴 것이다. 전체 동작의 약 70~80% 사이에서 들어 올린다. 전체 동작의 80%를 들어 올리며, 동작의 완성은 상지의 신전에 맡긴다.

하지의 신전에 의해 생성된 힘은 골반을 통해 전달되고 거기서부터 상지의 신전이 수반된다. 그렇게 되면 상지의 강한 힘보다는 하지와 골반에서 발생하는 강한 힘에 의해 더 많은 무게가 들어 올려진다.

팔 힘을 사용하지 않고, 하지와 몸만 사용하여 전신의 움직임만으로 강한 힘(버스트)을 연습하여 전신의 움직임만으로 얻을 수 있는 엄청난 양의 상승 효과를 확인할 것을 권장한다.

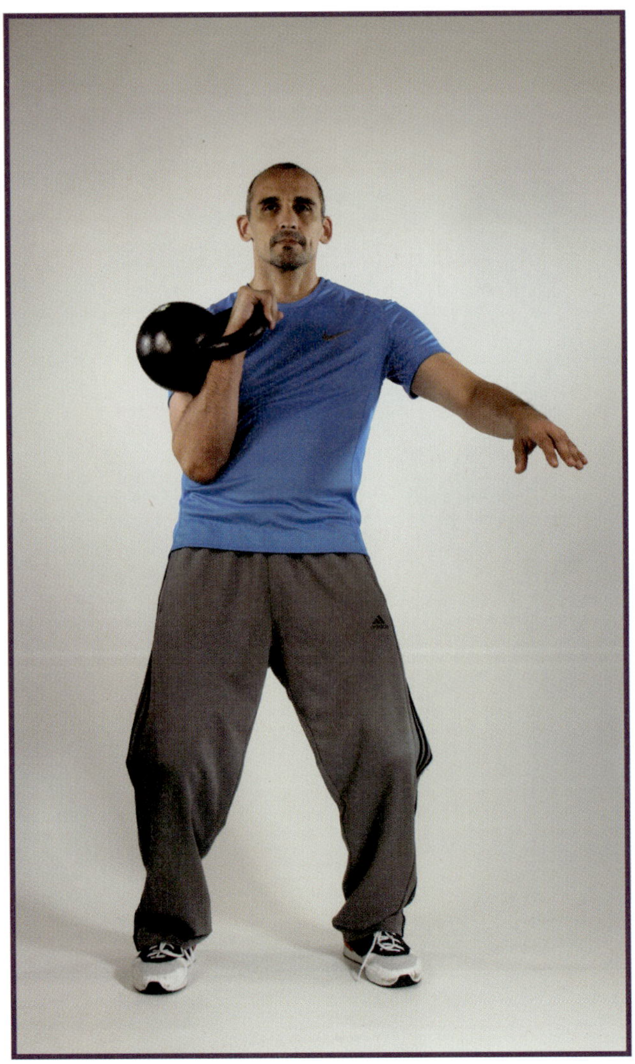

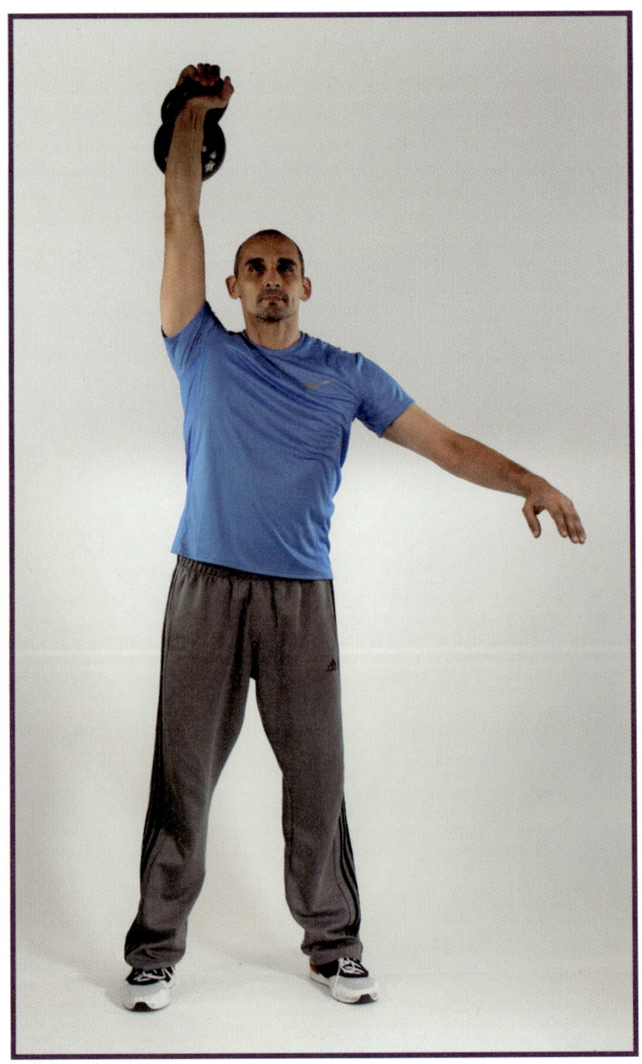

푸시 프레스 운동

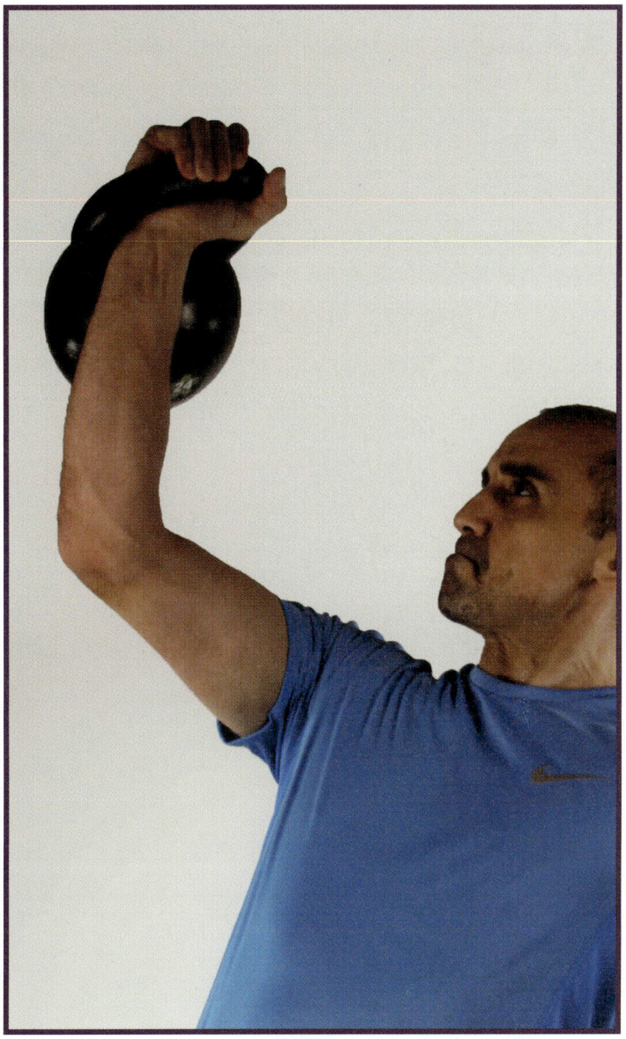

이 경우에는 반복을 통한 또 다른 고전적인 피라미드를 소개한다.

기본 아이디어는 우리가 할 수 있는 최대 반복 횟수까지 강도를 높이고, 그 시점에서 우리가 올랐던 것과 같은 계단을 따라 가장 낮은 반복 횟수까지 돌아오는 것이다.

가장 높은 횟수의 마지막 반복 횟수는 올라갈 때 한 번, 내려갈 때 한 번씩 다른 반복과 달리 한 번만 수행한다.

반복당 피라미드에서 우리는 항상 동일한 무게(예: 16kg)를 유지하지만 변경되는 것은 반복 횟수이며, 이는 오름차순 피라미드에서 증가하고 하강 피라미드에서 감소할 것이다. 수행자가 올바른 기술을 알고 있다면 양쪽을 따로 또는 동시에 두 개의 무게로 운동할 수 있다.

탄도 운동이기 때문에 무거운 중량으로 운동하면 효과를 볼 수 있다.

피라미드 반복 세트:

3회
5회
7회
10회
15회
10회
7회
5회
3회

예시:
16kg
같은 무게

저크

탄도 운동이기 때문에 무거운 중량으로 운동하면 효과를 얻을 수 있다.

강화하기: 첫 번째 딥dip은 체중을 앞에 두고 스쿼트를 한다. 두 번째 딥은 중량을 머리 위로 올린 상태에서 스쿼트를 한다. 코어 강화. 어깨 가동성, 어깨 복합체 고정(견갑골을 내리는 동안 팔꿈치를 뻗은 상태로 유지).

저크를 배우고 수행하기 전 필수 사전 연습

- 스트릭 프레스
- 모든 변형의 스쿼트
- 푸시 프레스
- 범프

저크를 위한 권장 보조 운동

- 첫 번째 팔굽혀 펴기를 여러 번 반복
- 범프
- 파트너의 도움을 받아 두 번째 스쿼트
- 랙 및 오버헤드에서 정적 자세
-

저크의 단계

1. 랙 자세
2. 첫 번째 짧은 팔굽혀펴기
3. 첫 번째 신전
4. 두 번째 팔굽혀펴기
5. 두 번째 신전
6. 고정 위치(오버헤드)
7. 내리기
8. 랙 자세로 돌아감

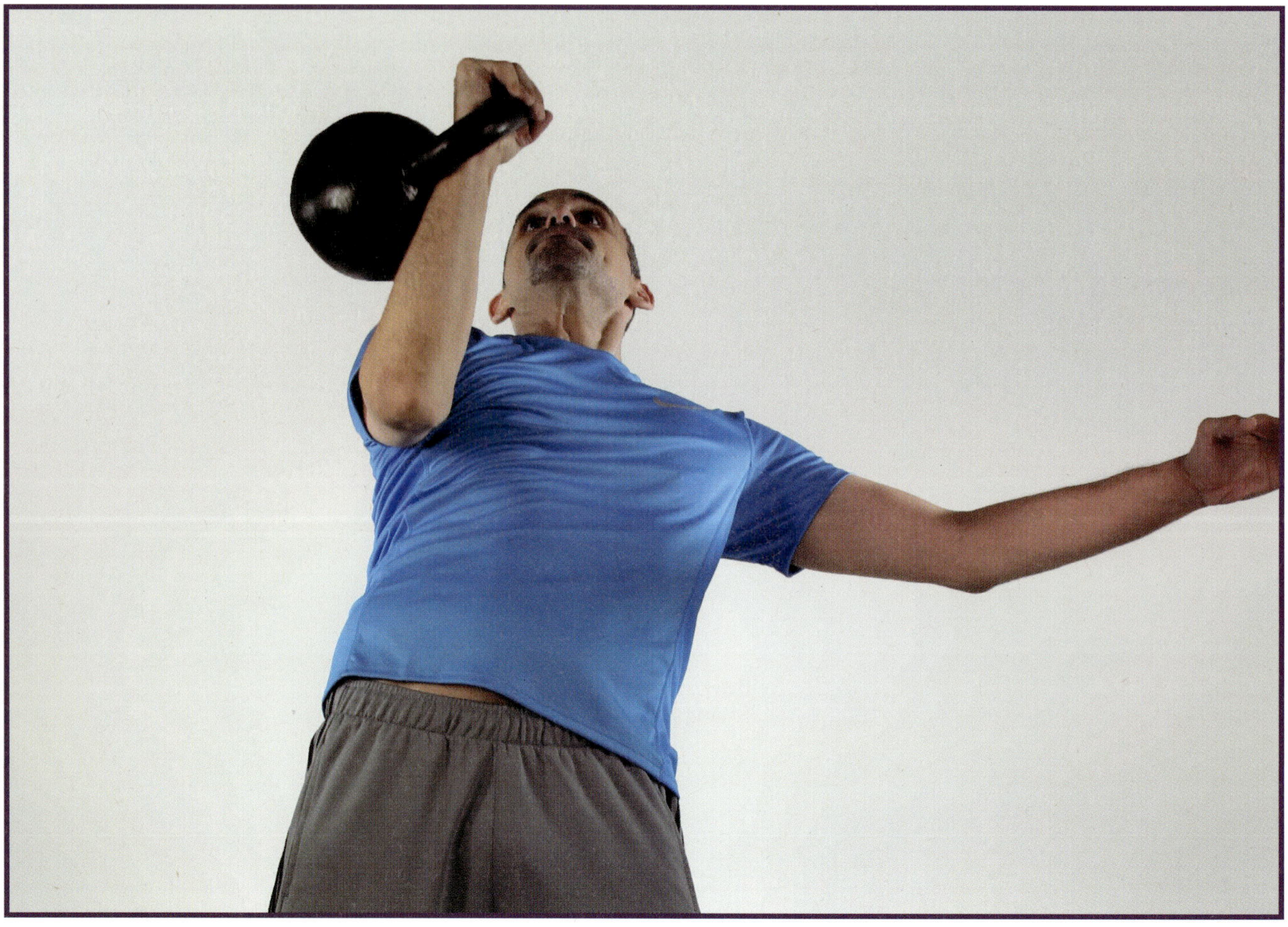

저크

1. 랙 자세에서 준비하고, 이 위치에서 모든 포인트를 검토하고, 더 효율적인 자세를 취할 수 있는 휴식 포인트를 찾도록 노력하자.
2. 무릎을 약간 구부린다(무릎을 많이 구부리고 엉덩이는 거의 구부리지 않는다). 그렇지 않으면 무게가 앞으로 떨어지고 팔꿈치가 골반에서 분리된다.
3. 푸시업: 무릎을 완전히 펴고 뒤꿈치를 바닥에서 들어 올린 상태에서 중량을 적어도 머리 위로 들어 올린다.
4. 두 번째 굴곡: 첫 번째 굴곡보다 훨씬 더 두드러지며, 체중이 범프를 통해 얻은 높이에 따라 조절되며, 높이가 거의 증가하지 않으면 아래로 내려가야 하고 높이가 많이 증가하면 중량 아래로 작은 팔굽혀펴기를 할 수 있다.
5. 들어 올리기: 4번 지점의 반동 직후와 그 반동을 이용해 다리를 완전히 뻗을 때까지 들어 올린다.
6. 오버헤드 자세를 유지한 상태에서 먼저 상체를 약간 뒤로 젖혀 중량을 바라본 후 랙 자세 위치에 중량을 떨어뜨린다. 이렇게 하면 어깨에 처음 접촉하고 그 모양 덕분에 뒤꿈치가 땅에 닿는 순간 랙 자세에서 부드럽게 끝난다.

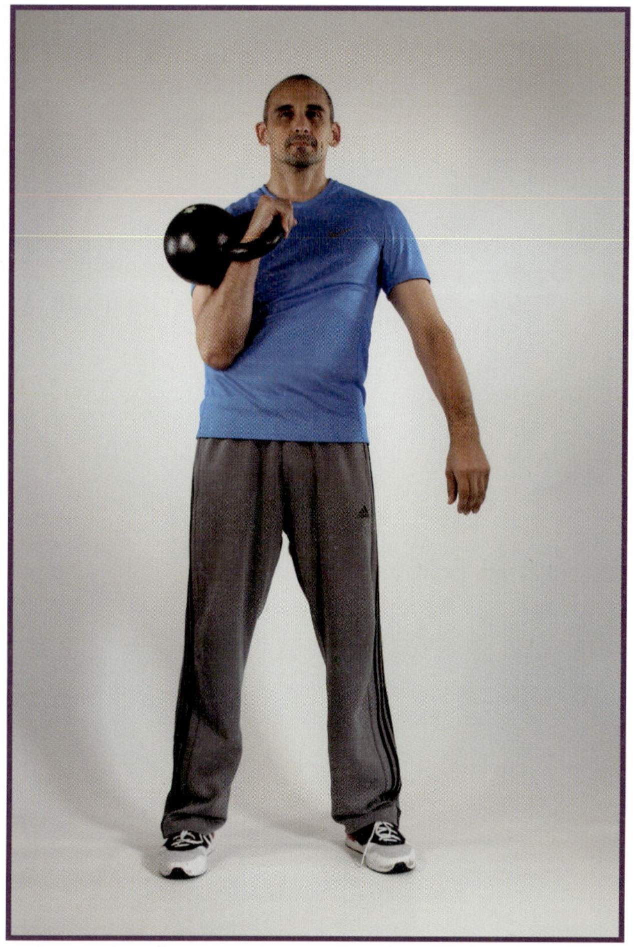

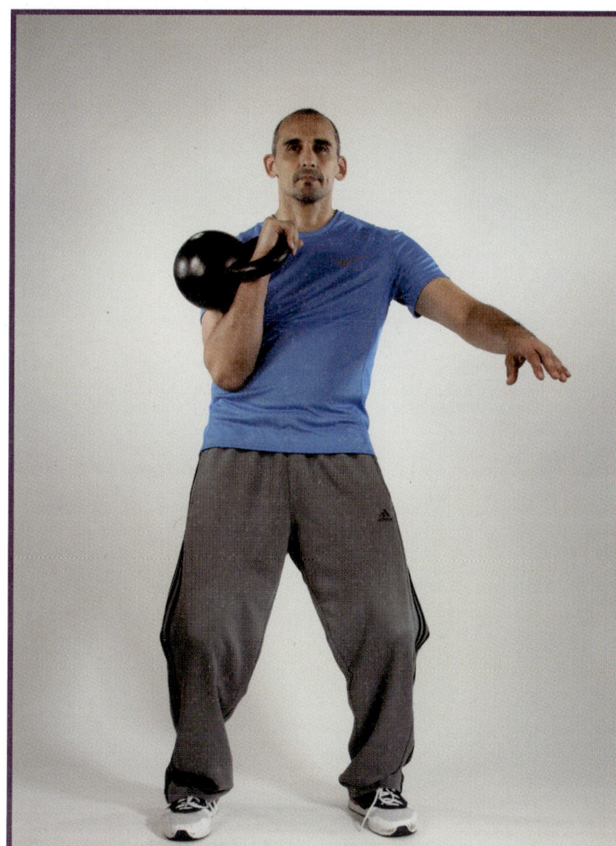

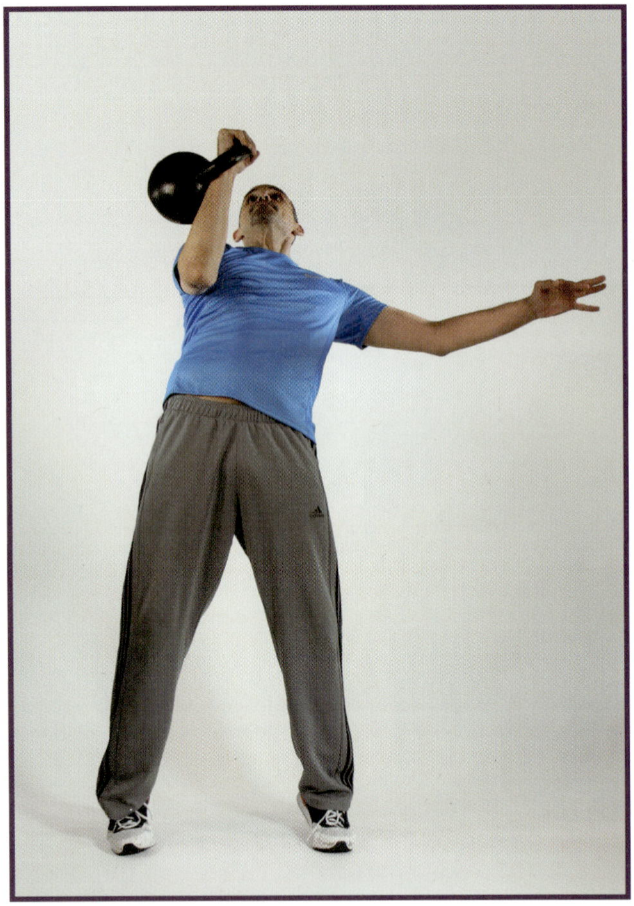
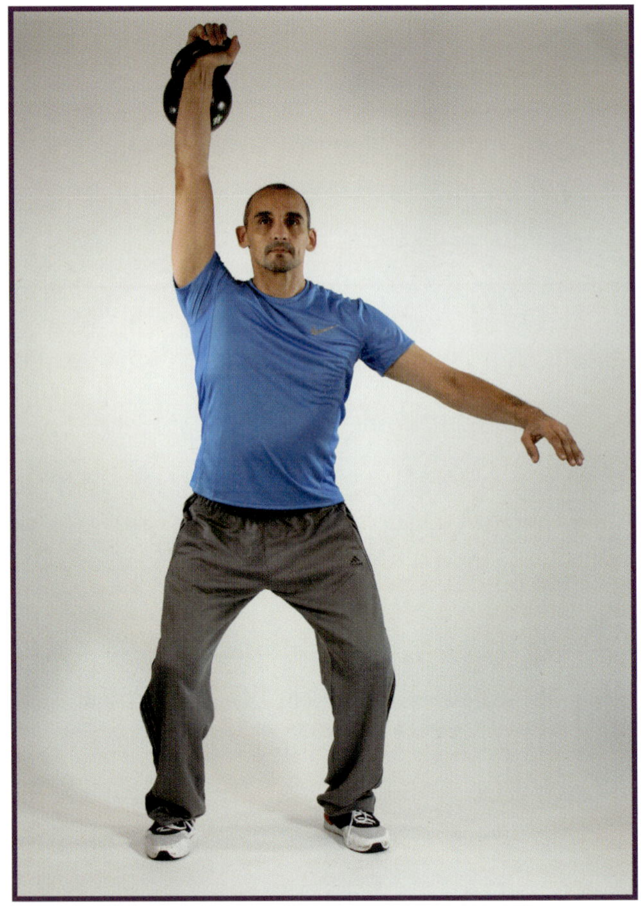
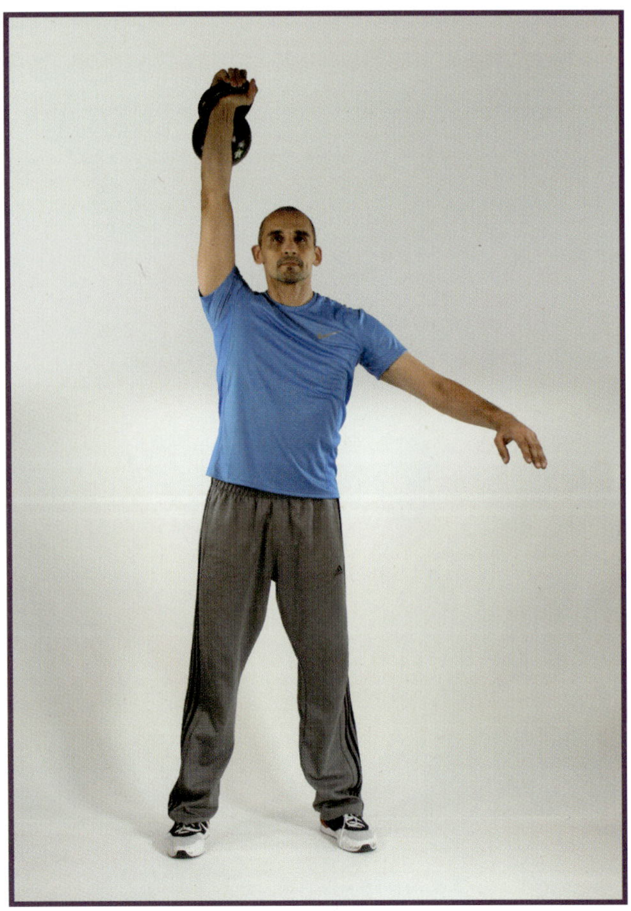
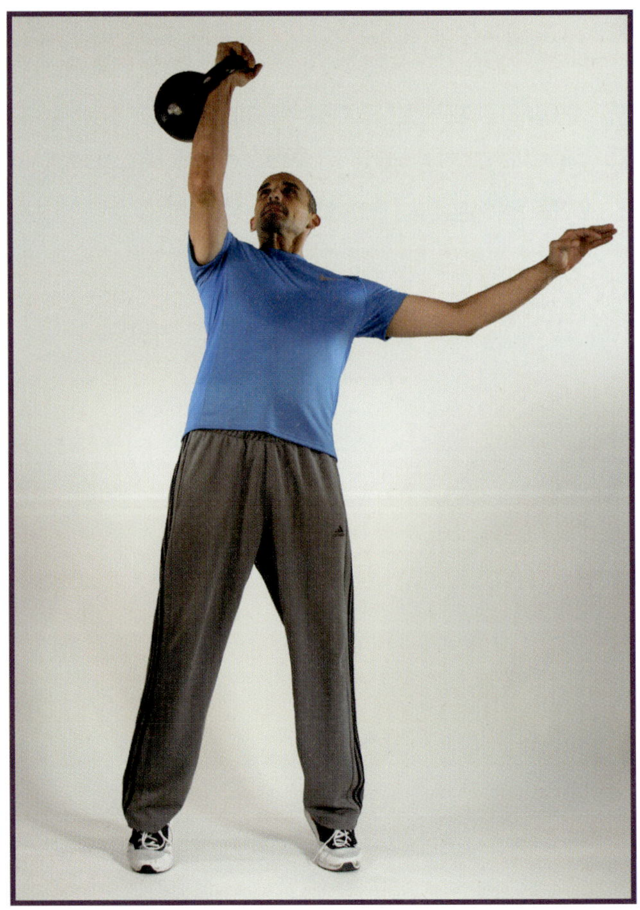

인터벌 저크

인터벌 트레이닝은 전반적인 지구력을 높이기 위한 수단으로 스포츠 시스템에서 사용된다. 일반적으로 1분의 운동과 1분의 휴식 프로토콜이 포함된다. 시간별, 반복별, 심박수별로, 심지어 일부가 합쳐지기도 한다.

여기서는 시간과 반복 횟수를 기준으로 가장 기본적인 것을 살펴보자.

고정 시간은 1분으로 정의하고 반복 횟수는 고정(예: 분당 12회)하거나 연습 중 능력에 따라 달라질 수 있다.

저크를 사용하면 하중이 한 근육군에만 집중되지 않고 몸 전체에 분산되어 동작을 수행할 때 전신의 협동으로 인해 국소 피로는 덜하고 전신 피로는 더 많이 발생하므로 인터벌 트레이닝 시간을 늘릴 수 있다.

운동은 사용하는 부하에 따라 다음과 같은 방식으로 조립할 수 있다.

1분 운동	12회 반복 1분 휴식
1분 운동	12회 반복 1분 휴식
1분 운동	12회 반복 1분 휴식
1분 운동	10회 반복 1분 휴식
1분 운동	10회 반복 1분 휴식
1분 운동	10회 반복 1분 휴식
1분 운동	8회 반복 1분 휴식
1분 운동	8회 반복 1분 휴식
1분 운동	6회 반복 1분 휴식
1분 운동	6회 반복 1분 휴식

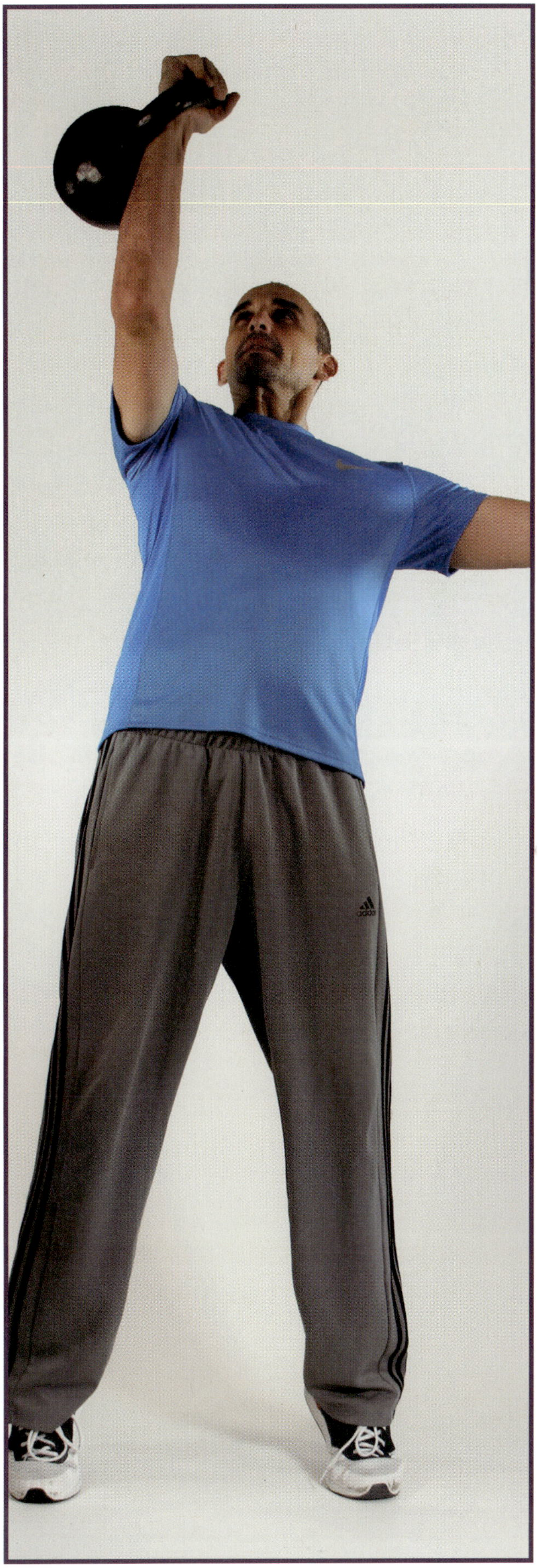

11. 회전 패턴

여기서 움직임은 횡단면에서 발생하거나 다른 평면에서 발생하지만 관절에서 회전을 나타낸다. 주로 모든 평면에서 움직일 수 있는 관절의 일종으로 어깨와 고관절(구형 및 오목관절)이 대표적인 관절이다.

이러한 동작에서 우리는 스포츠 동작, 특히 원형 타격, 투영 및 송구를 볼 수 있는 움직임과 큰 유사점을 찾을 수 있다. 역사적으로 케틀벨 시스템에서 이러한 동작을 거의 찾아볼 수 없기 때문에 최근에는 이러한 동작을 기본을 다른 도구에서 '차용'하고 있다.

따라서 스파이크, 클럽벨, 전통적인 망치 또는 클럽벨(인도에서는 가다)과 매우 유사한 동작을 찾을 수 있다. 운동은 완전히 적응할 수 있지만, 지레 팔은 케틀벨에서 더 작다. 그렇기 때문에 정확히 맞는 길쭉한 망치가 있다.

진자는 비슷하지만 같은 효과는 아니다. 케틀벨을 사용하면 진자 스윙(체중을 머리 뒤, 등 가까이 하는 스윙)이 훨씬 짧아지므로 긴 바를 사용할 때보다 이동 거리와 운동량이 줄어든다. 이러한 작은 차이점 외에도 회전 패턴의 운동에 맞게 조정된 케틀벨을 사용한 일련의 운동을 소개한다.

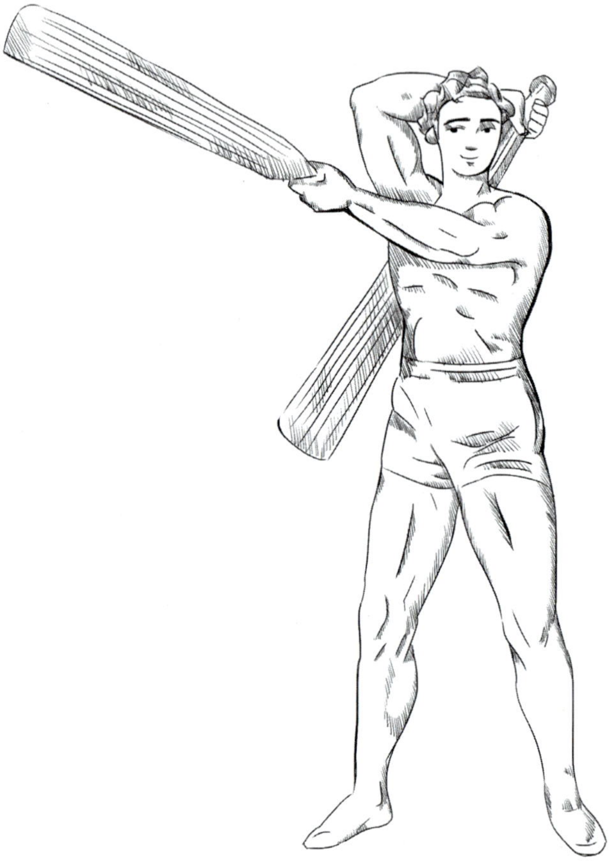

헤일로 확장

어깨 가동성과 스포츠 움직임으로 코어 보강

이 훌륭한 운동은 우리가 본 것의 많은 부분을 요약하지만 '항회전' 운동을 도입하면서 스포츠에 직접적인 옮겨가는 제스처를 추가하기도 한다. 시작은 '기본 헤일로와 비슷하지만, 머리를 돌린 후 베이스를 내리고 엉덩이 쪽으로 무게를 실어 나른다.

이 동작을 수행하기 위해 전신을 사용하고, 심지어 발뒤꿈치를 들어 발끝에서 더 잘 회전할 수 있도록 함으로써 스포츠적인 던지기 동작을 시뮬레이션한다. 무게는 대부분의 움직임을 몸의 중심과 정렬된 상태로 유지하여 중량과 움직임이 척추의 회전을 유발하지 않도록 노력할 것이며, 분명한 목표는 코어의 회전 방지 근육으로 척추의 회전 운동을 피하는 것이다. 이를 위해 양쪽 어깨와 양쪽 엉덩이를 같은 선상에 두고 서로 평행하게 유지해야 한다.

세부 정보

- 기본 헤일로의 모든 세부 사항.
- 무게를 몸의 중앙에 맞춘다.
- 무게추가 향하는 반대쪽의 뒤꿈치를 들어 올린다.

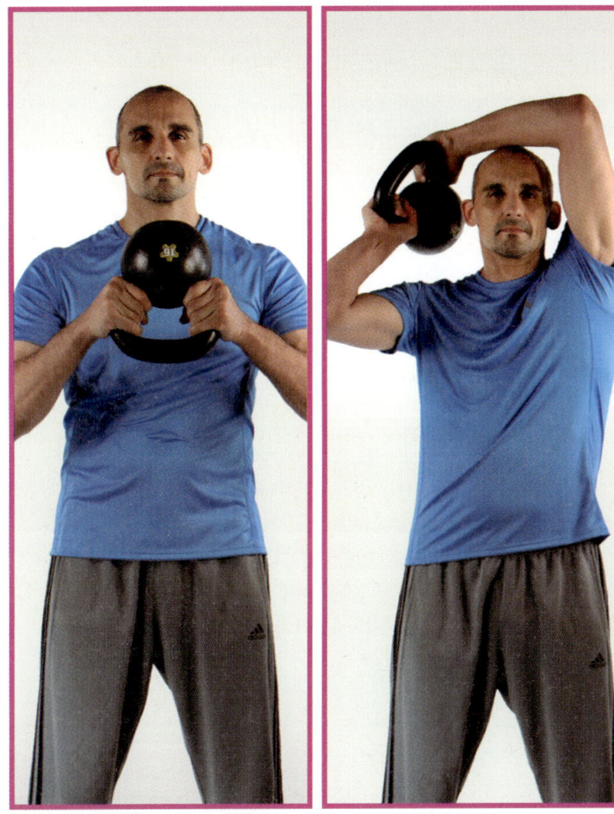

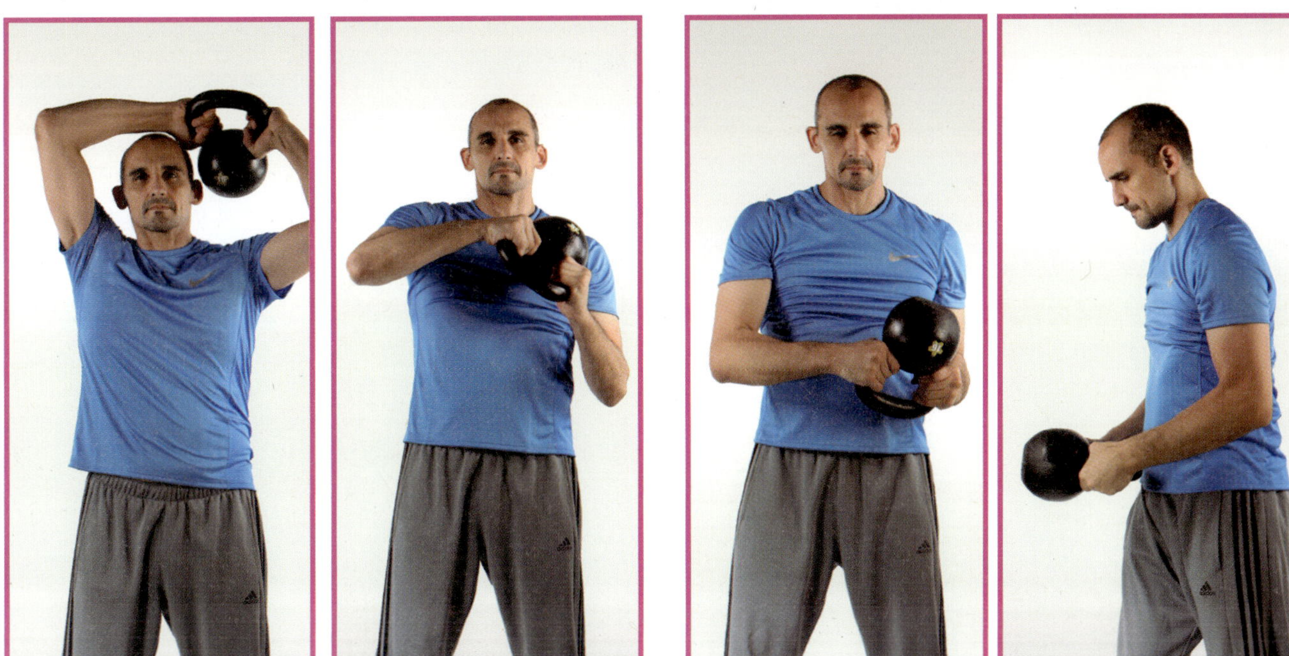

체중을 오른쪽으로 옮기면 몸통이 오른쪽으로 회전하는 것을 방지하는 주요 근육, 즉 등척성 동작을 수행하는 근육이 된다.

- 반대쪽 내복사근(무게를 싣고 있는 쪽과 반대 방향)
- 동측 외복사근(무게와 같은 쪽)
- 반대쪽 요방형근(약간)
- 동측 횡척추근(척추의 고유 근육)
- 흉요추 근막과 그 안에 삽입된 근육의 저항
- 장요근: 동측

초보자 트레이닝

- 낮은 위치에서 5초간 유지.
- 높은 위치에서 중량을 앞에 두고 5초간 유지하고 이 두 가지를 제외한 전체 운동을 역동적으로 수행한다.

중급자 트레이닝

- 무거운 무게로 빠르게 3회 반복.
- 중간 무게로 3세트 5회 반복.
- 가벼운 무게로 3세트 12회 반복.

고급자 트레이닝

- 15초간 운동하고 15초간 휴식. 총 4세트.
- 중간 무게와 동일. 총 6세트.
- 가벼운 무게와 동일. 총 6세트.

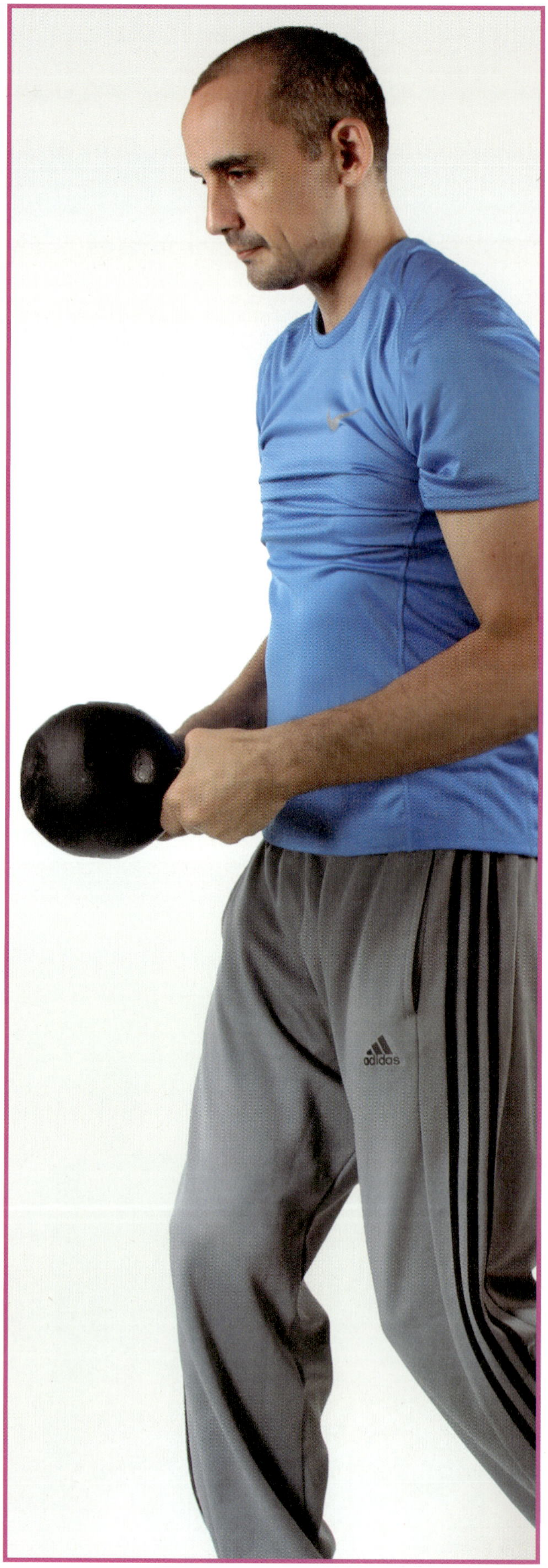

프론트 스윙

엉덩이의 회전과 발의 체중 이동

이것은 마치 우리 앞에 선을 긋고 무게가 레일처럼 미끄러지는 것처럼 정면 평면에서 수행되는 진자이다.

이 평면에서의 움직임은 체중을 한 발에서 다른 발로 옮기고 엉덩이를 양쪽으로 회전시킴으로써 이루어진다. 아주 짧은 진자가 한 발에서 다른 발로 체중을 이동하는 데 도움을 주는 것부터 시작할 수 있다. 따라서 무게가 오른쪽으로 이동하면 무게가 그 쪽으로 유도된다. 궤적이 증가함에 따라 한쪽의 높은 위치에 떨어지는 것은 고전적인 스윙과 마찬가지로 다른 쪽을 향한 추진력과 협력하게 된다. 무릎 혹은 생식기(남성의 경우)가 무게추의 경로에 있지 않도록 매우 주의하는 것이 중요하다.

고관절의 회전은 각 하지에 견고한 기반이 필요하다. 따라서 체중이 실리는 쪽이 고관절을 외부로 회전하는 쪽이 되므로 이러한 충격이 무릎 기저부에 불안정을 일으키지 않도록 주의해야 한다. 가이드로서, 고관절이 움직이지만 무릎은 안정적으로 유지되는 상태를 말한다. 고관절의 움직임에도 불구하고 무릎이 항상 발바닥의 발가락과 일직선을 이루는지 관찰하여야 한다.

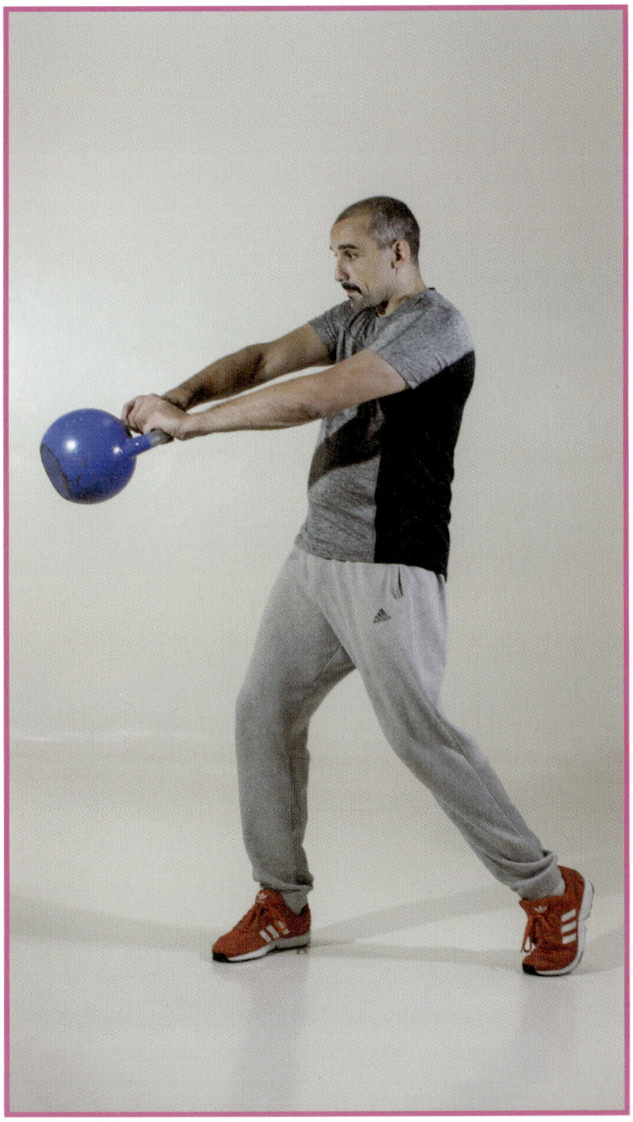

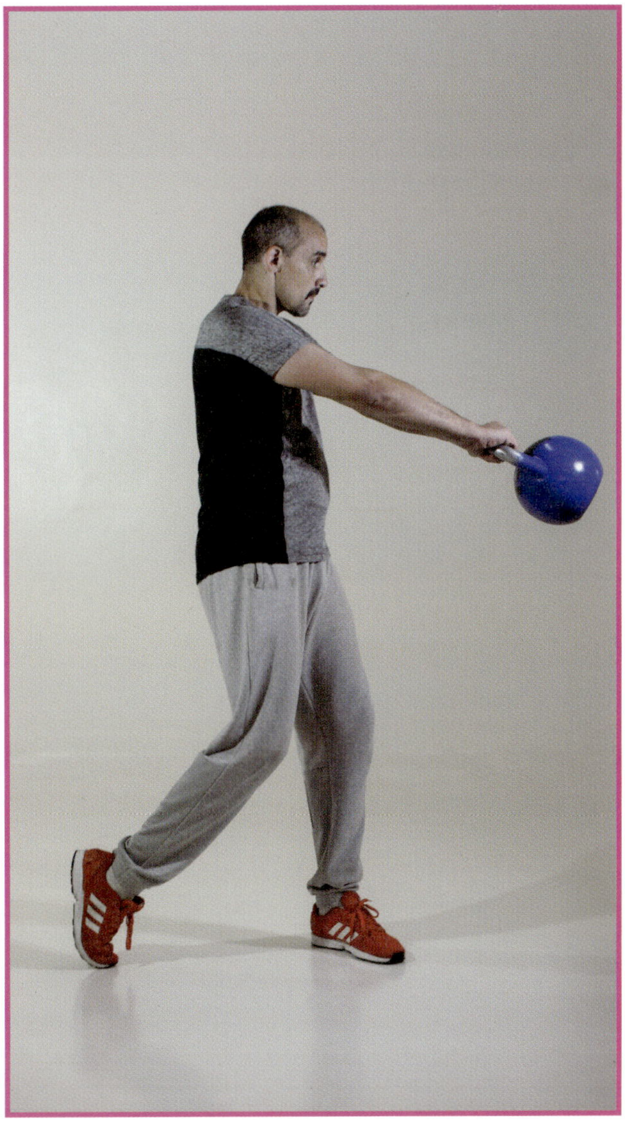

회전 스윙

엉덩이와 척추의 회전과 발의 체중 이동이 증가

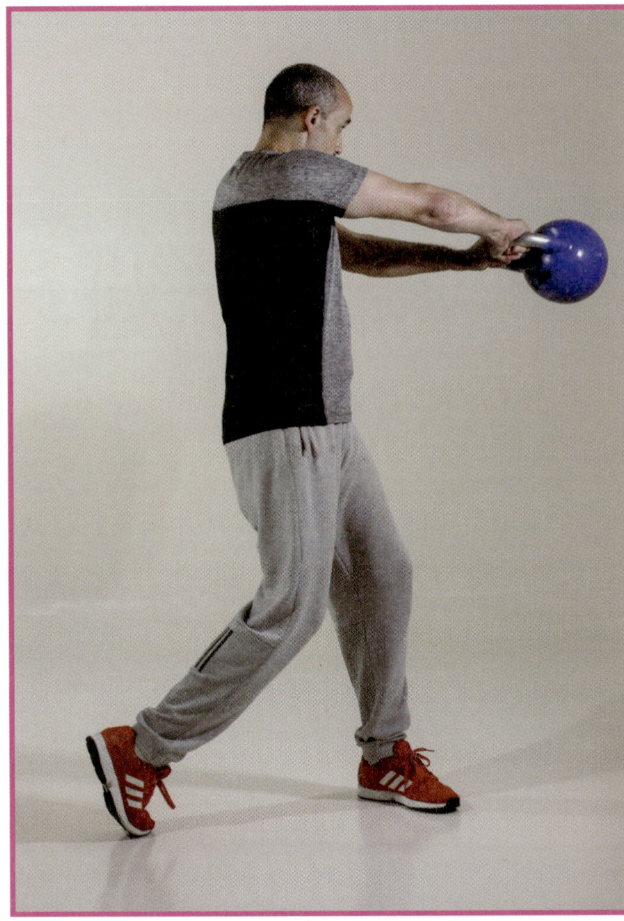

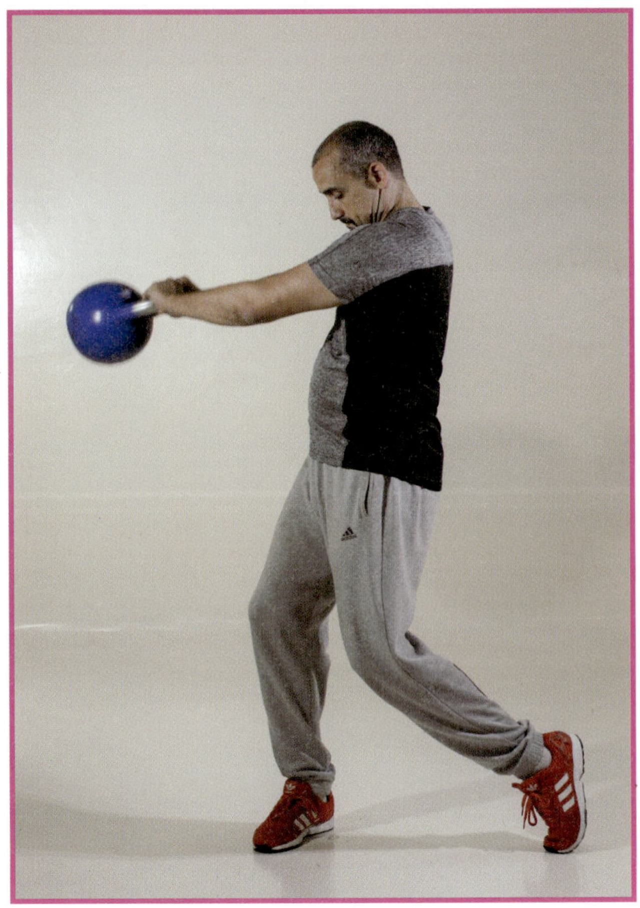

앞쪽 스윙에서 얻은 추진력을 계속 유지하면서 양쪽에 무게를 조금 더 뒤로 가져온다. 특히, 척추 요추 부위의 움직임이 증가하지 않도록 매우 주의한다. 더 많은 추진력을 얻음으로써 엉덩이에서 더 많이 회전하고 뒷발의 피벗을 늘릴 것이다. 이 모든 것이 무게의 궤적과 운동량을 모두 증가시키는 것에 도움이 된다.

동작이 끝날 때 척추에 과도한 회전을 일으키지 않고 체중을 효과적으로 제동하는 것이 매우 중요하다. 따라서 동일한 운동에서 우리는 척추의 과도한 회전을 피하면서 일반적인 회전 운동을 만든다. 이를 위해 코어는 다시 활성화되지만 동적 시나리오 내에서 활성화된다. 여기서 다음을 계속 보장할 것이다.

- 이 동작은 엉덩이에서 발생하지만 무릎까지 회전이 확장되지 않고 지지대 역할을 한다.
- 체중을 지지하지 않는 발은 고정 발이며, 이 발을 사용하여 발가락을 지면에서 회전시킨다.

앞쪽과 뒤쪽 원

앞쪽 원과 뒤쪽 원을 한 번의 연속 동작으로 결합한다.

손잡이를 양손으로 중량을 잡고 바닥이 아래로 향하게 매달린 상태에서 앞쪽-왼쪽-오른쪽으로 반원을 그리며 회전의 거의 3/4을 완료하면 무게가 왼쪽 영역에서 가까워진다. 운동량을 사용하여 밑면을 아래로 향하게 하여 등 뒤에서 만들어진 진자를 이용하여 왼쪽에서 오른쪽으로 반원을 그리며 무게를 이동시킨다.

오른쪽에 도달하면 중량을 머리 위로 들어 올리고 던지려는 것처럼 앞뒤로 왼쪽으로 흔든다. 거기서부터 아래로 떨어뜨리고 무게를 다시 설명한 첫 번째 동작으로 향하게 하지만 처음보다 더 큰 충격을 준다. 이 동작은 상지로만 할 수 있지만 운동량이 많이 쌓이면 몸 전체로 제어하는 것이 좋다.

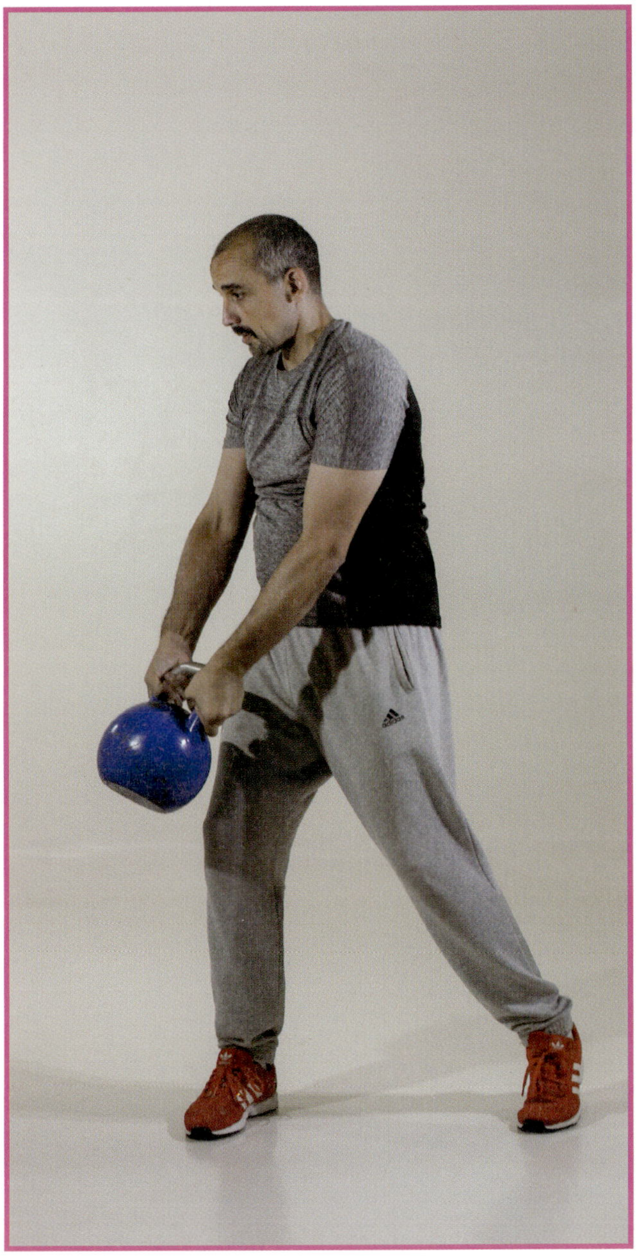

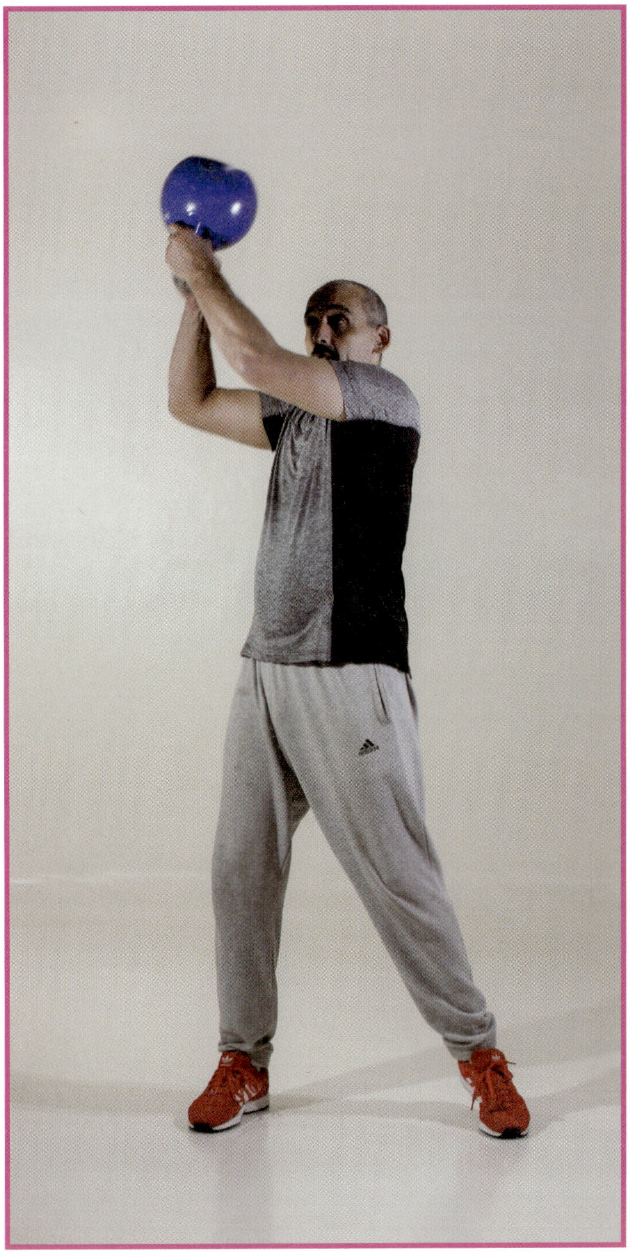

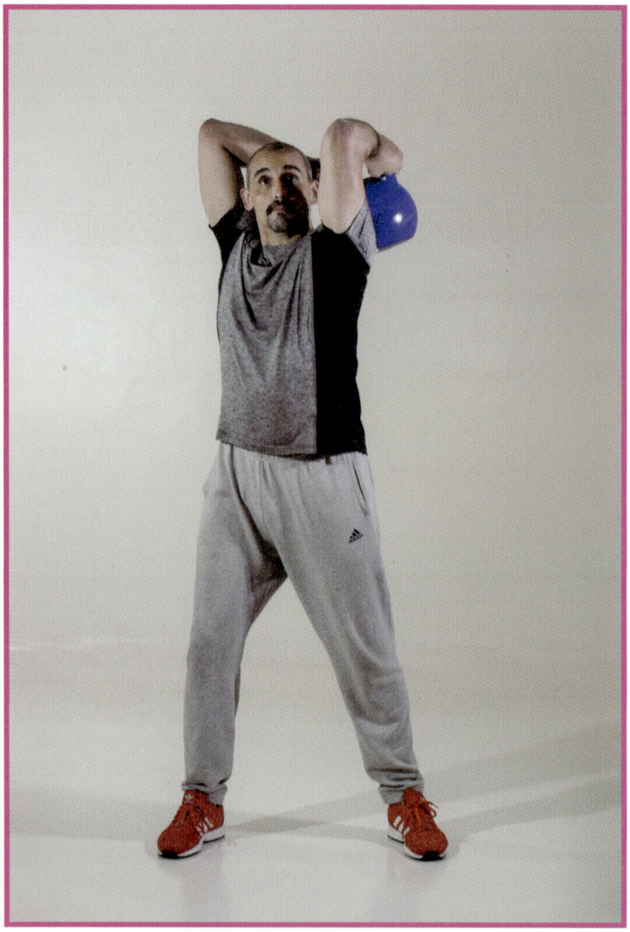

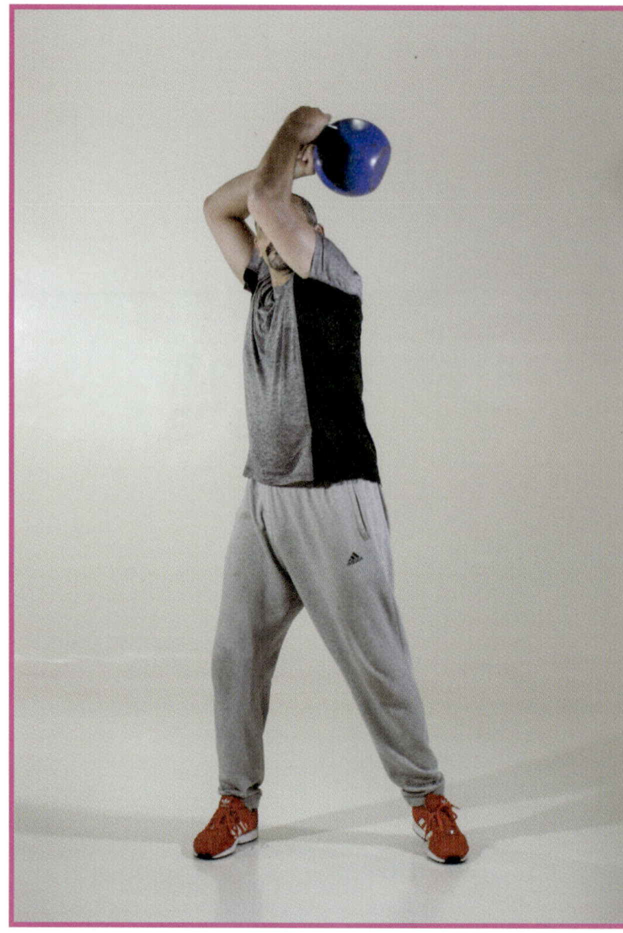

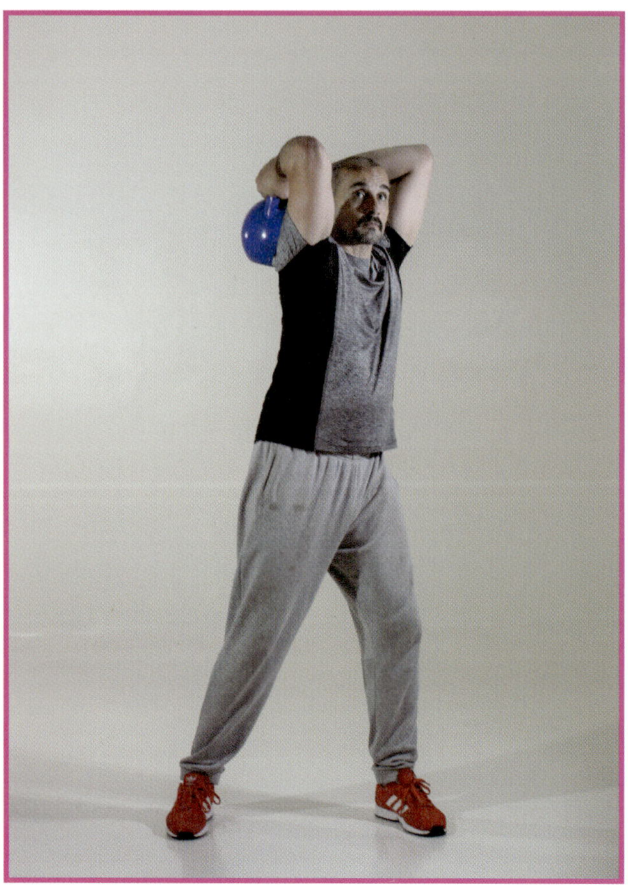

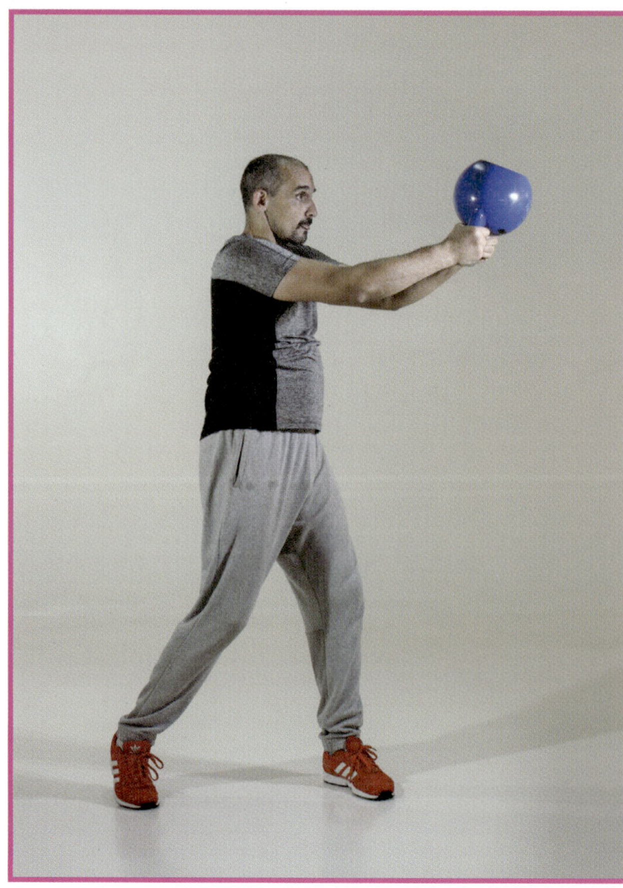

12. 트레이닝

'하드 스타일'의 객관적인 기본 프로그램은 다음과 같은 기본 운동에서 특정 무게를 숙달해야 한다. 스윙과 터키쉬 겟업. 코어, 가동성, 힌지, 안정성 및 모터 컨트롤을 결정할 수 있는 두 가지 훌륭한 운동으로 시스템의 방대한 운동을 충족할 수 있다.

목표 무게

- 24KG 준비가 덜 된 상태.
- 32KG 더 강해진 상태.

이 세 가지 방법 중 하나를 선택하여 몇 달 동안 신중하고 점진적으로 훈련한 후 목표 중량을 도달하는 것을 목표로 하자.

A)

- 5세트×10회 스윙
- 5세트×5회 한쪽당 터키쉬 겟업

B)

- 7세트×10회 스윙
- 5세트×5회 한쪽당 터키쉬 겟업

C)

- 10세트×10회 스윙
- 5세트×5회 한쪽당 터키쉬 겟업

예를 들어 블록 A에서 스윙을 10회 반복한 다음 양쪽에서 터키쉬 겟업을 반복하는 식으로 할 수 있다. 적응이 잘 되면 블록 C와 같이 한쪽에서 스윙, 한쪽에서 터키쉬 겟업 1회, 다른 쪽에서 스윙과 터키쉬 겟업 동작을 연속으로 할 수 있다.

보다 완벽한 접근 방식은 프레스를 포함한다. 스윙+터키쉬 겟업+프레스. 이 방법에서는 한 번에 한 무게씩(약 5개의 무게) 최대 무게까지 올라갈 수 있다. 최대 부하에서 한 세트를 수행하면 다시 이전 무게로 내려가 해당 무게로 5세트씩 수행한다.

재생 설정 가능

- 스윙: 10회
- 프레스: 5회 한쪽당
- 터키쉬 겟업: 1회 한쪽당

무게가 다음과 같이 임의의 관계를 갖기 원한다.

- **프레스:** 설정 무게(좋은 퀄리티로 최대 5~8회 반복할 수 있는 무게)를 설정한다.
- **스윙:** 프레스의 약 50~80%를 추가한다.
- **터키쉬 겟업:** 프레스의 30~50%를 추가한다.

스윙	프레스	터키쉬 겟업
스윙 20kg	프레스 12kg	터키쉬 겟업 16kg
스윙 26kg	프레스 16kg	터키쉬 겟업 20kg
스윙 32kg	프레스 20kg	터키쉬 겟업 24kg
스윙 40kg	프레스 24kg	터키쉬 겟업 32kg
스윙 48kg	프레스 28kg	터키쉬 겟업 35kg
스윙 40kg	프레스 24kg	터키쉬 겟업 32kg

×5

스윙의 반복 횟수를 10회로 정한 이유는 탄도 운동에서 최대 하중을 받지 않고 최대 파워를 유지할 수 있는 최대 반복 횟수이기 때문이다(파벨의 『심플 및 시니스터』).

연습 분배

어쩌면 연습/수업 시간이나 일주일에 연습 분제를 어떻게 분배할 것인지가 가장 해석하기 어려운 요소 중 하나일지도 모른다. 운동 패턴을 명확하게 이해하면 목표에 따라 어떤 운동을 어떤 순서로, 어떤 우선순위로 사용할지 알 수 있기 때문에 이미 많은 작업을 완료한 상태이다. 나는 각각 1시간씩 세 가지 훈련 모델을 제시할 것이며, 이를 바탕으로 운동 분포를 비례적으로 고려한다면 30분 이하의 훈련 세션도 적용할 수 있다.

기본 모델에서는 학생이 부상을 입지 않고 연습할 때마다 더 많은 운동을 배워 케틀벨 기술 블록을 늘릴 수 있도록 하는 것이 최우선이다. 학생이 무게를 견딜 수 있는 안정성을 기르면서 최적의 이동 범위를 연습하는 것이 우선이다. 코어가 없으면 탄도성 기술은 말할 것도 없고 기본적인 케틀벨 동작을 배울 수 없기 때문에 코어는 가장 먼저 작업해야 할 요소 중 하나이다. 주요 블록은 모든 훈련의 초석인 근력 향상과 새로운 기술에 대한 전문성 향상이다. 또한 체력에 필수적인 일반적인 신체 준비에 대한 블록도 있다.

중급 수준에서는 준비 및 교정 시간을 단축하여 근력과 파워 훈련 시간을 늘리고 고강도 메인 블록을 할 수 있도록 한다.

가동성
안정성
코어
근력
학습 기술
신체
훈련

초보자 1시간

15분	10분	10분	15분	10분
가동성/안정성	**코어**	**힘**	**기술**	**기초체력**
흉추	몸 전체	프레스	스윙	푸시업 플러스
어깨복합체	할로우	힌지	랙	런지
골반복합체	8	견인	클린	점프
둔근 활성화	파머스	스쿼트	푸시 프레스	TRX
척추 중립	바텀 업		터키쉬 겟업	짧은 서킷
평가와 교정				풀업
플레이트				푸시업

초보자 30분

6분	7분	7분	10분
가동성/안정성	**코어**	**힘**	**기초체력**
흉추	몸 전체	프레스	푸시업 플러스
어깨복합체	할로우	힌지	런지
골반복합체	8	견인	점프
둔근 활성화	파머스	스쿼트	TRX
척추 중립	바텀 업		짧은 서킷
평가와 교정			풀업
플레이트			푸시업

초보자 20분

5분	5분	5분	5분
가동성/안정성	**코어**	**힘**	**기초체력**
스쿼트 사용	파머스	프레스	짧은 서킷
푸시업 플러스		힌지	

중급자 1시간

5분	10분	20분	15분	5분	5분
활성화	**코어**	**힘/파워/기술**	**고강도 블록**	**보조**	**기초체력**
가동성/안정성	터키쉬 겟업	프레스	서킷	파머스	리자드
어깨복합체		백 스쿼트	인터벌	수트케이스	런지
흉추 거들		쓰러스터	복합운동	범프	점프
		저크	체인		중간 영역
		스내치	지표		
		벤트/윈드밀/투핸드			

고급자 1시간

5분	10분	15분	20분	5분	5분
활성화	**파격적**	**힘/파워**	**고강도 블록**	**보조**	**기초체력**
터키쉬 겟업	벤트프레스	프레스	인터벌	파머스	리자드
	윈드밀	스쿼트	복합운동	수트케이스	점프 스쿼트
	헤비 터키쉬 겟업	SOT 프레스	체인	범프	중간 영역
	투핸드 모든 것	저크	지표	1/4 스쿼트	풀업
		스내치		1/4 데드리프트	
		케틀벨 더블			
		중량 풀업			

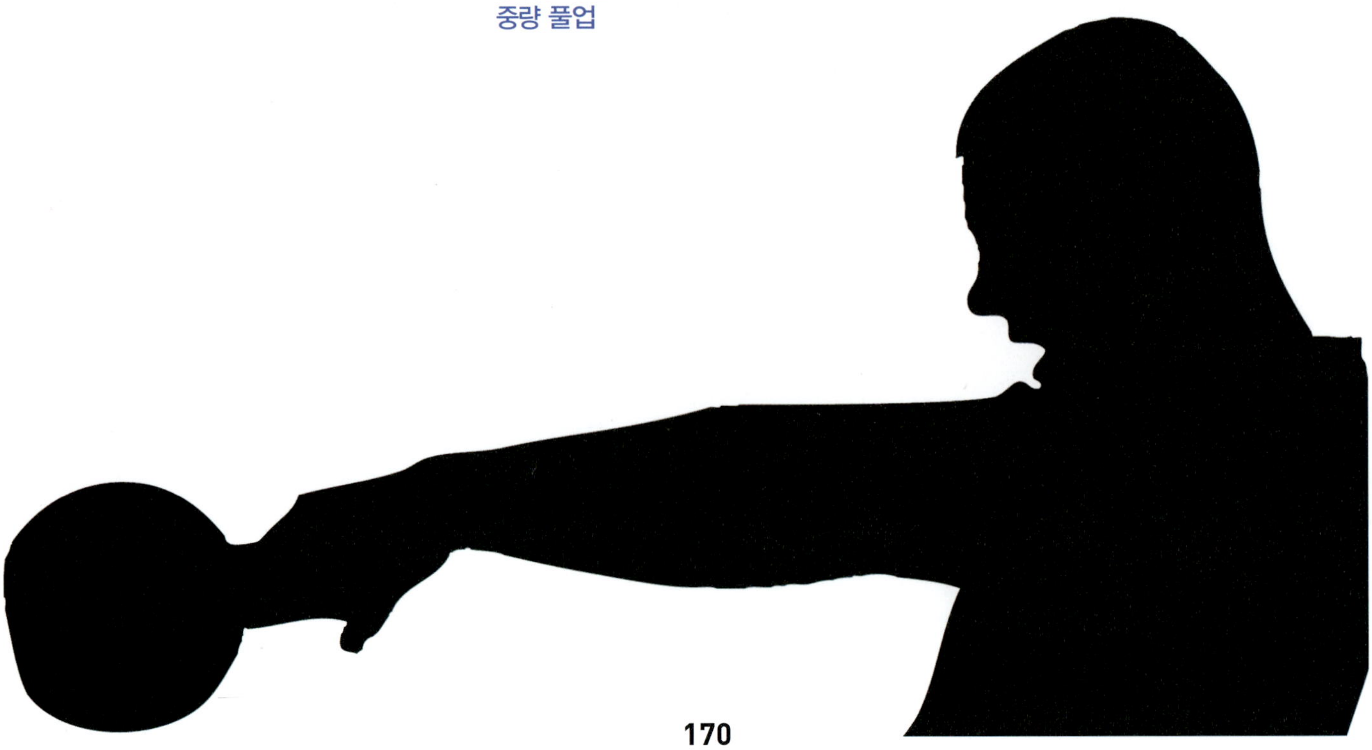

체인

체인Chains은 각 동작을 한 번만 반복하여 여러 가지 연속 동작을 실행하는 운동이다. 한 동작의 끝이 다음 동작의 실행을 용이하게 한다는 아이디어이다. 이러한 유형의 연쇄 작용 움직임은 매우 인기 있는 동작으로 자리 잡았으며, 오늘날에는 체중만 사용하는 운동이나 다른 도구들과 혼합하여 플로우라고도 불린다.

체인을 구성할 때 이미 언급한 움직임 패턴을 사용하고 각 체인에서 다른 움직임 패턴을 최대한 많이 혼합하는 것이 좋다. 이런 식으로 신체의 특정 부위가 아닌 전신 피로를 달성하려고 노력할 것이다.

체인의 전형적인 예는 다음과 같다.

- 한 손 스윙 – 1회
- 한 손 클린 & 프레스 – 1회
- 한 손 스쿼트 – 1회
- 한 손 스내치 – 1회

따라서 우리는 풀 스윙을 실행하여 중량을 들어 올린 다음 랙 자세를 향해 클린으로 받고 거기에서 무게를 오버헤드 위치로 프레스를 한다. 또 다른 옵션은 랙 자세로 돌아온 후 스쿼트를 하고 일어날 때 스내치를 수행한 다음 손을 바꾸거나 같은 손에 무게를 들고 계속하는 것이다.

이러한 유형의 훈련에 대해 에릭 레이아Eric Leija가 권장하는 작업 및 휴식 시간을 조절하는 매우 실용적이고 효과적인 방법은 약 40초의 운동과 20초의 휴식을 결합하여 총 약 5~8분을 완료하는 것이다.

알레한드로 피처스키Alejandro Pichersky가 『Manual de Entrenamiento Kettlebell』에서 추천하는 또 다른 예는 다음과 같다.

- 한 손 스윙 – 1회
- 한 손 클린 & 프레스 – 1회
- 랙 리버스 런지 – 1회
- 벤트 오버 로우(런지 스탠스) – 1회
- 언이븐uneven 푸시업 – 1회

마지막에는 손을 바꿔 반복할 수 있다. 40초 운동과 20초 쉬는 것과 같이 일정한 간격으로 시간을 설정할 수 있다. 또는 30초 운동에 30초 휴식, 또는 8분과 같이 임의의 시간 동안 모든 것을 연속으로 할 수 있다. 이런 식으로 각 훈련 세션에서 가능한 많은 세트를 수행하려고 노력할 것이다. 필요할 때 휴식을 취하거나 실행 속도를 늦추지 않도록 노력한다.

알렉산더의 또 다른 체인이 있다.

- 더블 스모 데드리프트 – 1회
- 더블 파워 클린 – 1회
- 더블 프론트 스쿼트 – 1회
- 더블 푸시 프레스 – 1회

체인 동작을 마친 후 30초간 휴식을 취한 후 2번 연속, 체인 동작을 하고, 30초간 휴식을 취한 후 3번 연속, 체인 동작을 하여 5번 연속될 때까지 이어간다.

운동과 휴식 시간은 주로 근력, 근 저항력, 지구력, 폭발력, 칼로리 소모, 마무리 운동 등 운동에 부여하려는 기능에 따라 결정된다.

이러한 몇 가지 예(기존의 케틀벨 설명서에서 기대할 수 있는 내용이며, 여러분을 실망시키지 않았기를 바란다)를 살펴본 후, 이 매뉴얼이나 인스타그램에서 유행하는 동영상에 의존하지 않고 실제로 자신만의 체인을 구성하는 방법에 대해 몇 줄 더 설명하겠다.

체인을 만드는 방법을 이해하려면 케틀벨의 움직임 패턴과 각 패턴에 해당하는 운동을 이해하는 것이 좋다. 거기서부터 한 운동의 끝이 다른 운동의 시작을 용이하게 하도록 고려해서 패턴을 결합하도록 노력하자.

밀기, 당기기, 무릎과 고관절을 결합하여 매우 쉽게 만들 수 있는 체인은 다음과 같다

- 클린
- 스쿼트
- 푸시 프레스
- 로잉

- 스내치
- 벤트 프레스
- 오버헤드 스쿼트

- 푸시 프레스
- 하이풀
- 고블릿

- 클린
- 랙 스쿼트
- 쓰러스터

밀기, 당기기, 무릎, 고관절 등 적어도 처음 네 가지 패턴을 마스터한 후에는 모든 패턴으로 체인을 만드는 단계로 넘어갈 수 있다. 결국에는 다른 운동과 결합할 수 있다. 운동은 사용하는 부하에 따라 다음과 같이 설계할 수 있다.

예시

1. 무릎 우세: 모든 버전에서 케틀벨로 스쿼트
2. 코어: 할로우 또는 몸통 주변 또는 파머
3. 풀업: 케틀벨로 소우Saw 또는 풀업
4. 고관절 우세: 스윙
5. 밀기: 프레스
6. 뛰기: 점프 스쿼트
7. 맨몸 운동: 푸시업, 점프, 맨손 체조
8. 항회전: 스포츠 할로우 또는 저항밴드 운동

또한 이미 언급한 4가지 패턴에 코어, 이동, 맨몸을 이용한 움직임과 같은 요소를 추가하여 체인을 만들 수도 있다.

- 클린
- 프레스
- 밀
- 터키쉬 겟업 10th 그리고 9th 포지션
- 오버헤드 스쿼트
- 파머

체인의 세계는 거의 무한하며 상상력만이 체인을 창조하는 데 한계가 있을 수 있을 것이다.

복합체

복합체Complex는 일정한 반복 횟수 또는 시간을 차례로 결합된 일련의 운동이다. 운동 사이에 휴식은 없으며, 하나 이상의 복합 운동 라운드가 끝날 때만 적절하게 휴식을 취하도록 규정되어 있다.

이 개념을 이해하기 위한 고전적인 훈련 방법은 다음과 같다.

- 스윙 5회
- 클린 5회
- 프레스 5회
- 스쿼트 5회

여기서도 우리는 전환을 원활하게 하고 기능 측면에서 근육 그룹 측에서 균형 잡힌 운동을 하기 위해 움직임 패턴의 사용과 적용을 할 수 있다.

네 가지 기본 패턴을 간단하지만 훌륭하게 결합한 또 다른 클래식은 다음과 같다.

- 스윙 5회
- 클린 5회
- 스쿼트 5회
- 레모 레니게이드 5회

이러한 복합적인 훈련을 다음과 같은 방법으로 수행할 수 있다.

- **정지 시간:** 무게에 따라 5~8분. 무거우면 시간을 줄이고 가벼우면 시간을 늘린다.
- **세트와 시간에 따라:** 예를 들어 5세트를 설정하고 매번 최단 시간 내에 수행한다.
- **분까지:** 몇 바퀴를 완주해야 하는지 그리고 그 분(시간) 안에 쉴 시간(초)을 설정한다.

전통 방식에서 벗어나 반복 횟수를 늘릴 수도 있다. 예를 들어 8번의 반복이 필요한 이 멋진 훈련법을 다음과 같이 할 수 있다.

여덟 번째 훈련법(by Dan John)

- 로잉×8
- 클린×8
- 포워드 스쿼트×8
- 밀리터리 프레스×8
- 백 스쿼트×8
- 굿모닝×8

교육 매뉴얼에서 찾을 수 있는 매우 유용한 훈련법들을 아래에 제시한다.

- 원암 스윙 – 5회
- 원암 클린 & 프레스 – 5회
- 백 런지 – 5회
- 오아스Oars – 5회
- 언이븐Uneven 푸시업 – 5회

손을 바꿔 반복한다.

Travis Stoetzel 훈련 방법

- 더블 스모 데드리프트 – 1/2/3/4/5/4/3/2/1
- 더블 파워 클린 – 1/2/3/4/5/4/3/2/1
- 더블 프론트 스쿼트 – 1/2/3/4/5/4/3/2/1
- 더블 푸시 프레스 – 1/2/3/4/5/4/3/2/1

근비대

비대를 생성하는 운동에 가장 적합한 도구는 아니지만 케틀벨도 이러한 목적으로 사용할 수 있다. 이 아이디어는 긴장 상태에서 시간을 늘릴 수 있는 운동을 찾는 것이므로 탄도 운동을 포함하지 않을 것이다. 또한 일반적으로 하나의 케틀벨로는 크지 않는 부하를 증가시키기 위해 두 개의 케틀벨로 운동할 수도 있다. 이 목적으로 사용할 수 있는 케틀벨 운동은 다음과 같다.

- 프론트 스쿼트
- 클린 & 프레스
- 레니게이드 로우
- 중량 풀업
- 백 런지
- 원 레그 데드리프트
- 벤트 프레스
- 터키쉬 겟업, 파머스 워크
- 두 손에 부하가 걸리는 시간을 늘릴 수 있는 운동

다른 저자들이 널리 사용하는 두 가지 프로토콜을 아래에 자세히 설명한다.

마이크 미첼의 기본 복합체

5회씩 5세트(세트 사이에 1분 휴식)

- 더블 프레스
- 중량 풀업
- 프론트 스쿼트
- 더블 스윙
- 마무리: 밀

그리고 『스트롱 퍼스트Strong Frist』 첫 장에서 나오는 파벨 훈련 방법은 다음과 같다.

- 1 클린 + 1 프레스 + 1 레니게이드 로우 (한쪽씩)
- 1 클린 + 2 프레스 + 1 레니게이드 로우 (한쪽씩)
- 1 클린 + 3 프레스 + 1 레니게이드 로우 (한쪽씩)
- 1 클린 + 4 프레스 + 1 레니게이드 로우 (한쪽씩)
- 1 클린 + 5 프레스 + 1 레니게이드 로우 (한쪽씩)
- 1 클린 + 4 프레스 + 1 레니게이드 로우 (한쪽씩)
- 1 클린 + 3 프레스 + 1 레니게이드 로우 (한쪽씩)
- 1 클린 + 2 프레스 + 1 레니게이드 로우 (한쪽씩)
- 1 클린 + 1 프레스 + 1 레니게이드 로우 (한쪽씩)

월요일에는 이 운동을 하고 수요일에는 프레스 운동을 피라미드를 하고 스쿼트로 넘어갈 수 있다. 이 모든 운동은 5~8분 동안 스내치와 같은 연속 운동으로 마무리할 수 있다.

파벨은 5회(또는 2주간) 연습을 5회까지 늘릴 것을 권장하였다. 5회 연습 또는 2주 동안의 다음 블록은 6회 또는 7회까지 늘릴 수도 있다. 마지막 블록의 경우에는 총 6주 동안 8회까지 확장하여 3회 정도 연습하는 것이다.

과부하

프레스를 개선하는 한 가지 방법은 과부하를 적용하는 것이다. 이는 쉬는 날이나 훈련하는 날에 추가적인 부하를 통해서 훈련을 하는 것이다. 우리는 일반적으로 프레스에 사용되는 것보다 더 많은 무게를 들어 올릴 수 있는 유사한 푸시 운동을 사용하여 프레스 발달을 자극하려고 할 것이다.

이러한 운동은 프레스와 유사하지만 더 쉬운 각도에서 실행하거나 추진력 또는 다리를 사용하여 기존 프레스에서 할 수 있는 것보다 훨씬 더 많은 무게를 움직일 수 있다. 이러한 방식으로 우리는 이러한 들어 올리는 동작의 발달에 간접적으로 도움이 될 부가적인 운동으로 프레스를 자극할 수 있다.

간접적으로 프레스를 개선하는 데 사용할 수 있는 몇 가지 운동은 다음과 같다.

- **사이드 프레스:** 이미 언급했듯이, 이 '기술'을 사용하면 미는 각도를 개선하기 위해 중량에서 조금 더 멀리 이동하기 때문에 더 많은 중량을 들어 올릴 수 있다.
- **쓰러스터:** 위로 들어 올리는 동작에서 중심을 잃지 않고 바닥을 다리로 밀어내면서 추가적인 도움을 받기 위해서이다.
- **백업 프레스:** 다른 손의 도움으로 우리는 더 많은 무게를 밀어 올릴 수 있다.
- **푸시 프레스:** 다리 신전의 도움으로 우리는 더 많은 무게를 밀어 올릴 수 있다.
- **플로어 프레스:** 팔을 흉부에 수직으로 위치시키면서 가슴의 모든 힘을 이용해 더 많은 무게를 들어 올릴 수 있다. 프레스에 비해 분명히 무거운 무게를 들어 올리게 되므로 1~3회씩 5세트 정도 반복할 수 있다. 프레스를 하는 날이나 같은 연습 세션에서 하는 것이 이상적이다.

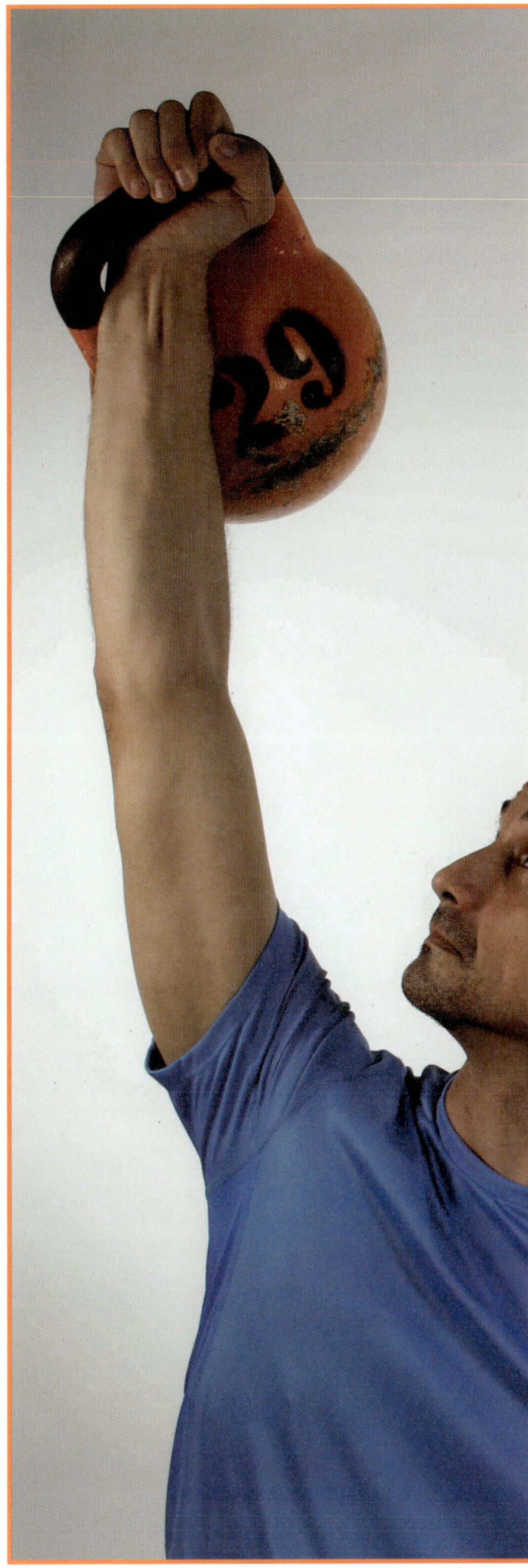

운동 체크리스트

- 전신 운동
- 할로우
- 피겨에잇
- 스포츠 할로우
- 파머
- 수트케이스
- 바텀 업. 프레스, 더블 저크, 랙
- 버드 독. 스쿼트, 더블 클린

- 랙
- 오버헤드

- 바를 활용한 힌지

- 모든 유형의 프레스
- 로잉
- 풀업
- 하이풀
- 레니게이드 로우

- 고트 스윙
- 원 레그 데드리프트
- 바고 스윙
- 아메리칸 스윙
- 원암 스윙
- 클린
- 어시스트 클린 운동
- 엘리베이더
- 스내치

- 스쿼트
- 스모
- 가블릿 스쿼트
- 오버헤드 스쿼트
- 범프
- 쓰러스터
- 푸시 프레스
- 저크

다른 매뉴얼에서는 터키쉬 겟업, 윈드밀, 사이드 프레스, 벤치 프레스, 더블 클린, 롤 사이클, 티 바 스윙 등 특정 기술을 강조해야 하는 기술을 제시하고 있다.

라이브러리

1. *Advances in Functional Training* - Michael Boyle.

2. *Ultimate Back Fitness and Performance* - Stuart McGill.

3. Becoming a Supple Leopard - Kelly Starrett.

4. *Movement* - Gray Cook.

5. *Supertraining* - Yuri Verkhoshansky.

6. *Advanced techniques in glutei maximi strengthening* - Bret Contreras.

7. *Kettlebell Sport and athelete preparation* - Thierry Sanchez.

8. *Enter the kettlebell* - Pavel Tsatsouline.

9. *Power to the people* - Pavel Tsatsouline.

10. *Russian kettlebell challenge* - Pavel Tsatsouline.

11. *Viking Warrior conditioning* - Kenneth Jay.

12. *Kettlebells from the Ground Up manual* - Cook, Jones, Cheng.

13. *Anatomía para el movimiento* - Blandine Calais German.

14. *Anatomía* - Rouviere y Testout.

15. *The hardstyle Kettlebell Challenge* - Dan John.

16. *Anatomía para estudiantes* - Gray.

17. *Fisiología articular* - Kapandji.

18. *Гирьовий спорт у вищих навчальних закладах* - 2014.

19. *Uprazhnenia_s_vesovymi_giryam*i - 1928 - Lebedev.

20. *Підіймання тягарів* - 1933.

역자 약력

대표 역자 백광열

- (주)무브데이 대표이사 / 무브타운 에듀 운영 책임
- 두원공과대학교 스포츠재활과 겸임교수
- 생활스포츠지도사 연수원 운영위원

공동 역자

강혁준

- 비엠 더 프라이빗 삼송점 지점장
- 문화체육관광부 건강운동관리사
- 세종대학교 산업대학원 스포츠 헬스케어전공

권구현

- 비엠 교육그룹 교육강사
- 단국대학교 스포츠과학대학원 스포츠의학과 석사 졸업
- 을지대학교 체육지도자연수원 교강사

김성언

- 現 주식회사 펄스 대표이사
- 現 건강운동 연구소 펄스랩 연구소장
- 現 세종대학교 산업대학원 스포츠산업학과 교수

김영웅

- 세종대학교 스포츠산업 스포츠헬스케어전공
- 한국체육교육회(KPA) 산하 체육능력 향상 연구소장
- 대한체육회 전문지도자 양성과정 교육강사

김형기

- 現 FINE FIELD Fitness & Research CEO
- 現 피트니스 휴먼 리소스 플랫폼 웰링커스 대표
- 한국체육대학교 사회체육대학원 운동건강관리 전공

박원일

- 한국스포츠과학원 연구위원
- 국가연구자정보시스템 초기구축 평가위원
- 한국운동생리학회 이사

박훈영

- 건국대 대학원 PAP연구소 부교수
- Frontiers Physiology 운동생리학분과 부편집장
- Journal of Sport and Applied Science (JSAS) 편집위원

백형진

- 수원대학교 스포츠과학부 객원교수
- 동국대학교 산학협력단 겸임교수
- 헬스케어 웨이브 대표

서형인

- 前 성북구장애인복지관 영양사
- 前 시티짐 교육팀장
- 現 브랜뉴핏 총괄 교육팀장

우예훈

- 파라아이스하키 국가대표 트레이너
- U12 아시아유소년야구대회 국가대표 트레이너
- 헬스케어웨이브 강사

유익선

- ㈜ 어반필드 영등포 KT점 지점장
- 한국체육대학교 사회체육대학원 스포츠재활전공
- 생활스포츠지도사 1급 (보디빌딩 외)

이근호

- 두원공과대학교 스포츠재활과 교수 / 학과장
- 보훈처(의료공단) 보훈재활체육센터 자문위원
- 대한비만학회 운동위원회 및 정책위원회 위원

장원식

- 비엠 교육그룹 교육강사
- 을지대학교 체육지도자연수원 교강사
- 수원대학교 레저스포츠학과 학사

정주오

- 한양대 스포츠사이언스 & 식품영양학 전공
- NSCA-CPT, CES / SUPLES LV1 / 생체(보디빌딩)
- 바디메카닉 육성과정 교육 수료

조영현

- 現 한국스포츠과학원 연구위원
- 現 한국운동생리학회 이사
- 前 제주대학교 체육진흥센터 학술연구교수

홍광석

- 現 중앙대학교 교수
- 現 세계바이오융합스포츠공학회 운영위원
- 現 한국운동생리학회 이사

케틀벨 지침서 최종판

1판 1쇄 펴냄: 2025년 3월 5일

지은이: 제롬 마일로
옮긴이: 강혁준, 권구현, 김성언, 김영웅, 김형기, 박원일, 박훈영, 백광열, 백형진,
서형인, 우예훈, 유익선, 이근호, 장원식, 정주오, 조영현, 홍광석
펴낸이: 권오현
펴낸곳: 대성의학사

출판등록 2009년 6월 22일(제301-2013-095호)
서울특별시 중구 을지로 126-1 (을지로3가, 3층)
전화 02)2279-3444 / 팩스 02)2285-0108
Homepage www.medibook.co.kr

값 35,000원

ISBN 979-11-90868-49-5(13690)